T0278347

Tratar el Trauma

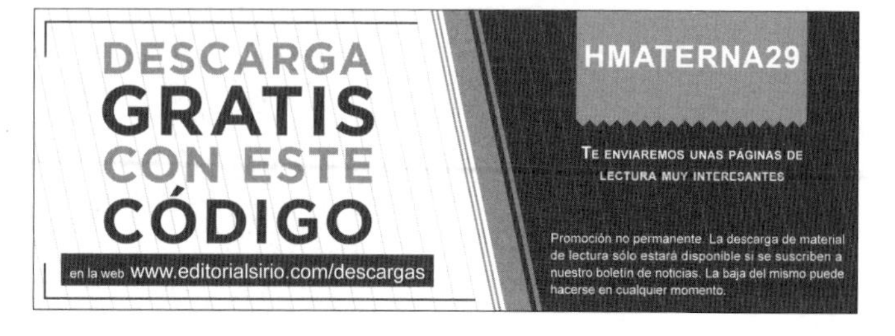

La información contenida en este libro se basa en las investigaciones y experiencias personales y profesionales del autor y no debe utilizarse como sustituto de una consulta médica. Cualquier intento de diagnóstico o tratamiento deberá realizarse bajo la dirección de un profesional de la salud.
La editorial no aboga por el uso de ningún protocolo de salud en particular, pero cree que la información contenida en este libro debe estar a disposición del público. La editorial y el autor no se hacen responsables de cualquier reacción adversa o consecuencia producidas como resultado de la puesta en práctica de las sugerencias, fórmulas o procedimientos expuestos en este libro. En caso de que el lector tenga alguna pregunta relacionada con la idoneidad de alguno de los procedimientos o tratamientos mencionados, tanto el autor como la editorial recomiendan encarecidamente consultar con un profesional de la salud.

Título original: Trauma Treatment Toolbox
Traducido del inglés por Elsa Gómez Belastegui
Diseño de portada: Editorial Sirio, S.A.
Maquetación: Toñi F. Castellón

Publicado inicialmente por
PESI Publishing & Media
PESI, Inc.
3839 White Ave
Eau Claire, WI 54703

www.editorialsirio.com
sirio@editorialsirio.com

I.S.B.N.: 978-84-18531-89-7
Depósito Legal: MA-612-2022

Impreso en Imagraf Impresores, S. A.
c/ Nabucco, 14 D - Pol. Alameda
29006 - Málaga

Impreso en España

Puedes seguirnos en Facebook, Twitter, YouTube e Instagram.

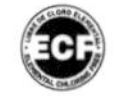

El papel utilizado para la impresión de este libro está **libre de cloro** elemental (ECF) y su procedencia está certificada por una entidad independiente, no gubernamental, que promueve la sostenibilidad de los bosques.

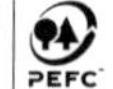

JENNIFER **SWEETON**

Tratar el Trauma

165 técnicas y consejos
para avanzar en la recuperación

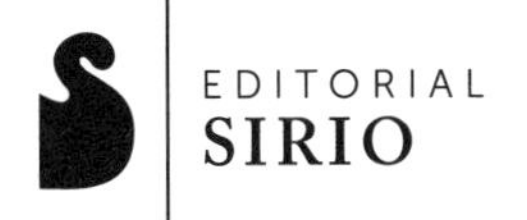

Este libro está dedicado a mi hija, Annaliese.
¡Que disfrutes siempre de un cerebro fuerte,
integrado y resiliente!

Índice

Segunda parte. Herramientas «de abajo arriba»

Tercera parte - Herramientas «de arriba abajo»

Nota de la traductora: Por razones prácticas, se ha utilizado el género masculino en la traducción del libro. Dada la cantidad de información que contiene este manual, la prioridad al traducir ha sido que la lectora y el lector la reciban de la manera más clara y directa posible. Incorporar la forma femenina a las explicaciones habría resultado, a la larga, más una interferencia que una ayuda. La cuestión de los géneros es un inconveniente serio de nuestro idioma que confiamos en que, más pronto que tarde, se resuelva.

Agradecimientos

Diversas personas contribuyeron a la creación y publicación de este libro. Muchas gracias a mi marido, Tim; a mis padres, a Linda Jackson, de PESI, a todo el equipo de PESI, y a los compañeros y compañeras terapeutas de salud mental que leyeron y ayudaron a editar el manuscrito. ¡No habría sido posible sin todos vosotros!

Introducción

Cómo usar este cuaderno de trabajo

Tratar el trauma se ha creado para los profesionales clínicos de la salud mental que quieran adoptar un enfoque neurológico en el tratamiento del trauma. Aunque hay muchos libros y cuadernos de trabajo sobre el tema, este es el primero que presenta un enfoque eminentemente neurológico y describe las prácticas y técnicas cuya capacidad para producir cambios específicos en el cerebro ha quedado demostrada. Gracias a recientes descubrimientos en el campo de la neurociencia y de la psicoterapia, los profesionales clínicos tienen ahora la posibilidad de aplicar técnicas terapéuticas que cambian el funcionamiento del cerebro de un modo específicamente dirigido a favorecer la recuperación postraumática.

Esta caja de herramientas pretende ser un puente entre los descubrimientos de la neurociencia y su aplicación práctica, para lo cual ofrece a los profesionales clínicos la información más reciente y relevante sobre las cinco áreas cerebrales que resultan principalmente afectadas por el trauma. Y lo que es más importante, muestra cómo ayudar

eficazmente a sanar el cerebro de los clientes traumatizados utilizando técnicas sencillas y fáciles de practicar.

HOJA DE RUTA PARA UTILIZAR ESTE CUADERNO DE TRABAJO

Aunque el cerebro humano solo pesa una media de 1.350 gramos, sus componentes y las interconexiones entre ellos son extraordinariamente complejos. Para que entiendas detalladamente el funcionamiento del cerebro y cómo puede la terapia ayudarle a recuperarse del trauma, este cuaderno de trabajo presenta intencionadamente la información en un orden específico. Este orden refleja mi recomendación de que el tratamiento empiece por una psicoeducación del cliente en relación con la neurociencia del trauma, y luego avance hacia los diversos enfoques que se describen a continuación.

Los años de práctica me han hecho ver que es mejor empezar por la psicoeducación, ya que les permite entender lo que está sucediendo en su cerebro, por qué se sienten de determinado modo y lo que eso significa de cara a la recuperación. Cuando un cliente descubre que sus síntomas traumáticos no son reflejo de debilidad o de una deficiencia moral, sino cambios cerebrales que pueden modificarse con la terapia, la noticia puede infundirle esperanza y reducir el estigma.

La primera parte, **«Fundamentos cerebrales para sanar el trauma»**, sienta las bases para el trabajo: describe las áreas cerebrales que intervienen directamente así como las formas de modificar el cerebro y presenta una hoja de ruta general para el tratamiento del trauma. Es en estos capítulos donde se explica qué áreas cerebrales resultan más afectadas por el trauma psicológico. La segunda parte, **«Herramientas "de abajo arriba"»**, ofrece una diversidad de lo que se conoce como técnicas «de abajo arriba» (*bottom-up*), que utilizan el cuerpo para modificar el cerebro. Lo que se describe en los capítulos cuatro, cinco y seis te mostrará como utilizar técnicas en las que participan el cuerpo, la respiración y el movimiento. La tercera parte, **«Herramientas "de arriba abajo"»**, se centra en técnicas y métodos para tratar el trauma que aprovechan la capacidad reflexiva del cerebro, es decir, su capacidad para influir en sí mismo. Estos enfoques «de arriba abajo» (*top-down*) han resultado ser extremadamente eficaces, y en los capítulos siete y ocho encontrarás diversas herramientas, desde meditaciones hasta técnicas de reevaluación cognitiva.

Este cuaderno de trabajo está pensado para que los profesionales clínicos podáis abrirlo por cualquier página y utilizar de inmediato la herramienta que se describe, sin necesidad de ninguna información previa.

Aunque el orden en que está escrito tiene su razón de ser, no es necesario leerlo de principio a fin para entender cómo emplear las técnicas presentadas en cada una de las partes. Cada capítulo y cada herramienta son independientes y pueden usarse sin necesidad de consultar las secciones anteriores.

CÓMO UTILIZAR LAS HERRAMIENTAS Y LAS HOJAS DE TRABAJO

Cada herramienta que se describe incluye: una breve lista de los síntomas postraumáticos para los que está indicada, hallazgos destacados de investigaciones relevantes, una descripción de la técnica en sí, y algunos consejos para los profesionales clínicos sobre la mejor manera de utilizarla. Además, aunque la mayoría de las hojas de trabajo incluidas a continuación de cada herramienta están pensadas para uso de los clientes, a ti como terapeuta pueden serte también de utilidad.

Te recomiendo que copies, descargues o imprimas las hojas de trabajo, según te resulte más conveniente, y se las ofrezcas para ilustrar puntos específicos sobre los que quieras llamar su atención y como guía que les ayude a practicar las técnicas en casa. Para facilitar la práctica, cada técnica que se presenta en el libro (respiración, meditaciones, herramientas cognitivas, etc.) va acompañada de una descripción concisa y una representación visual de las áreas cerebrales que modifica, así como de una explicación de por qué es beneficiosa para tratar los síntomas postraumáticos.

La gran diversidad del material contenido en estas páginas –desde las hojas de trabajo y la información psicoeducativa hasta las detalladas representaciones visuales de las diferentes regiones del cerebro y las instrucciones para obtener los máximos beneficios de cada herramienta– pone a tu disposición nuevos enfoques, estrategias y recursos prácticos que pueden tener un efecto transformador. Espero que *Tratar el trauma* te sirva de inspiración y te dé confianza en tu capacidad para ayudar a los clientes que han tenido experiencias traumáticas a curarse utilizando estas técnicas de probada eficacia.

PRIMERA PARTE

Fundamentos cerebrales para sanar el trauma

1

La neurociencia del trauma

La investigación neurocientífica ha abierto una ventana al interior del cerebro que nos permite ver los múltiples tipos de cambios que el trauma psicológico provoca en él: altera la activación de diversas estructuras e incluso su volumen, la conectividad entre determinadas áreas, las ondas cerebrales y las sustancias neuroquímicas. Por otra parte, los estudios psicofisiológicos nos permiten igualmente inferir cambios cerebrales a partir de los datos que obtenemos sobre los diversos índices de estrés e, indirectamente, sobre algunos tipos de actividad cerebral. Esto significa que, a la hora de tratar el trauma, disponemos de información procedente de distintos métodos de investigación y podemos por tanto enfocar el tratamiento desde distintas perspectivas.

¿Qué es lo que sucede realmente en el cerebro cuando alguien experimenta un trauma? Este cuaderno de trabajo se centra principalmente en las activaciones cerebrales asociadas con el trauma psicológico, y lo hace basándose tanto en estudios de neuroimagen como psicofisiológicos. En ellos, se han destacado cinco áreas principales del cerebro que resultan afectadas por la experiencia traumática, y en *Tratar el trauma* se presentan las técnicas cuya eficacia para ajustar la activación de dichas áreas ha quedado demostrada.

TU CEREBRO BAJO LOS EFECTOS DEL TRAUMA

Mientras estudias estas cinco áreas principalmente implicadas en el trauma que se resumen a continuación, ten presente que ninguna de ellas está aislada o funciona sola. Están todas interconectadas, y recuperarse del trauma significa aumentar la interconectividad y crear un cerebro más integrado.

1. **Centro del miedo (amígdala):** el objetivo principal de la amígdala es determinar si una situación, contexto o persona concretos representan una amenaza o peligro. El doctor Bessel van der Kolk, reconocido experto en trauma, y sus colegas la han llamado «el detector de humos» (van der Kolk, McFarlane, y Weisaeth, 1996). Uno de los objetivos a la hora de tratar el trauma es reducir la activación de esta zona del cerebro. Desactivarla puede reducir la reactividad ante los desencadenantes del trauma, así como la alerta psicofisiológica y síntomas de reactividad habituales en el trastorno por estrés postraumático (TEPT) como la hipervigilancia, el estar siempre en guardia, etc.
2. **Centro de interocepción (ínsula):** la ínsula es la sede de la interocepción y la propiocepción. La propiocepción es el sentido que nos permite mantener el cuerpo en equilibrio y percibir su ubicación en el espacio. Por ejemplo, la capacidad de caminar sabiendo, incluso con los ojos cerrados, dónde están situadas en cada momento las piernas y el resto del cuerpo es posible gracias a la propiocepción; sin ella, posiblemente nos caeríamos. La interocepción es la capacidad de percibir la experiencia interna y de conectar con las sensaciones internas; la sensación que tenemos de hambre, de calor o de nerviosismo son ejemplos de interocepción. En estado de trauma, la ínsula suele desregularse, y puede resultar difícil entonces identificar y gestionar las emociones y las sensaciones físicas angustiosas. Una ínsula fuerte, en cambio, nos da una percepción interna del cuerpo más precisa y

una mayor capacidad para identificar las emociones que experimentamos y controlarlas.

3. **Centro de la memoria (hipocampo)**: al hipocampo se le ha llamado también «el guardián del tiempo» (van der Kolk, 2014) porque es el encargado de ponerles el sello cronológico a nuestros recuerdos. Esto nos permite experimentar sucesos pasados sintiendo que ocurrieron en el pasado, y no que están ocurriendo en el presente. En los individuos que experimentan síntomas postraumáticos, con frecuencia esta zona del cerebro está menos activa y es más pequeña que en aquellos que no han experimentado un trauma o no sufren un trastorno de ansiedad. Esa activación o tamaño reducidos se traducen en problemas de memoria y en dificultad para regular el estrés. Un aumento de la actividad de esta área del cerebro ayuda a los individuos a sentirse seguros en el momento presente, y puede reducir por tanto el miedo ante potenciales reactivadores del trauma.
4. **Centro del pensamiento (corteza prefrontal)**: la corteza prefrontal (CPF) está compuesta por varias estructuras más pequeñas, que en conjunto se consideran el centro cerebral del pensamiento. Dependen de la corteza prefrontal funciones como la concentración, la toma de decisiones y la conciencia de uno mismo y de los demás. En el cerebro traumatizado, sin embargo, es habitual que esta zona esté poco activa, lo que dificulta la concentración, la toma de decisiones, la conexión con los demás y la conciencia de uno mismo. La activación de la corteza prefrontal se traduce en claridad de pensamiento, más capacidad de concentración, una sensación de conexión con los demás y mayor conciencia de uno mismo.
5. **Centro de autorregulación (corteza cingulada)**: la corteza cingulada, y más concretamente la corteza cingulada anterior (CCA), o corteza cingulada anterior dorsal (CCAd), interviene en la supervisión de los conflictos, la detección de errores y la autorregulación, en la que está incluida la regulación de emociones y

pensamientos. Esta zona del cerebro suele estar poco activa en las personas que sufren secuelas psicológicas traumáticas, lo que puede dificultar dicha regulación de emociones y pensamientos, así como la toma de decisiones. Una mayor activación de esta área puede ser muy ventajosa para ellas, pues mejora su capacidad para regular las emociones dolorosas o desfavorables y lidiar con los pensamientos angustiosos.

Además, la conectividad entre estas áreas cerebrales tan importantes puede influir positivamente en los síntomas y el funcionamiento general del individuo. He aquí algunas nociones básicas sobre la conectividad neuronal:

- **Conectividad cortical-subcortical:** las conexiones de las áreas cerebrales de autorregulación y pensamiento (corteza prefrontal y corteza cingulada) con el centro cerebral del miedo (amígdala) permiten regular la amígdala y aminorar su actividad, lo cual reduce las reacciones de miedo y las emociones negativas. Es, por así decir, como apagar o silenciar el detector de humos cerebral.
- **Conectividad insular:** cuando hay una fuerte conexión entre la amígdala y la ínsula en ambas direcciones, se producen reacciones de miedo exageradas. Esto se debe a que la ínsula detecta sensaciones corporales aversivas y se lo comunica a la amígdala (el centro del miedo), que magnifica entonces esas sensaciones.

EL CEREBRO BAJO LOS EFECTOS DEL TRAUMA

Como acabamos de ver, las cinco áreas más importantes del cerebro en lo que al trauma se refiere son la amígdala (centro del miedo), la ínsula (centro de interocepción), el hipocampo (centro de la memoria), la corteza prefrontal (centro del pensamiento) y la corteza cingulada (centro de autorregulación). Cada una de estas áreas, y las conexiones decisivas entre ellas, se muestran en la página siguiente.

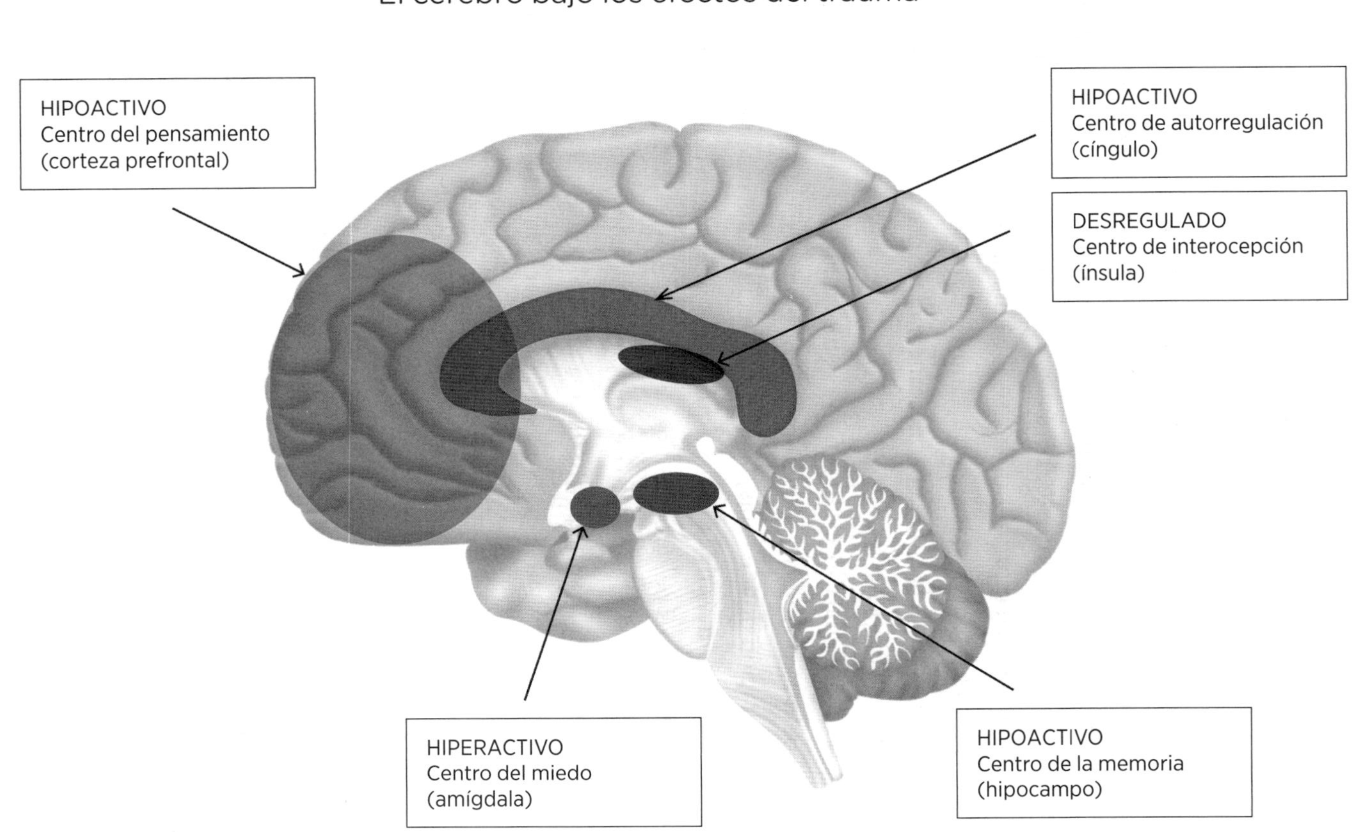
El cerebro bajo los efectos del trauma
HIPOACTIVO
Centro del pensamiento
(corteza prefrontal)
HIPOACTIVO
Centro de autorregulación
(cíngulo)
DESREGULADO
Centro de interocepción
(ínsula)
HIPERACTIVO
Centro del miedo
(amígdala)
HIPOACTIVO
Centro de la memoria
(hipocampo)

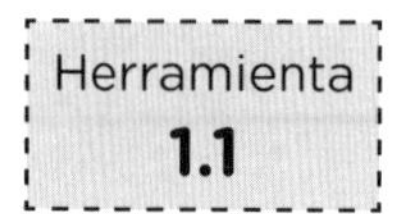

El papel de la amígdala

Esta zona subcortical del cerebro, donde está alojada la amígdala, es una de las primeras estructuras en procesar la información sensorial. La función principal de la amígdala es determinar, muy rápidamente, si una situación, contexto, persona, etc., representa una amenaza o peligro. Está siempre activada y recibe constantemente información de todos los sentidos, hasta de los músculos de orientación del cuello cuando giramos la cabeza para escanear el entorno y ver si es seguro o si hay algún peligro.

La amígdala lo evalúa todo en función de si representa o no un peligro o amenaza potenciales. Por ejemplo, si tu gato entra en la habitación donde estás, la amígdala recibe información sensorial sobre él (a través de la vista, y quizá del oído o el tacto) y evalúa de inmediato si es peligroso o no. Se pregunta: «¿Es un león? ¿Un tigre? ¿Un gato? ¿Es un gato de confianza?». Su principal objetivo es determinar si la situación, persona, animal, etc., puede hacer peligrar nuestra seguridad. No es de extrañar que varios expertos en trauma (van der Kolk, McFarlane y Weisaeth, 1996) la llamaran «el detector de humos» cerebral, ya que el papel principal de la amígdala es detectar el peligro. Cuando este centro del miedo interpreta que una situación es amenazante, hace sonar la alarma, de forma muy parecida a como lo hace un detector de humos cuando detecta que hay humo.

Cuanto más fuerte se percibe que es la amenaza, mayor es la activación de la amígdala. Al activarse, empieza por suprimir las funciones cerebrales superiores, necesarias para el pensamiento racional y la regulación de las emociones, y, a través de la comunicación con el hipotálamo, activa el eje hipotalámico-hipofisario-adrenal (HHA), que desata la respuesta de estrés en el cuerpo (el sistema nervioso simpático). Esta respuesta se traduce en la movilización inmediata de los recursos del individuo, y le hace reaccionar a la amenaza mediante la huida, la lucha o la parálisis.

La amígdala suele estar hiperactivada en las personas que sufren síntomas postraumáticos, así como en las que padecen trastornos de ansiedad (y también algunos otros trastornos). Uno de los objetivos del tratamiento del trauma es reducir la activación de esta zona del cerebro. La desactivación de esta área puede reducir la respuesta de estrés, la reactividad ante los desencadenantes del trauma y la alerta psicofisiológica y los síntomas de reactividad habituales en el trastorno por estrés postraumático (TEPT) como la hipervigilancia, el estar siempre en guardia, etc.

HALLAZGOS DESTACADOS DE LAS INVESTIGACIONES*

- Aumento de la activación de la amígdala en el TEPT (Shin, Rauch y Pitman, 2006).
- Hiperreactividad de la amígdala en el TEPT (LeDoux, 2000).
- Respuestas exageradas a estímulos emocionales no relacionados con el trauma en el TEPT (Rauch *et al.*, 2000; Shin *et al.*, 2005).
- Cuanto más fuerte es la activación de la amígdala, más graves son los síntomas del TEPT (Protopopescu *et al.*, 2005).

* N. de la T.: Los títulos completos de todos los estudios mencionados al pie de cada herramienta aparecen en la sección «Referencias», al final del libro.

Hoja de trabajo

La amígdala: centro cerebral del miedo

Sobre el centro del miedo

Esta área subcortical está situada en las profundidades del cerebro. Por ser una estructura subcortical, está fuera de los límites de la percepción y el control conscientes, pero tiene un enorme poder. El objetivo principal de la amígdala es determinar rápidamente si una situación, contexto, persona, etc., supone una amenaza o peligro. Varios expertos en el tratamiento del trauma han llamado a esta área «el detector de humos» cerebral porque el trabajo principal de la amígdala es «oler», o detectar, el peligro. Cuando este centro del miedo interpreta que una situación representa una amenaza, se activa.

Cuanto más fuerte se percibe que es la amenaza, mayor es la activación de la amígdala. Al producirse la activación, la amígdala empieza por desconectar el funcionamiento de las áreas cerebrales superiores necesarias para el pensamiento racional y la regulación de las emociones, y activa la vía del estrés (el eje hipotalámico-hipofisario-adrenal) y la respuesta de estrés en el cuerpo (el sistema nervioso simpático). En situaciones de peligro, es muy útil: ¡la amígdala alerta al cerebro y al resto del cuerpo para que se preparen para actuar y salvar la vida! El resultado es que huimos, luchamos o nos quedamos paralizados.

El centro del miedo en el cerebro traumatizado

La amígdala suele estar hiperactivada en quienes sufren síntomas postraumáticos, así como en quienes padecen trastornos de ansiedad (y también algunos otros trastornos). Cuando esto sucede, cuesta pensar con claridad, concentrarse, tener conciencia de uno mismo y utilizar estrategias saludables para afrontar la realidad. También puede pasar que algunos individuos reaccionen a situaciones, personas u otros estímulos que en realidad no suponen una amenaza como si fueran peligrosos. Si, por ejemplo, alguien fue agredido por un perro cuando era niño y desarrolló síntomas postraumáticos a raíz de ello, es posible que tema luego a todos los perros, incluso a los más amigables. Esto se debe a que la amígdala interpreta a partir de entonces la presencia de *todos* los perros como un peligro. Uno de los objetivos del tratamiento del trauma es reducir la activación de esta área del cerebro. La desactivación de esta área puede reducir la respuesta de estrés, la reactividad frente a desencadenantes del trauma, y la alerta psicofisiológica y los síntomas de reactividad habituales en el trastorno por estrés postraumático (TEPT) como la hipervigilancia, el estar siempre en guardia, etc.

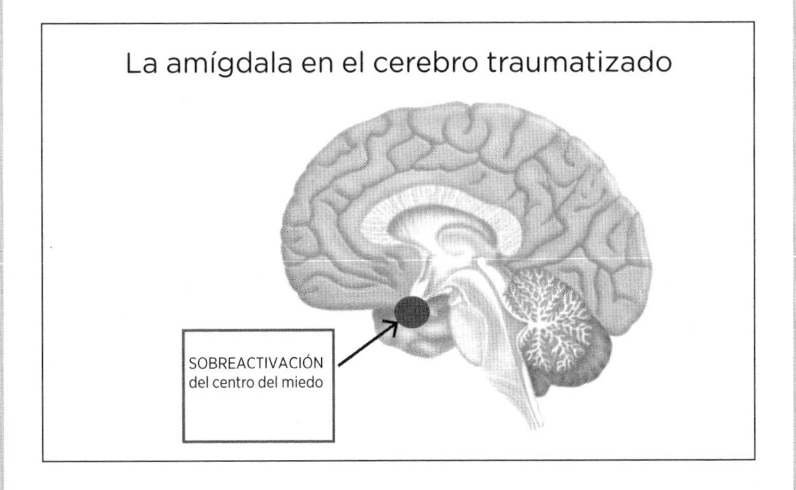

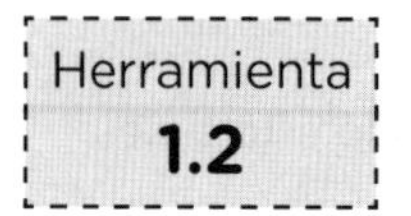

El papel del hipocampo

Ahora, vamos a hacer un experimento. Párate un momento y trae a la memoria un recuerdo que sea para ti valioso, y, mientras lo haces, mira a ver si eres capaz de recordar además cuándo ocurrió. El hecho de que puedas acceder a aquel lugar y a aquel momento del pasado se lo debes al hipocampo, que se conoce como el centro cerebral de la memoria. Se lo suele llamar también «el guardián del tiempo» (van der Kolk, 2014), ya que es el responsable de ponerles el sello cronológico a nuestros recuerdos. Esto nos permite experimentar sucesos pasados sabiendo que ya ocurrieron, que no están ocurriendo en el presente.

Aunque son varias las áreas del cerebro que intervienen en la memoria de un modo general, el hipocampo se considera la principal estructura encargada de los recuerdos explícitos, declarativos y autobiográficos. En otras palabras, es el área del cerebro que almacena los recuerdos a los que podemos acceder conscientemente. Entre los recuerdos que dependen del hipocampo están, por ejemplo, fechas señaladas como los cumpleaños, momentos de las vacaciones o las experiencias angustiosas.

La razón por la que esta área cerebral tiene un papel tan importante en lo que respecta al trauma es que, durante los momentos intensamente estresantes o traumáticos, se desactiva y, con el tiempo, puede incluso encogerse, lo cual genera problemas de memoria. Este es uno de los motivos por los que el testimonio de los testigos oculares de un suceso es tan controvertido: los recuerdos registrados en situaciones de estrés pueden estar distorsionados, o es posible que las impresiones ni siquiera se registren, lo cual se debe en parte a la hipoactivación del hipocampo. En los individuos que experimentan síntomas postraumáticos, con frecuencia esta zona del cerebro está menos activa y es de menor tamaño que en aquellos que no han sufrido un trauma o no tienen un trastorno de ansiedad. Y esa es una de las mayores dificultades a la hora de tratar el trauma: que el menor tamaño y la actividad deficiente del hipocampo en circunstancias traumáticas provocan problemas de memoria.

En el contexto del trastorno por estrés postraumático, el hipocampo suele proporcionar información inexacta a la amígdala. Cuando la amígdala procesa la información sensorial, se pregunta: «¿Esto es peligroso?». Para determinar si lo es o no, suele consultar al hipocampo; le pregunta: «¿Esta situación/contexto/persona/estímulo ha sido ya peligroso alguna vez?». Si el hipocampo no funciona correctamente, puede darle a la amígdala una respuesta desacertada, e informarle de que una situación o estímulo inofensivos son en realidad peligrosos.

Por ejemplo, el petardeo que produce el tubo de escape de un coche se puede interpretar erróneamente como un disparo. Cuando esto ocurre, suele ser porque el hipocampo ha proporcionado información errónea a la amígdala sobre la peligrosidad de la situación. Por el contrario, una mayor activación de este centro de memoria puede recordarle a la persona que está segura en el momento presente y ayudarla a neutralizar las reacciones de miedo cuando se presentan situaciones reactivadoras del trauma.

HALLAZGOS DESTACADOS DE LAS INVESTIGACIONES

- Reducción de la actividad del hipocampo (Bremnar *et al.*, 1999; Liberzon y Sripada, 2007).
- Reducción del volumen y de la integridad neuronal y funcional del hipocampo en el TEPT (Shin, Rauch y Pitman, 2006).
- Pérdida celular en el hipocampo en el TEPT (Bremner *et al.*, 2003).

Hoja de trabajo

El hipocampo: centro cerebral de la memoria

Sobre el centro de la memoria

Se conoce el hipocampo como el centro cerebral de la memoria. Algunos expertos en el tratamiento del trauma lo llaman también «el guardián del tiempo». El hipocampo es la principal estructura cerebral que almacena los recuerdos a los que podemos acceder conscientemente. Si en este momento traes a la memoria un recuerdo placentero, el hecho de que puedas recordar cuándo y dónde ocurrió se lo debes al hipocampo.

Sin embargo, en momentos intensamente estresantes o traumáticos, el centro cerebral de la memoria se desactiva, e incluso se puede encoger, lo cual genera problemas de memoria. Esta es una de las razones por las que el testimonio de los testigos oculares de un suceso es tan controvertido: los recuerdos almacenados en circunstancias de estrés pueden estar distorsionados, o es posible que ni siquiera se registren las impresiones, lo cual se debe en parte a la hipoactivación del hipocampo.

El centro de la memoria en el cerebro traumatizado

La principal dificultad relacionada con el hipocampo a la hora de tratar el trauma es que, por su pequeño tamaño y actividad deficiente en circunstancias traumáticas, crea problemas de memoria, entre otros.

Por ejemplo, cuando el hipocampo está poco activo, puede proporcionar información inexacta a la amígdala. Para determinar si una situación es peligrosa, la amígdala le pregunta al hipocampo: «¿Ha sido esta situación peligrosa en el pasado?». Y si el hipocampo no funciona correctamente, quizá le dé una respuesta desacertada; tal vez le informe de que una situación o un estímulo inofensivos son peligrosos. Esto hará que la persona tenga miedo o reaccione incluso sin que haya ningún peligro real en el presente. También es posible que experimente recuerdos pasados como si estuvieran ocurriendo en el presente, ya que un hipocampo poco activo puede olvidarse de ponerle al recuerdo «el sello cronológico». Una mayor activación de este centro de la memoria puede, sin embargo, recordarle a la persona que en el momento presente está segura y ayudarla a neutralizar las reacciones de miedo cuando se presentan situaciones reactivadoras del trauma.

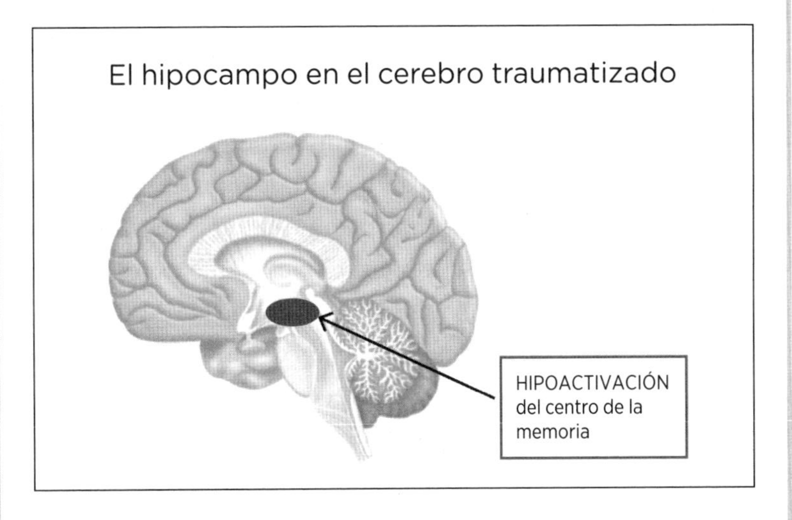

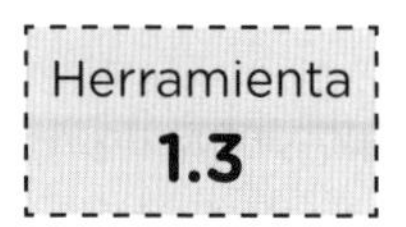

El papel de la ínsula

La ínsula es el centro cerebral de la interocepción y la propiocepción. La propiocepción nos da el sentido del equilibrio y la conciencia de dónde está ubicado el cuerpo en el espacio. La interocepción es la capacidad de sentir lo que ocurre en nuestro interior y de conectar con las sensaciones internas. La sensación de hambre, calor o nerviosismo son ejemplos de interocepción.

Esta zona del cerebro, a la que a menudo se presta poca atención, es extremadamente importante porque sin una ínsula fuerte y regulada, resulta muy difícil identificar y regular las emociones. Imagina, por ejemplo, a un cliente que sufre un trastorno de pánico. Si no es capaz de sentir lo que ocurre dentro de su cuerpo y no tiene conciencia de qué sensaciones físicas acompañan a sus crisis de pánico, ¡será muy difícil tratarlas! Porque la experiencia de la emoción no es simplemente cognitiva; el cuerpo siempre experimenta la emoción.

Cuando un individuo es capaz de sentir lo que ocurre en el cuerpo y de conectar con las sensaciones internas, esas sensaciones nos dan información muy valiosa sobre la emoción que experimenta. El experto en el tratamiento del trauma Peter Levine (1997) lo denomina «sensación sentida». Sin embargo, en las personas traumatizadas la ínsula suele estar desregulada, lo cual perturba y limita su capacidad para sentir el interior del cuerpo y trabajar con las sensaciones físicas. Por ejemplo, en los cerebros traumatizados, la ínsula puede estar hipoactivada, hiperactivada o ser hiperreactiva (demasiado sensible) a los cambios de las sensaciones internas. Cuando está hiperactivada, es posible que se produzcan reactividad emocional y arrebatos (inframodulación de las emociones); cuando está hipoactivada, puede haber disociación y embotamiento. Ambos extremos son comunes en el TEPT.

Uno de los objetivos del tratamiento del trauma –y el objetivo de las herramientas «de abajo arriba» que encontrarás en la segunda parte– es fortalecer la ínsula, pero cuidando de mantenerla regulada. Una ínsula más regulada mejora la interocepción y reduce los arrebatos emocionales y los síntomas disociativos (entre ellos el embotamiento). Además, con una ínsula fuerte, los individuos son más capaces de sentir lo que ocurre en su cuerpo, así como de identificar las emociones que experimentan y regularlas con criterio.

HALLAZGOS DESTACADOS DE LAS INVESTIGACIONES

- Menor activación de la parte anterior derecha de la ínsula en el TEPT que en los controles sanos durante la «alternancia afectiva», lo que indica rigidez cognitiva (Simmons *et al.*, 2009).
- Hiperactividad de la ínsula durante el procesamiento de la información emocional en quienes padecen TEPT (Etkin y Wager, 2007).
- Los síntomas del estrés postraumático se asociaron con un menor volumen de la ínsula en veteranos de guerra con TEPT (Herringa *et al.*, 2012).
- La aparición reiterada de síntomas del TEPT se asocia con la hiperactivación de la parte anterior derecha de la ínsula (Hopper *et al.*, 2007).
- En el TEPT, la ínsula es hiperreactiva o «hipersensible» (Hughes y Shin, 2011).

Hoja de trabajo

La ínsula: centro cerebral de interocepción

Sobre el centro de interocepción

La ínsula, o centro de interocepción, te permite ser consciente de todas tus sensaciones y experiencias internas y conectar con ellas. Ejemplos de interocepción son la sensación de hambre, calor o nerviosismo. Esta zona del cerebro, a la que a menudo no se presta la debida atención, es extremadamente importante, ya que sin una ínsula fuerte y regulada, resulta muy difícil identificar no solo las sensaciones físicas, sino también las emociones. Esto se debe a que las emociones siempre se experimentan en el cuerpo tanto como en la mente.

Cuando eres capaz de percibir lo que ocurre dentro del cuerpo y de conectar con las sensaciones internas, esas sensaciones proporcionan información muy valiosa sobre la emoción que estás experimentando. Las sensaciones que provoca en el organismo cada emoción son muy diferentes. Cuando un niño te produce ternura, la sensación que se manifiesta en el cuerpo es muy distinta de cuando te enfureces ante una injusticia.

El centro de interocepción en el cerebro traumatizado

El trauma suele hacer que la ínsula se desregule, lo cual altera la capacidad del individuo para sentir lo que ocurre en su cuerpo, y esto le impide trabajar con las sensaciones físicas. En un cerebro traumatizado, la ínsula puede estar hipoactivada, hiperactivada o ser hiperreactiva (excesivamente sensible) a los cambios de las sensaciones internas. Cuando la ínsula está sobreactivada, suele haber reactividad emocional y arrebatos (inframodulación de las emociones). Cuando está hipoactivada, puede haber disociación y embotamiento. Ambos extremos son comunes en el TEPT.

Un objetivo del tratamiento del trauma es fortalecer la ínsula, pero cuidando de mantenerla regulada. Una ínsula más regulada mejora la interocepción y, como resultado, el individuo experimenta menos explosiones emocionales y síntomas disociativos (incluido el embotamiento). Además, una ínsula fuerte aumenta la capacidad para sentir lo que ocurre en el cuerpo, identificar las emociones que se experimentan y regularlas.

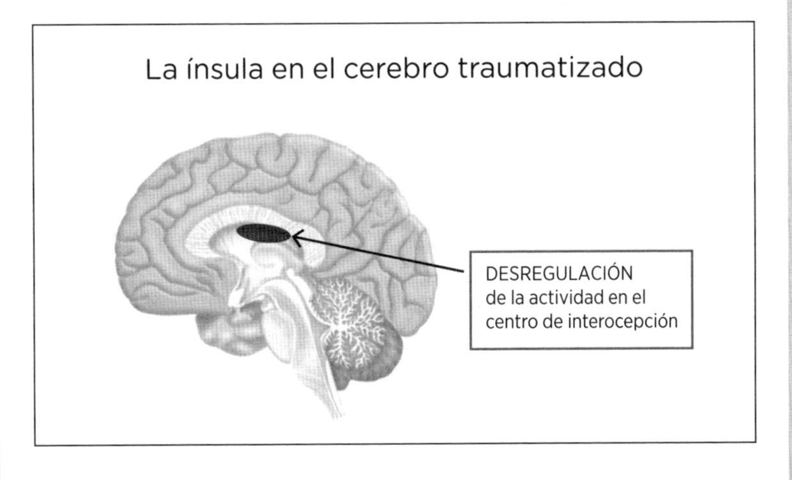

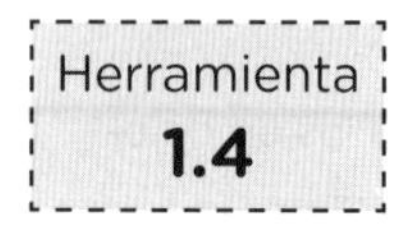

El papel de la corteza prefrontal

La corteza o córtex prefrontal (CPF) se compone de varias estructuras de menor tamaño, que en conjunto se consideran el centro cerebral del pensamiento. Las áreas externas, más laterales, de la corteza prefrontal (a veces denominadas CPF dorsolateral) intervienen en la toma de decisiones, la concentración, la conciencia de los demás, la empatía, la inteligencia social y otras funciones ejecutivas. Las áreas centrales de la corteza prefrontal (a veces denominadas CPF medial o CPF ventromedial) intervienen en la autoconciencia, la autorregulación y la personalidad. Aunque es posible sobrevivir sin estas zonas del cerebro, las necesitamos para desenvolvernos en el mundo y establecer relaciones con los demás.

En el cerebro traumatizado, es habitual que la corteza prefrontal en conjunto se vuelva hipoactiva, lo que dificulta la concentración, la toma de decisiones, la conexión con los demás y la conciencia de uno mismo. Una mayor activación de la CPF se traduce en más claridad de pensamiento, mejor atención y concentración, una sensación de conexión con los demás y una mayor autoconciencia.

HALLAZGOS DESTACADOS DE LAS INVESTIGACIONES

- Hipoactivación de la CPF medial en el TEPT (Kasai *et al.*, 2008; Matsuo *et al.*, 2003).
- Menor volumen y capacidad de respuesta de la CPF medial en el TEPT (Shin, Rauch y Pitman, 2006).
- Hipoactivación de la CPF ventromedial y dorsolateral en el TEPT (Huang *et al.*, 2014).
- Se aprecia un desarrollo postraumático general favorable, y en particular en el aspecto de la relación con los demás, a raíz de una mayor activación de la CPF dorsolateral y de la materia gris (Nakagawa *et al.*, 2016).

Hoja de trabajo

La corteza prefrontal: centro cerebral del pensamiento

Sobre el centro del pensamiento

La corteza o córtex prefrontal (CPF) es la parte del cerebro asociada con algunas de nuestras cualidades más singularmente humanas. Esta región es bastante extensa y está compuesta por varias estructuras más pequeñas. En conjunto, se las denomina centro cerebral del pensamiento.

Las áreas exteriores de la CPF (a veces denominadas CPF dorsolateral) intervienen en la toma de decisiones, la concentración, la conciencia de los demás, la empatía, la inteligencia social y otras funciones ejecutivas. Las áreas centrales de la CPF (a veces denominadas CPF ventromedial) intervienen en la autoconciencia, la autorregulación y la personalidad. Aunque podemos sobrevivir sin estas áreas cerebrales, ¡las necesitamos para funcionar bien en el mundo y establecer relaciones estrechas y saludables con los demás!

El centro del pensamiento en el cerebro traumatizado

En el cerebro traumatizado, es frecuente que la CPF se vuelva hipoactiva. Cuando esto ocurre, es difícil concentrarse, tomar decisiones, conectar con los demás y ser consciente de uno mismo. No contar con la ayuda de la corteza prefrontal impide «procesar» con claridad las situaciones estresantes o desencadenantes de síntomas traumáticos; desenvolverse en el trabajo o en las relaciones puede ser muy difícil. Sin embargo, si se activa la CPF, el pensamiento es más claro, aumentan la atención y la concentración, y hay una sensación de conexión con los demás y una mayor conciencia de uno mismo, elementos importantes todos ellos para tener una sensación de bienestar en la vida cotidiana.

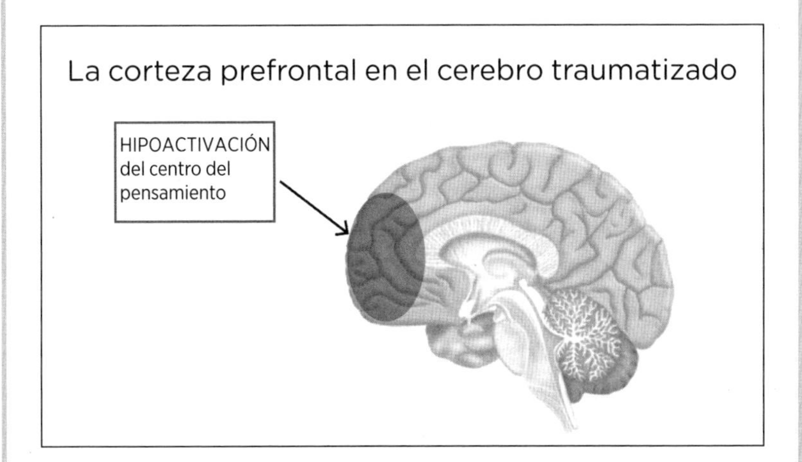

Herramienta **1.5**

El papel de la corteza cingulada

La corteza cingulada se conoce como el centro de autorregulación, y su papel autorregulador incluye la regulación de las emociones y pensamientos. Se activa también cuando intentamos aclarar pensamientos o emociones contradictorios (se ocupa, por así decir, de monitorizar los conflictos) y cuando nos damos cuenta de que la mente ha divagado durante la práctica del *mindufulness* u otras prácticas de atención plena.

La corteza cingulada suele estar poco activa en personas que sufren las secuelas de un trauma o son sensibles a sus desencadenantes, lo cual puede dificultar la regulación de las emociones y del pensamiento, la toma de decisiones y la claridad de juicio. Una mayor activación de esta área es de gran ayuda, pues mejora la capacidad del individuo para regular emociones dolorosas o desalentadoras y mantener a raya los pensamientos angustiosos. Una activación notable de este centro de autorregulación hace asimismo posible que se reduzca la actividad de la amígdala, lo que se traduce en una menor reactividad emocional ante los desencadenantes del trauma.

HALLAZGOS DESTACADOS DE LAS INVESTIGACIONES

- Hipoactivación de la corteza cingulada anterior rostral en el TEPT (Hopper *et al.*, 2007).
- Menor volumen de la corteza cingulada anterior en el TEPT de excombatientes (Woodward *et al.*, 2006) y de quienes sufrieron abusos en la infancia (Kitayama, Quinn y Bremner, 2006).
- Menor activación de la corteza cingulada anterior en el TEPT (Garfinkel y Liberzon, 2009).

Hoja de trabajo

La corteza cingulada (cíngulo): centro cerebral de autorregulación

Sobre el centro de autorregulación

La corteza cingulada, denominada centro de autorregulación, es un área cortical de la parte alta del cerebro que participa en la regulación de las emociones y los pensamientos. Por ejemplo, cuando te despiertas de un sueño en el que alguien te hacía daño y estás enfadado, puedes decirte: «Solo era un sueño, no era real, no tiene sentido que me enfade por lo que pasaba». Para que se te pase el enfado, tiene que intervenir el centro de autorregulación, es decir, la corteza cingulada, y, si es una corteza fuerte, reducirá el enfado que sientes (que proviene de la amígdala), ¡aunque tal vez no con la rapidez que te gustaría!

Podemos imaginar esta región del cerebro como un centro de control maestro que intenta acallar a la amígdala (el centro del miedo) de arriba abajo y que colabora con la corteza prefrontal (el centro del pensamiento) para mejorar la toma de decisiones y la eficiencia. Por ejemplo, cuando te sientas con los ojos cerrados a hacer una práctica de meditación o de *mindfulness*, la corteza prefrontal y la corteza cingulada interactúan (y es de esperar que estén fuertemente conectadas); la corteza prefrontal te permite centrarte en la respiración, en un pensamiento, una palabra, etc., según la práctica de que se trate, y la corteza cingulada alerta a la corteza prefrontal cuando tu mente se deja llevar por algún pensamiento, para que pueda redirigir y centrar de nuevo la atención. Ese darte cuenta de que la mente ha divagado se lo debes a la activación de la corteza cingulada.

Igualmente, esta zona del cerebro se activa cuando tratamos de aclarar pensamientos o emociones contradictorios (es la supervisora de los conflictos). Si, por ejemplo, tu madre te despierta emociones contradictorias, quizá ira y compasión a la vez, el centro de autorregulación te ayudará a resolver el conflicto emocional.

El centro de autorregulación en el cerebro traumatizado

La corteza cingulada suele estar poco activa en el cerebro traumatizado. Esto puede crear dificultades a la hora de regular las emociones y los pensamientos y de tomar decisiones. Activar esta zona puede ser una ayuda muy valiosa, ya que mejora la capacidad para regular las emociones dolorosas o desalentadoras y para lidiar con los pensamientos angustiosos. Una fuerte activación de este centro de autorregulación puede además reducir el estrés e impedir que se active el centro cerebral del miedo, lo cual se traduce en una menor reactividad emocional a los desencadenantes del trauma.

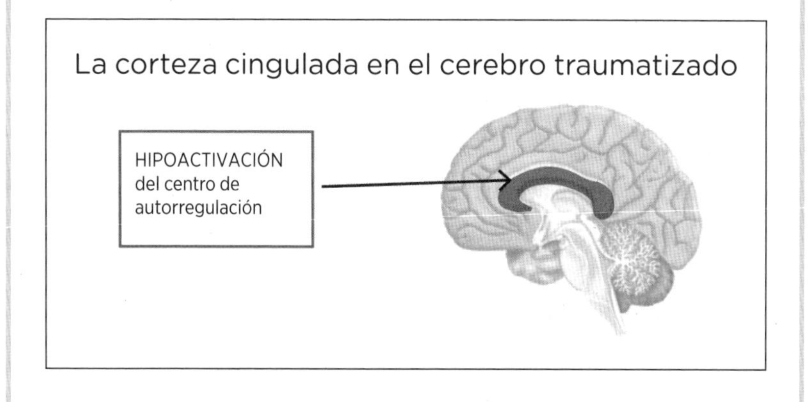

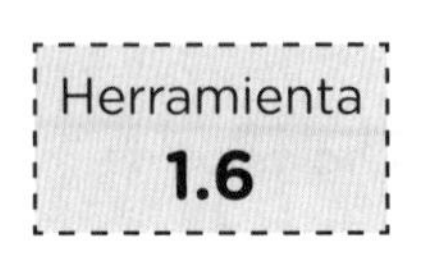

La conectividad del cerebro

Es importante comprender la actividad de las áreas cerebrales más relevantes en relación con el trauma porque eso nos explica por qué las personas traumatizadas experimentan síntomas tan fuertes y angustiosos. Entender su actividad te ayudará como terapeuta a elegir técnicas que modifiquen el cerebro de la manera concreta que puede reducir esos síntomas. Sin embargo, también es importante la fuerza con que estén conectadas entre sí algunas de esas áreas tan críticas descritas en este capítulo, ya que el grado de conectividad entre ellas determinará la intensidad de los síntomas en los clientes traumatizados. Hay dos tipos de conectividad especialmente relevantes:

1. **Conectividad cortical-subcortical:** las conexiones que van desde los centros de autorregulación y pensamiento del cerebro (corteza prefrontal y corteza cingulada) hasta la amígdala (centro del miedo) pueden atenuar la actividad de la amígdala, y reducir así las reacciones de miedo y las emociones negativas.

Pero si estas conexiones no son lo bastante fuertes (como puede ocurrir en el cerebro traumatizado), posiblemente las áreas corticales tengan dificultad para atenuar la actividad del centro del miedo, lo que significa que la persona tendrá menos control sobre sus reacciones cuando se presente un desencadenante del trauma. Fortalecer estas conexiones puede aumentar su capacidad para controlar el miedo y otras emociones angustiosas, y ayudarla a gestionar y reducir la alerta psicofisiológica y los síntomas de reactividad habituales en el TEPT. Las herramientas que se presentan en este cuaderno de trabajo, si se practican con regularidad, pueden fortalecer esas conexiones.

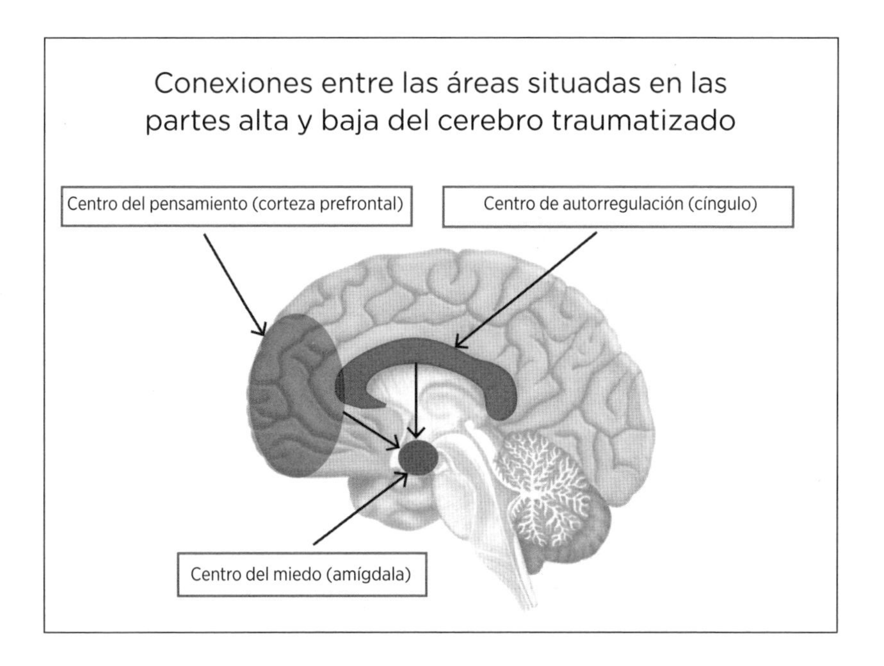

2. **Conectividad insular**: en los cerebros traumatizados o ansiosos, las conexiones entre la amígdala (centro del miedo) y la ínsula (centro de interocepción) suelen ser muy fuertes. Cuando esto ocurre, se producen respuestas de miedo exageradas y hay una hipersensibilidad a las sensaciones físicas, debido a que la ínsula detecta sensaciones molestas o dolorosas, o sensaciones corporales indeseadas o condicionadas previamente, y las comunica al centro del miedo, que puede hacer una interpretación catastrofista de esos estímulos y tener una reacción desmedida.

Cuando estas regiones del cerebro están fuertemente conectadas *e* hiperactivadas, se produce una reacción desorbitada en respuesta a cualquier pequeño cambio corporal, lo que lleva al individuo a percibir cualquier sensación física como insoportable o peligrosa. Debilitar su conectividad le permite interpretar las sensaciones con más precisión, y puede reducir la alerta psicofisiológica y los síntomas de reactividad habituales del TEPT.

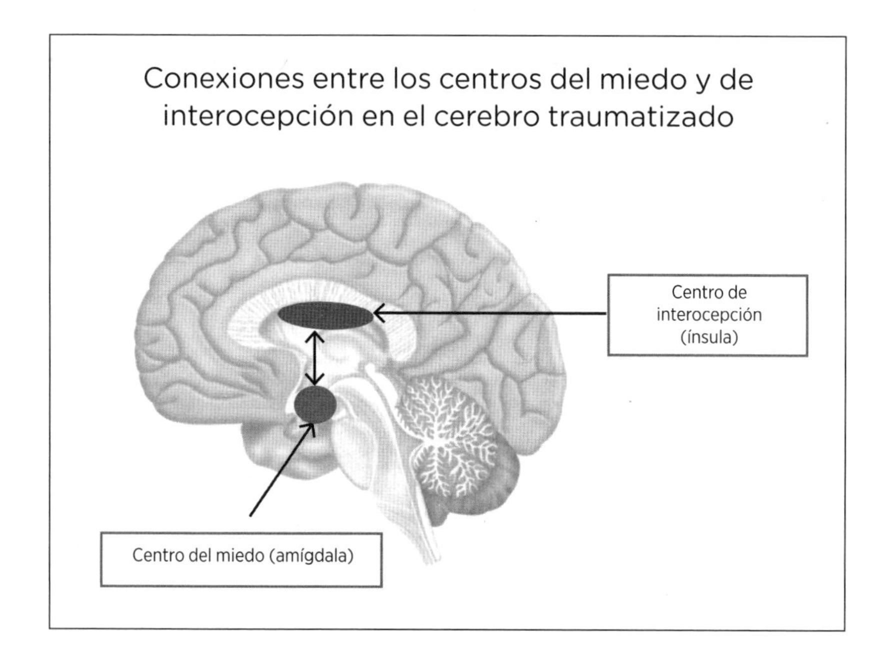

HALLAZGOS DESTACADOS DE LAS INVESTIGACIONES

- En individuos con antecedentes de trauma interpersonal, se encontraron fuertes conexiones entre la amígdala y la ínsula (Krause-Utz *et al.*, 2014).
- En el TEPT, las conexiones entre la corteza prefrontal y la amígdala son débiles, lo cual puede afectar a la capacidad del individuo para regular las respuestas emocionales (Thomason *et al.*, 2015).

2

Técnicas para modificar el funcionamiento del cerebro y cómo integrarlas

Todos los profesionales clínicos han oído lamentarse a sus clientes, en un momento u otro, de que no pueden cambiar. Esa puede ser una buena ocasión para informarles de los últimos hallazgos de las neurociencias.

LA NEUROPLASTICIDAD NO SOLO ES POSIBLE, SINO INEVITABLE

De hecho, cada experiencia, cada sensación y cada interacción con los demás o con el entorno nos cambia el cerebro, aunque solo sea para reforzar las redes preexistentes. Teniendo en cuenta que el cerebro humano tiene aproximadamente ochenta y seis mil millones de neuronas, y que cada una de ellas está conectada con miles de neuronas distintas, la capacidad de cambio cerebral que tenemos es inmensa. Esta es una gran noticia, ya que el propósito de la psicoterapia es ayudar a los clientes a modificar intencionadamente el funcionamiento de su cerebro para estar más sanos y ser más felices.

Nuestro cerebro está hecho para experimentar cambios a lo largo de toda la vida. Como profesionales clínicos de la salud mental, es nuestro objetivo ayudar a los clientes a hacer que la neuroplasticidad actúe a su favor, no en su contra, y a estimular para ello el cambio cerebral de tres maneras concretas, que diversos neurólogos (Taylor *et al.*, 2010; van der Kolk, 2014) han denominado: «de abajo arriba» (*bottom-up*), «de arriba abajo» (*top-down*) y horizontal.

PROCEDIMIENTOS «DE ABAJO ARRIBA» PARA MODIFICAR EL CEREBRO

Las técnicas de abajo arriba trabajan con el cuerpo para modificar el cerebro, y en particular las áreas subcorticales inferiores, sobre las que no tenemos control consciente. Las técnicas de abajo arriba pueden utilizarse, por ejemplo, para desactivar la amígdala (centro del miedo) o para fortalecer y regular la ínsula (sede de la interocepción). Aunque también es posible utilizarlas para alterar las estructuras corticales superiores (como el centro del pensamiento), es algo menos habitual. Entre las técnicas de abajo arriba están los ejercicios de respiración, escaneo corporal, relajación muscular progresiva, entrenamiento autógeno, yoga, taichí, el ejercicio físico y algunas meditaciones.

PROCEDIMIENTOS «DE ARRIBA ABAJO» PARA MODIFICAR EL CEREBRO

En las técnicas de arriba abajo, nos servimos de la mente para producir cambios cerebrales. En otras palabras, podemos modificar el cerebro, especialmente las áreas corticales superiores, con el pensamiento. Las técnicas de arriba abajo pueden utilizarse, por ejemplo, para fortalecer la corteza prefrontal (centro del pensamiento) o el cíngulo (centro de regulación de las emociones). Es posible alterar las estructuras cerebrales inferiores (como la amígdala) con métodos de arriba abajo, pero suele ser difícil. La razón es que, en los momentos de estrés, la amígdala suprime el funcionamiento de los centros cerebrales del pensamiento y de regulación de las emociones, lo que dificulta que esas áreas se activen y ejerzan una influencia descendente. Algunos ejemplos de técnicas de arriba abajo son la reevaluación o reestructuración cognitivas, la terapia conversacional, algunas técnicas de la terapia de aceptación y compromiso, las terapias centradas en el trauma que hacen hincapié en la exposición detallada de los acontecimientos traumáticos y algunas meditaciones.

PROCEDIMIENTOS HORIZONTALES PARA MODIFICAR EL CEREBRO

Las técnicas horizontales cambian el cerebro a través del procesamiento interhemisférico, o de modalidad cruzada. Por su enorme diversidad, no tienen cabida en este libro, pero son ejemplos de procesamiento horizontal las artes expresivas –la terapia artística, la terapia de la danza o del movimiento y la musicoterapia– así como la terapia de desensibilización y reprocesamiento a través de los movimientos oculares (EMDR).

INTEGRACIÓN DE DISTINTAS TÉCNICAS DE CAMBIO CEREBRAL

Por regla general, los métodos y tratamientos que combinan distintos enfoques para modificar el cerebro –por ejemplo, los que incluyen técnicas de abajo arriba y de arriba abajo– suelen ser más eficaces y producen un cambio cerebral más rápido y notable. La razón es que cuando se utilizan múltiples enfoques al mismo tiempo, el cerebro recibe un «entrenamiento» desde varias direcciones a la vez, los ejercicios suelen suponer un reto (lo que suscita un mayor cambio cerebral) y diversas regiones del cerebro reciben simultáneamente el impacto.

Aunque este cuaderno de trabajo clasifica las técnicas atendiendo a si el enfoque es principalmente de arriba abajo o de abajo arriba, verás que la mayoría de los métodos que se explican contienen elementos tanto de abajo arriba como de arriba abajo, y a veces también elementos horizontales.

Herramienta **2.1**

Técnicas para modificar el cerebro «de abajo arriba»

Las técnicas de abajo arriba trabajan con el cuerpo para modificar el cerebro, en especial sus áreas subcorticales inferiores, que escapan a nuestra percepción y control conscientes. Por ejemplo, se pueden utilizar técnicas de abajo arriba para desactivar la amígdala (centro del miedo) o para fortalecer y regular la ínsula (sede de la interocepción).

Para tratar el trauma, se recomienda empezar con técnicas de abajo arriba, como la percepción sensorial consciente o ejercicios de respiración, y no con técnicas de arriba abajo, como la terapia cognitiva o las técnicas centradas en el trauma. Encontrarás ejemplos de técnicas de abajo arriba en los capítulos cuatro, cinco y seis, en la segunda parte.

Están incluidas, entre otras:

- Técnicas de conciencia sensorial.
- Entrenamiento autógeno.
- Técnicas de respiración.
- Posturas.
- Algunas meditaciones.
- Técnicas basadas en el movimiento.

Hoja de trabajo

Modifica tu cerebro «de abajo arriba»

Las técnicas de abajo arriba producen cambios en el cerebro valiéndose de todo el cuerpo. El cerebro y el resto del cuerpo están conectados por la médula espinal, que transmite información del cuerpo al cerebro, y viceversa. Es posible modificar el cerebro enviándole

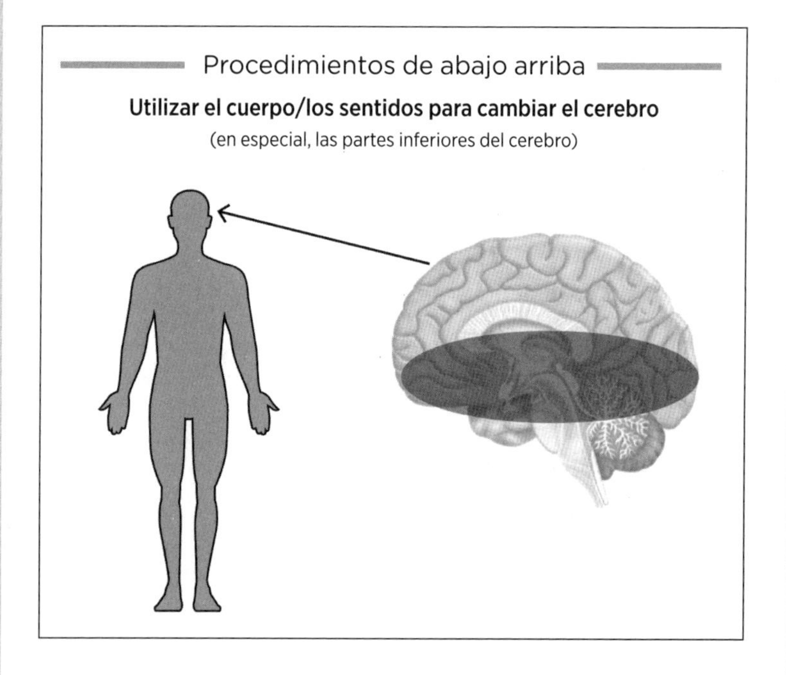

señales desde el resto del organismo para que las procese. Las técnicas de abajo arriba, que utilizan el cuerpo como base, están particularmente indicadas para cambiar las partes inferiores del cerebro –como el centro del miedo–, de cuyo funcionamiento interno no tenemos percepción consciente y que son difíciles de controlar desde arriba (con la mente).

Si alguna vez en un momento de ansiedad, por ejemplo, te has dado cuenta del poco efecto que tiene decirte: «¡Basta ya!», sabes perfectamente lo difícil que es controlar el centro cerebral del miedo con el pensamiento. Una forma mucho más eficaz de regular las zonas inferiores del cerebro es trabajar desde la otra dirección, de abajo arriba, en lugar de hacerlo de arriba abajo.

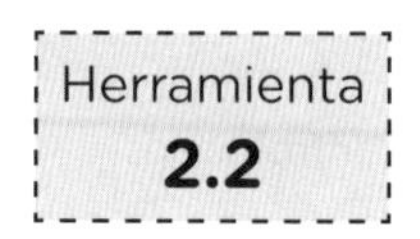

El cerebro bajo los efectos de las técnicas «de abajo arriba»

Aunque cada técnica ascendente modifica el cerebro de una manera particular, todas ellas tienden a producir cambios en las áreas cerebrales inferiores, incluidas las estructuras subcorticales. En el tratamiento del trauma, las estructuras relevantes que se pueden alterar con técnicas de abajo arriba son el hipocampo (que no es una estructura subcortical, pero está situado en las profundidades del cerebro, cerca de las áreas subcorticales), la ínsula y la amígdala. Las técnicas de abajo arriba pueden alterar estas áreas cerebrales de las siguientes maneras:

1. **Amígdala (centro del miedo):** desactivar esta área reduce la reactividad cuando surgen desencadenantes del trauma. Reduce también la respuesta de estrés (activación del sistema nervioso simpático) y da lugar a una disminución de la alerta psicofisiológica y los síntomas de reactividad, como la hipervigilancia, el estar siempre en guardia, etc.
2. **Ínsula (centro de interocepción):** en el TEPT, la ínsula suele estar desregulada. Cuando está hiperactivada, hay reactividad emocional y arrebatos (inframodulación de las emociones); cuando está hipoactivada, hay disociación y embotamiento. Ambos extremos son comunes en el TEPT. Con una ínsula más regulada, mejora la interocepción y los individuos experimentan menos estallidos emocionales y síntomas disociativos (incluido el embotamiento).
3. **Hipocampo (centro de la memoria):** la activación del hipocampo ayuda al individuo a recordar que está a salvo en el momento presente y contribuye a extinguir las respuestas de miedo ante posibles desencadenantes del trauma. La capacidad para no dejarse dominar por los recuerdos negativos puede reducir en el individuo los síntomas de evitación habituales en el TEPT.

Hoja de trabajo

Tu cerebro bajo los efectos de las técnicas «de abajo arriba»

Estas técnicas pueden modificar el cerebro de abajo arriba de **tres** maneras:

1. **Desactivando el centro cerebral del miedo (amígdala), lo cual:**
   - Reduce la intensidad con que reaccionas a los desencadenantes del trauma.
   - Reduce la respuesta de estrés y aumenta la respuesta de relajación.
   - Disminuye la hipervigilancia y la sensación de «estar siempre en guardia».

2. **Regulando la activación del centro cerebral de interocepción (ínsula), lo cual:**
   - Reduce la intensidad con que reaccionas ante desencadenantes del trauma.
   - Mitiga la ira y otros estallidos emocionales.
   - Reduce la disociación.
   - Disminuye el embotamiento.

3. **Activando más el centro cerebral de la memoria (hipocampo), lo cual:**
   - Aumenta la sensación de seguridad.
   - Reduce el miedo, en especial frente a los desencadenantes del trauma.

- Incrementa la capacidad para afrontar los recuerdos negativos.
- Te ayuda a experimentar los sucesos traumáticos sabiendo que ocurrieron en el pasado (es decir, los recuerdos del trauma tienen «sello cronológico»).

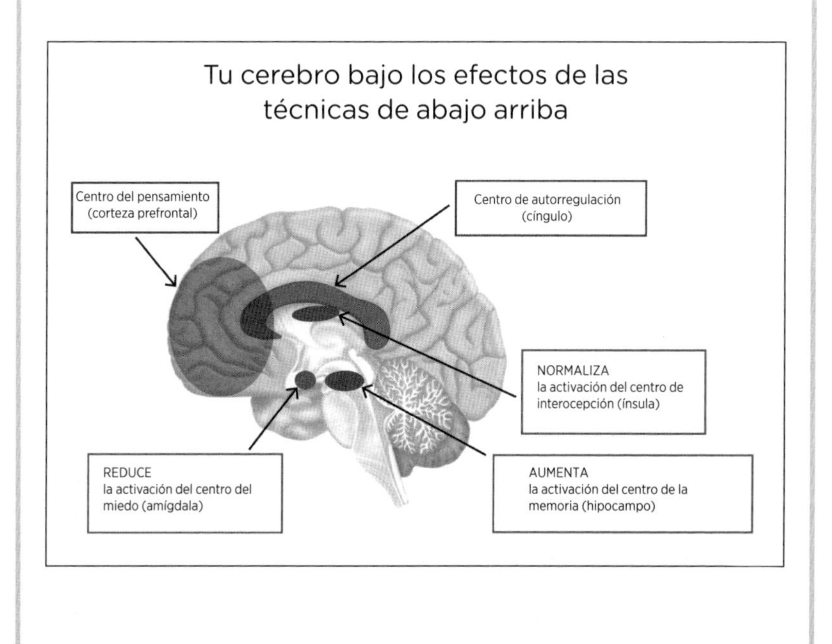

Herramienta
2.3

Técnicas para modificar el cerebro «de arriba abajo»

Las técnicas «de arriba abajo» utilizan una diversidad de métodos que se sirven de la consciencia y el pensamiento para modificar el cerebro. Las investigaciones demuestran que los pensamientos pueden utilizarse para alterar ciertas zonas cerebrales, en especial las áreas corticales altas, como la corteza prefrontal (centro del pensamiento). Es fundamental incorporar en el tratamiento del trauma este tipo de técnicas, ya que los individuos con secuelas del trauma presentan una hipoactivación de los centros cerebrales del pensamiento y de regulación de las emociones.

Aunque se recomienda que la primera fase del tratamiento se centre en el aprendizaje de técnicas de abajo arriba, el tratamiento no estará completo sin conceder posteriormente un lugar importante a las técnicas de arriba abajo. Encontrarás ejemplos de técnicas de arriba abajo en la tercera parte, en los capítulos siete y ocho.

Entre ellas se han incluido:

- Meditaciones de consciencia expandida.
- Meditaciones de concentración.
- Técnicas de reestructuración cognitiva.
- Técnicas cognitivas que trabajan con los recuerdos.

Hoja de trabajo

Modifica tu cerebro «de arriba abajo»

Aunque el cerebro es el que produce los pensamientos, estos también producen cambios cerebrales. Las técnicas que utilizan los pensamientos, o la mente, para modificar el cerebro se denominan procedimientos «de arriba abajo». Cada vez que intentamos centrar la atención, considerar una perspectiva distinta sobre algún asunto o redirigir nuestros pensamientos, estamos modificando el cerebro de arriba abajo. Las técnicas terapéuticas que utilizan el pensamiento suelen emplearse para cambiar las partes superiores y corticales del cerebro, y en particular los centros de regulación del pensamiento y de las emociones.

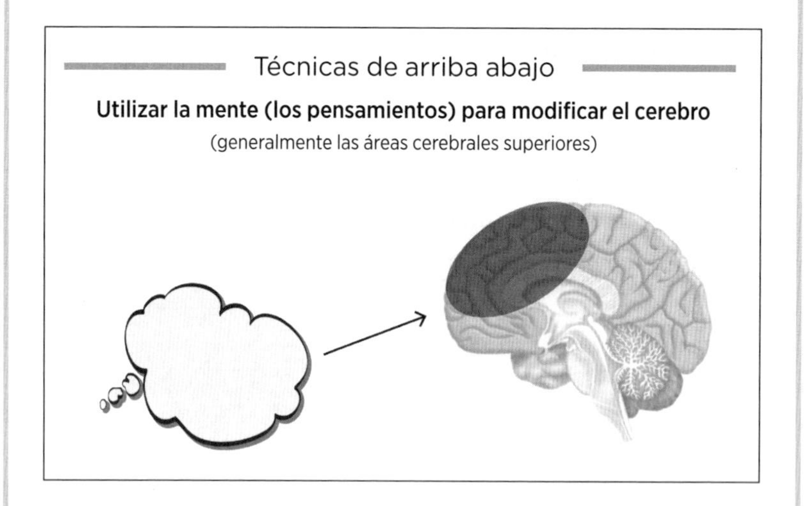

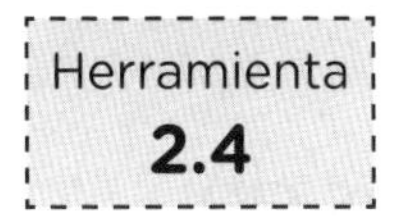

El cerebro bajo los efectos de las técnicas «de arriba abajo»

Las técnicas de arriba abajo tienden a modificar las áreas de la parte alta del cerebro, incluidas las estructuras corticales. En el tratamiento del trauma, las estructuras relevantes que se pueden alterar de esta manera son la corteza prefrontal y el cíngulo. Las técnicas de arriba abajo pueden modificar estas áreas cerebrales de las siguientes maneras.

1. **Corteza prefrontal (centro del pensamiento)**: aumentando la activación del centro del pensamiento. En el TEPT, la corteza prefrontal suele estar hipoactivada. Una mayor activación de esta área mejora la atención y la concentración, la resolución de problemas, la toma de decisiones, la conciencia de uno mismo, la inteligencia emocional y la conexión con los demás.
2. **Corteza cingulada (centro de regulación de las emociones)**: aumentando la activación del centro de regulación de las emociones. En el TEPT, el cíngulo suele estar hipoactivado. Una mayor activación de esta área ayuda a mejorar la supervisión de los conflictos, la regulación de las emociones y del pensamiento y la autorregulación en general.

Hoja de trabajo

Tu cerebro bajo los efectos de las técnicas «de arriba abajo»

Estas técnicas modifican el cerebro de arriba abajo de **dos** maneras:

1. **Activando más el centro cerebral del pensamiento (corteza prefrontal), lo cual:**
   - Aumenta tu capacidad para pensar con claridad cuando estás estresado.
   - Incrementa tu conciencia de ti mismo.
   - Aumenta tu inteligencia emocional (o coeficiente emocional, CE) y te permite sintonizar mejor con los demás.
   - Aumenta tu capacidad para resolver problemas y concentrarte.

1. **Activando más el centro cerebral de autorregulación (el cíngulo), lo cual:**
   - Potencia tu capacidad para regular las emociones.
   - Aumenta tu capacidad para regular o cambiar los pensamientos angustiosos.
   - Mejora tu capacidad para procesar y resolver las emociones contradictorias o los pensamientos contrapuestos.

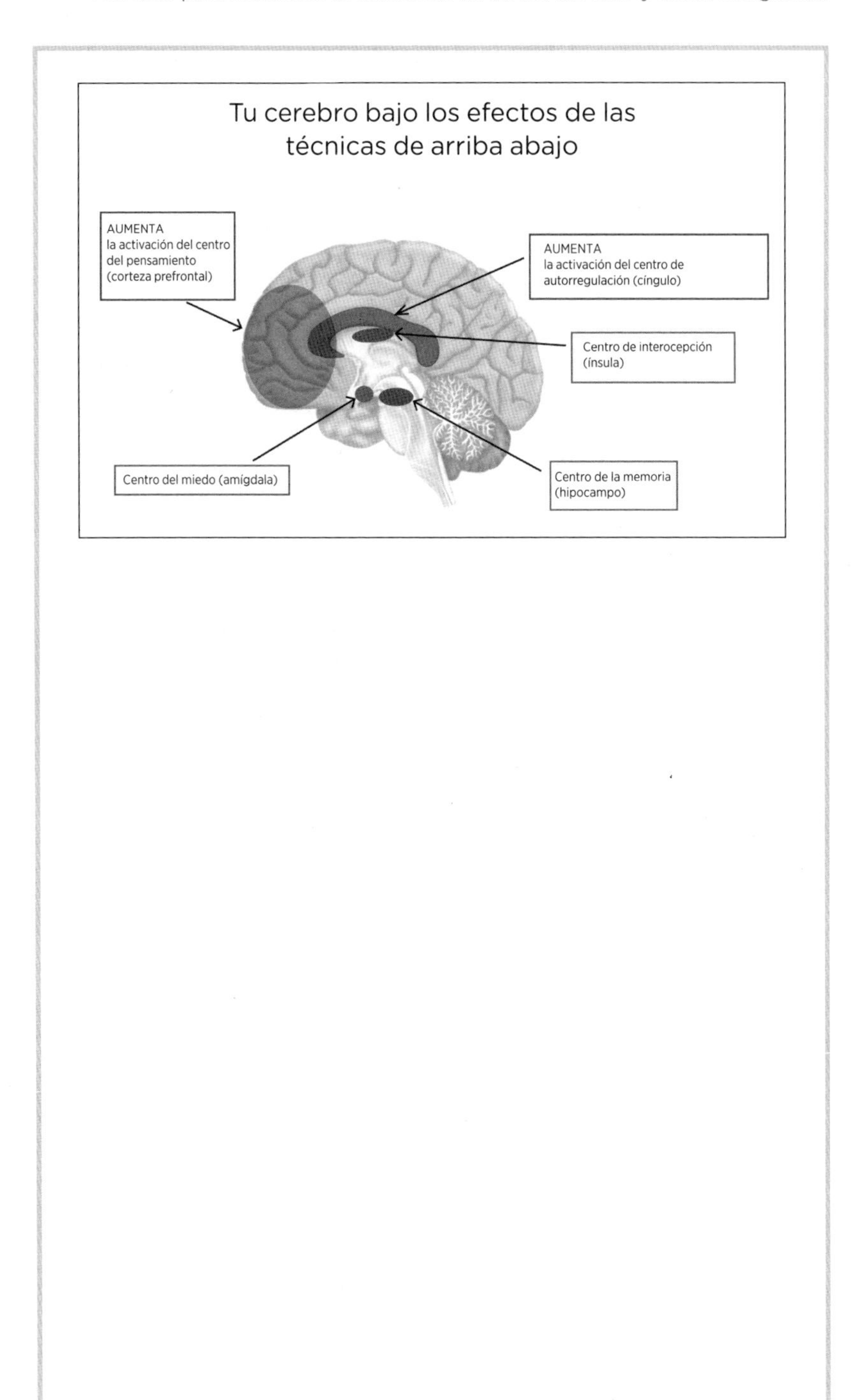
Tu cerebro bajo los efectos de las técnicas de arriba abajo
AUMENTA la activación del centro del pensamiento (corteza prefrontal)
AUMENTA la activación del centro de autorregulación (cíngulo)
Centro de interocepción (ínsula)
Centro del miedo (amígdala)
Centro de la memoria (hipocampo)

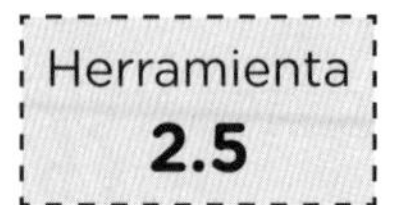

Hoja de ruta para tratar el trauma

Tratar el trauma puede ser complejo y difícil, y la hoja de ruta para la terapia de cada cliente variará un poco. Sin embargo, hay algunas pautas generales que pueden ayudarte como terapeuta a determinar por dónde empezar y cómo avanzar según el caso. El organigrama que se muestra a continuación ofrece algunas recomendaciones generales sobre por dónde empezar a tratar a los clientes traumatizados dependiendo de cuáles sean sus capacidades y su grado de conciencia de sí mismos al principio del tratamiento.

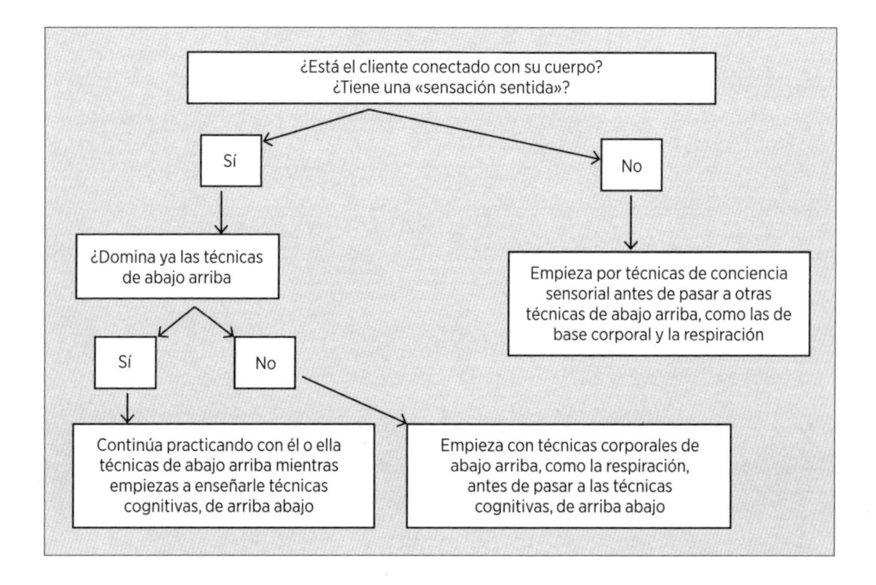

Como muestra el organigrama, se recomienda empezar por ejercicios de conciencia sensorial (también llamados de exposición interoceptiva) si la persona no está suficientemente conectada con su cuerpo. Es necesario que los clientes sientan lo que ocurre en el cuerpo, noten las sensaciones y puedan describir sus experiencias internas para poder beneficiarse de otras técnicas de abajo arriba (como la relajación muscular progresiva) o de arriba abajo (como la reestructuración cognitiva). Si, por ejemplo, un cliente que tiene un trastorno de pánico no es capaz de experimentar las sensaciones físicas que experimenta porque está desconectado de ellas, será casi imposible tratar sus ataques de pánico, pues al no conocer los síntomas físicos con que se inician no puede aprender a controlarlos.

Es habitual que a los clientes traumatizados les cueste sentir lo que ocurre en su cuerpo y notar las experiencias internas, debido en gran parte a la actividad desregulada de la ínsula. Cuando la ínsula está hipoactivada, por ejemplo, no es fácil notar las experiencias internas, y los clientes se sienten embotados y desconectados de las sensaciones corporales. Para que la terapia surta efecto, lo primero que debes hacer como profesional de la salud mental es ayudarlos a volver a conectar con el cuerpo y a tomar conciencia de sí mismos, y la mejor forma de conseguirlo es practicando los ejercicios de conciencia sensorial que se describen en el capítulo cinco.

Una vez que los clientes informan de que son capaces de darse cuenta de sus experiencias internas (como sentir un temblor o acaloramiento cuando están estresados), el siguiente paso es enseñarles otros ejercicios de abajo arriba dirigidos a desactivar la amígdala. Es importante que estos ejercicios precedan a las técnicas cognitivas (de arriba abajo), ya que la activación de la amígdala crea una sensación de ansiedad e inhibe la actividad de áreas corticales como la corteza prefrontal, y, cuando se produce esta inhibición, resulta muy difícil tener la claridad de pensamiento suficiente para poder realizar el trabajo cognitivo que exigen las técnicas de arriba abajo. Si, por ejemplo, un cliente tiene la amígdala hiperactivada, es posible que el área pensante de su cerebro esté reprimida y funcione solo al treinta por ciento de su capacidad (o al cincuenta, o al sesenta por ciento, según el caso). Poder acceder solo a ese porcentaje tan pequeño de su capacidad pensante dificulta enormemente la ejecución de los ejercicios de base cognitiva. La razón principal por la que las técnicas cognitivas muchas veces no surten el efecto esperado no es su ineficacia, sino, más bien, que se suelen enseñar en una etapa demasiado temprana de la terapia, antes de que se haya regulado la actividad de la amígdala.

Una vez que los clientes dominan las técnicas de conciencia sensorial (en caso de que sea necesario practicarlas de entrada) y los ejercicios para desactivar la amígdala, el siguiente paso es enseñarles las técnicas de arriba abajo o cognitivas. Aunque no hay un momento señalado para hacer la transición, es recomendable que lleven al menos un mes trabajando con las técnicas de abajo arriba, practicándolas a diario un mínimo de entre diez y veinte minutos, antes de incorporar a la terapia los métodos de arriba abajo.

Una vez que se introducen las técnicas de arriba abajo, conviene seguir utilizando metódicamente las técnicas de abajo arriba a lo largo de todo el proceso de la terapia, repasando periódicamente cada ejercicio, practicándolos durante la sesión y alentando la práctica diaria en casa.

3

Pendulación y dosificación

La experiencia somática (*Somatic Experiencing*) es un modelo de terapia que desarrolló el doctor Peter Levine, psicólogo y experto en trauma, cuyo principal objetivo es ayudar a los clientes a reconocer y liberar la tensión que ha quedado atrapada en el cuerpo a consecuencia del trauma. Esta tensión es en gran parte la causante de la desregulación del sistema nervioso autónomo (una reacción desmedida de estrés) que se observa en los clientes traumatizados. La experiencia somática es un método de tratamiento complejo y multifacético que incluye varios procedimientos importantes, dos de los cuales son la «pendulación» (*pendulation*) y la «dosificación» (*titration*, también conocida como «valoración» o «titulación» por su semejanza con el procedimiento así llamado en el ámbito de la química) (Levine, 1997), y ambos pueden utilizarse conjuntamente con las técnicas que se enseñan en este libro para aumentar su potencial de modificar el cerebro.

QUÉ ES LA PENDULACIÓN

La pendulación, para los fines que nos ocupan en este libro, puede definirse como la alternancia u oscilación intencionada entre regulación y desregulación emocionales, o desactivación y activación de la amígdala, para enseñar a los clientes a volver a regularse y estabilizarse cuando se desregulan. La pendulación puede entenderse como un tipo de entrenamiento cerebral en el que el profesional provoca en el cliente una ligera activación de la amígdala (centro cerebral del miedo), por lo general mediante un ejercicio de inducción de emociones, y luego le enseña a desactivar esta área cerebral utilizando técnicas de abajo arriba o de arriba abajo. Cuando la amígdala se activa, el cliente experimenta las manifestaciones físicas de una respuesta de estrés, como, por ejemplo, respiración más rápida, aceleración del ritmo cardíaco, tensión muscular y otras sensaciones.

El profesional le enseña entonces a invertir esa respuesta utilizando los propios recursos de este, que consisten en cualquier habilidad, práctica o pensamiento que le ayude eficazmente a reequilibrar su sistema nervioso autónomo y a desactivar la amígdala. El resultado de este entrenamiento es una mejor regulación de las emociones y una mayor resiliencia.

QUÉ ES LA DOSIFICACIÓN

Dosificar (*titrate*) significa 'medir y ajustar continuamente el equilibrio de una función fisiológica o la dosis de un medicamento' (*Diccionario de Oxford*). En este contexto, la dosificación se refiere a la activación lenta y progresiva de la amígdala y de la respuesta de estrés, con el propósito de entrenar al cliente para que sea capaz de regular y reducir esa activación según sea necesario. Es fundamental incorporar esa dosificación cuando se utiliza la pendulación para activar la amígdala, ya que la activación excesiva de esta área cerebral provocará sentimientos de agobio, falta de control de uno mismo y disociación. Esto, a su vez, suele reforzar las conductas de evitación, lo cual exacerba los síntomas postraumáticos.

Un ejemplo común de pendulación carente de la debida dosificación tiene lugar cuando un profesional clínico le pide a un cliente que entre en los detalles de un suceso traumático en una fase demasiado temprana del tratamiento. Con una correcta dosificación, los clientes son capaces de ir entrando poco a poco en los recuerdos traumáticos o las sensaciones corporales molestas sin sentirse abrumados; aunque esos recuerdos o sensaciones les resulten entonces desagradables, no son insoportables.

Sin embargo, cuando no hay dosificación previa y se anima al cliente a enfrentarse a los recuerdos traumáticos (o a las sensaciones asociadas a esos recuerdos) demasiado pronto, es posible que la amígdala se active en exceso, lo cual impedirá que el cliente pueda controlar su respuesta de estrés. La razón es que, al activarse, la amígdala clausura el centro cerebral del pensamiento (la corteza prefrontal). Esto provoca una aterradora sensación de no tener ningún control sobre lo que ocurre, que para algunos clientes se asemeja a la sensación de la propia experiencia traumática, ya que el trauma se produce cuando sucede algo terrible y excesivo sin el consentimiento de la persona.

Si el cliente no tiene una sensación de control, puede producirse en él una retraumatización, que le hará querer evitar cualquier recordatorio del trauma por temor a que los pensamientos o sensaciones relacionados con el suceso traumático le resulten peligrosos e incontrolables. Cuando enseñes a los clientes las técnicas que se describen en este libro, te recomiendo que utilices siempre conjuntamente la pendulación y la dosificación.

EL CEREBRO BAJO LOS EFECTOS DE LA PENDULACIÓN Y LA DOSIFICACIÓN

Integrar la pendulación y la dosificación en los métodos de tratamiento del trauma puede producir en el cerebro al menos *cuatro cambios* importantes, todos los cuales ayudan a reducir y gestionar mejor los síntomas postraumáticos.

Volver a regular la activación con técnicas de abajo arriba tras la pendulación:

1. **Centro del miedo (amígdala)**: inicialmente, se trata de sobreactivar ligeramente el centro del miedo durante la pendulación. Tras la pendulación, se pueden practicar técnicas de abajo arriba para desactivar la amígdala. Con el tiempo, esto puede llevar a una mayor regulación y sensación de control sobre la amígdala.
2. **Centro de interocepción (ínsula)**: activación normalizada de la ínsula. Durante la pendulación, el cliente «siente el interior» del cuerpo y nota las sensaciones físicas. En el TEPT, la ínsula suele estar desregulada. Cuando está activada en exceso, hay reactividad emocional y arrebatos (submodulación de las emociones); cuando está insuficientemente activada, hay disociación y embotamiento. Ambos extremos son comunes en el TEPT. Con una ínsula más regulada, mejora la interocepción en los individuos, que experimentan entonces menos estallidos emocionales y síntomas disociativos (incluido el embotamiento).

Volver a regular la activación con técnicas de arriba abajo tras la pendulación:

3. **Centro del pensamiento (corteza prefrontal)**: en un principio, disminuye ligeramente la activación del centro cerebral del pensamiento durante la pendulación debido a la activación de la amígdala. Tras la pendulación, se pueden practicar técnicas de arriba abajo para activar y fortalecer la corteza prefrontal. Una mayor activación del centro pensante del cerebro se traduce en una mejora de la atención y la concentración, de la conciencia de uno mismo (corteza prefrontal ventromedial) y de los demás (corteza prefrontal dorsolateral).
4. **Centro de autorregulación (cíngulo)**: en un principio, disminuye ligeramente la activación del centro de autorregulación durante

la pendulación debido a la activación de la amígdala. Tras la pendulación, se pueden practicar técnicas de arriba abajo para activar y fortalecer el cíngulo, lo que se traduce en una mejora de la autorregulación (incluida la regulación del pensamiento y la emoción) y la capacidad para tomar decisiones.

Herramienta
3.1

El termómetro de angustia

El termómetro de angustia es una herramienta que se utiliza a menudo en los protocolos de control de la ira y la ansiedad. Puede ser también extremadamente útil en el tratamiento del trauma, ya que la angustia de los clientes traumatizados es a veces tan abrumadora que les impide pensar o funcionar correctamente.

Te recomiendo que rellenes con el cliente la hoja de autoevaluación que encontrarás en la página 75 antes de empezar ningún ejercicio de pendulación, es decir, de inducción de emociones. Aunque el termómetro sirve para evaluar cualquier emoción concreta (ira, tristeza, miedo, etc.), en este libro se presenta simplemente como «termómetro de angustia». Cada profesional clínico puede modificarlo y hacerlo más específico según lo considere necesario.

El termómetro de angustia es similar a la jerarquía de miedos que se utiliza habitualmente en los tratamientos de la ansiedad, en la que el profesional ayuda al cliente a identificar situaciones, lugares, personas, recuerdos, etc., que le resultan angustiosos en distinto grado. Sin embargo, a diferencia de la jerarquía de miedos en el tratamiento de la ansiedad, el objetivo en este caso no es que el cliente identifique las situaciones angustiosas a fin de prepararse para una posterior exposición a esas situaciones. El objetivo del termómetro de angustia es ayudarlo a tomar conciencia de sí mismo, a notar *qué sensaciones físicas* le produce la angustia y a identificar qué niveles de angustia le resultan abrumadores. Los puntos en los que la angustia del cliente se vuelve abrumadora son sus puntos de «ebullición» y de «congelación», que se corresponden con los puntos en los que el centro del miedo (amígdala) se dispara tan intensamente que secuestra al centro del pensamiento (corteza prefrontal), lo cual le hace disociarse, o bien le provoca una reacción de lucha, huida o parálisis.

Para ayudar a los clientes a completar la autoevaluación en el termómetro de angustia, te recomiendo que hagas lo siguiente:

1. Explícale el propósito del termómetro de angustia. Si lo deseas, puedes utilizar la siguiente explicación como guion:
   Antes de seguir adelante, me gustaría que dedicáramos un momento a entender para qué sirve el termómetro de angustia. Se trata de que, en esta hoja de autoevaluación, identifiques las cosas, personas, situaciones, etc., que te resultan angustiosas, para que tomes más conciencia de cómo se manifiesta la angustia en tu cuerpo y en tu mente. Ten la seguridad de que no te haré enfrentarte a nada de lo que describas; esto es solo para que los dos entendamos mejor cómo experimentas la angustia. La ventaja de hacer este ejercicio es que serás más consciente de cómo experimentas la angustia incluso a un nivel sutil. Y cuanto más capaz seas de percibir en el cuerpo y en la mente incluso los niveles más sutiles de angustia, ¡antes podrás intervenir para controlar la respuesta de estrés y que no te abrume!

2. A continuación, explícale cómo funciona el termómetro.
   El termómetro de angustia va del cero al cien. El 0 representa relajación total y ausencia de angustia, y el 100 representa la mayor angustia posible. Puedes ver que los números se incrementan de diez en diez. Lo que quiero es que, con mi ayuda, identifiques situaciones, personas, lugares o incluso recuerdos que clasificarías como angustiosos en los diferentes niveles. Escribirás estos ejemplos a la derecha del termómetro. No importa si el estado de «relajación total» no es tu preferido; el objetivo no es medir lo que te gusta más o te gusta menos, sino identificar lo que tiene en ti un efecto «angustiante» y lo que tiene un efecto «relajante».

3. Empieza por identificar un factor estresante al que el cliente le asigne 100 grados. A continuación, identifica una situación, lugar o persona que no sea angustiante en absoluto (0 grados en el termómetro). Estos serán los límites superior e inferior del cliente.

Ten en cuenta que el límite inferior de un cliente, que representa la relajación total, puede no ser un estado que le haga sentirse bien o seguro; habrá clientes a los que no les guste la sensación de estar demasiado relajados. Si es así, estate tranquilo. Más adelante en este capítulo se explica cómo trabajar con ello.

4. Después de identificar ejemplos que marquen los límites superior e inferior del cliente, ayúdalo a identificar una situación a la que le correspondan aproximadamente 50 grados y, a partir de ahí, rellena los grados que corresponden a los demás ejemplos con la mayor precisión posible. Sería de desear que el cliente identificara situaciones que se correspondieran con las once gradaciones del termómetro.

Hoja de trabajo

Autoevaluación del termómetro de angustia

Identifica situaciones, personas, lugares o recuerdos que te resulten angustiosos en distinto grado (del cero al cien) y escríbelos junto al número que mejor represente el grado de angustia que te provocan. En la medida de lo posible, procura rellenar cada línea con un ejemplo.

100 - Angustia insoportable ______________________

90 - Angustia aguda ______________________

80 - Angustia intensa ______________________

70 -Angustia moderada ______________________

60 - Angustia leve ______________________

50 – Estado neutro ______________________

40 - Relajación leve ______________________

30 - Relajación moderada ______________________

20 - Relajación intensa ______________________

10 - Relajación muy intensa ______________________

0 - Relajación total ______________________

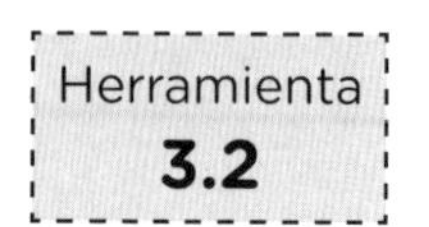

Cómo identificar el punto de ebullición y el de congelación

Una vez que el cliente ha rellenado la hoja de autoevaluación del termómetro de angustia, el siguiente paso es ayudarlo a determinar sus puntos de «ebullición» y de «congelación», que son los puntos en los que se siente abrumado y sin control de sí mismo. Las reacciones más comunes al alcanzar los puntos de ebullición y de congelación son disociación, aturdimiento, pérdida de control consciente, inhibición (que puede hacer que se niegue a hablar o decida terminar la sesión) o una agitación extrema. Muchos clientes describen sus puntos de ebullición y congelación como el punto en el que se pierden [de sí mismos] o pierden la cabeza.

Es muy importante que te des cuenta de cuáles son los puntos de ebullición y congelación de un cliente. Si empieza a hacer un ejercicio que le exija entrar en los detalles de un suceso traumático, es fundamental que sepas con antelación cuál es su punto de ebullición (es decir, de angustia insoportable) para evitar retraumatizarlo. Y conviene que sepas cuál es su punto de congelación cuando practiquéis los ejercicios de abajo arriba para desactivar la amígdala (que inducen a la relajación), ya que algunos clientes no se sienten a salvo cuando están demasiado relajados.

Para ayudarlo a identificar mejor sus puntos de congelación y ebullición, te recomiendo que le presentes los siguientes conceptos. Si lo deseas, puedes utilizar a modo de guion la información que acompaña a cada uno de ellos; puedes leérsela directamente:

1. Explícale lo que son los puntos de ebullición y congelación.
   Ahora, vamos a determinar dos elementos en este termómetro: tu punto de ebullición y tu punto de congelación. El punto de ebullición es el nivel en el que empiezas a sentirte fuera de control y abrumado por la angustia. Es

el punto en el que te sientes incapaz de dominar tu respuesta de estrés. El punto de ebullición de cada persona es diferente, como el del agua. El agua hierve a diferentes temperaturas dependiendo de factores como la altitud, y nuestros puntos de ebullición emocionales también varían dependiendo de diversos factores. Lo importante es que conozcas cuál es el tuyo: el grado de angustia en el que tu nivel de estrés se vuelve incontrolable. Además, vamos a determinar tu punto de congelación, si es que lo tienes. Este es el punto en el que la relajación te resulta tan incómoda que se vuelve estresante. Cuando esto ocurre, quizá te sientas inquieto o inseguro y notes que la angustia se dispara. No todo el mundo tiene un punto de congelación, pero si lo tienes, ¡es importante conocerlo!

2. Ayuda al cliente a determinar su punto de ebullición.
   Has escrito al lado del termómetro ejemplos de cosas que te provocan angustia. ¿En qué punto dirías que la angustia se vuelve incontrolable y te supera? Por ejemplo, en el nivel de 50 grados has escrito __________. Cuando te enfrentas a esto, ¿te sientes capaz de controlar la angustia, es decir, de calmarte con algún esfuerzo? ¿En qué punto del termómetro empieza a ser difícil de hacer?

3. Ayuda al cliente a determinar su punto de congelación.
   A medida que tu grado de angustia aumenta en el termómetro, la respuesta de relajación disminuye, y viceversa. El punto más bajo del termómetro, el 0, es un ejemplo de algo que te hace sentirte totalmente relajado. Algunas personas soportan estar en el nivel 0, les gusta la sensación. Y a la inversa: algunas personas pueden soportar estar en el nivel 100 sin «perder la cabeza». Ahora bien, hay quienes no se sienten a gusto estando demasiado relajados, y esa relajación total puede generar ansiedad o inseguridad. ¿Qué experimentas tú en estado de relajación? ¿Hay un punto en el que te sientas excesivamente relajado y te resulte incómodo? Si es así, ¿dónde situarías ese punto en el termómetro?

Hoja de trabajo

Tus puntos de ebullición y de congelación

Ahora que has terminado de rellenar la hoja de autoevaluación del termómetro de angustia, puede resultarte útil determinar tus puntos de ebullición y de congelación.

El punto de ebullición es el nivel en el que empiezas a perder el control de ti mismo y la angustia se apodera de ti. Es el nivel en el que te sientes incapaz de controlar tu reacción de estrés. El punto de ebullición de cada persona es diferente dependiendo de las condiciones. Al igual que el agua hierve a diferentes temperaturas dependiendo de factores como la altitud, el punto de ebullición emocional de un individuo también varía dependiendo de diversos factores.

Tu punto de congelación, por otro lado, es el punto en el que la sensación de relajación intensa puede resultarte muy incómoda. Hay personas a las que, de hecho, estar demasiado relajadas les genera estrés. Quizá no sea tu caso; no todo el mundo tiene un punto de congelación. Pero es importante saber si lo tienes.

Utilizando el termómetro, con la ayuda de tu terapeuta, intenta determinar tanto tu punto de ebullición como el de congelación. Familiarizarte con tu termómetro emocional te permitirá identificar mejor cuándo te sientes angustiado y hasta qué punto, y saber qué está en tu mano hacer en ese momento que te sirva de ayuda.

100 - Angustia insoportable ______________________

90 -Angustia aguda ______________________

80 - Angustia intensa ______________________

70 - Angustia moderada ______________________

60 - Angustia leve ______________________

50 – Estado neutro ______________________

40 - Relajación leve ______________________

30 - Relajación moderada ______________________

20 - Relajación intensa ______________________

10 - Relajación muy intensa ______________________

0 - Relajación total ______________________

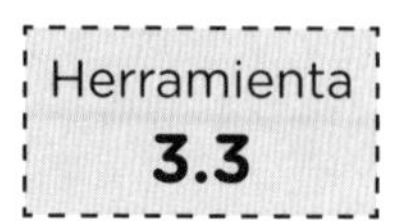
Herramienta 3.3

Cómo determinar los grados de libertad

Una vez que el cliente ha establecido su punto de ebullición y de congelación, determinar sus grados de libertad es bastante sencillo. El espacio comprendido entre el punto de congelación y el punto de ebullición son sus grados de libertad. Ese es el rango en el que podremos trabajar eficazmente con el cliente sin que se disocie ni se retraumatice. Uno de los objetivos del tratamiento del trauma es ayudar a los clientes a ampliar progresivamente esos grados de libertad para que puedan soportar y controlar una mayor diversidad de sentimientos, incluidos unos niveles más altos de angustia y relajación.

Es un punto de partida importante para el cliente comprender sus grados de libertad. Para ayudarlo a entender por qué ese rango de libertad constituye un elemento indispensable en la recuperación postraumática, te recomiendo que hagas lo siguiente:

1. Explícale el concepto de «grados de libertad» mientras revisas con él o con ella sus puntos de ebullición y congelación en la hoja de trabajo «Autoevaluación del termómetro de angustia».
   Situaste tu punto de ebullición aquí, a _____ grados (el número más alto que identificó), y tu punto de congelación (en caso de que lo tenga) está aquí, a _____ grados (el número más bajo que haya identificado). El espacio entre estos dos números, este rango, es a lo que llamamos «tus grados de libertad», que es el espacio en el que tienes control de ti mismo y eres capaz de lidiar con tus sentimientos y de estar presente. Este es el espacio en el que la mayoría de las personas se sienten seguras y protegidas. Nuestro objetivo en la terapia es trabajar dentro de él y ampliarlo gradualmente a lo largo del tiempo, de modo que vayan aumentando tus grados de libertad y tu capacidad para tolerar y controlar sentimientos más intensos, tanto de estrés como de relajación. ¿Tienes alguna pregunta en este momento? ¿Qué te parece si empezamos a trabajar desde aquí, desde este lugar en

el que te sientes seguro y protegido? (Para algunos clientes, puede ser un alivio saber que no vamos a presionarlos demasiado y demasiado rápido).

2. A continuación, explícale el concepto de pendulación y dosificación.

   Para expandir los grados de libertad, practicaremos técnicas que provoquen ligeras sensaciones de relajación o de estrés, según el caso. Pueden incluir ejercicios de mindfulness *o de relajación, o ejercicios dirigidos a estimular una determinada emoción, en los que, por ejemplo, te pediré que recuerdes un momento en el que sentiste esa emoción determinada (como ira o alegría). Cuando empieces a sentir la relajación o el estrés, dependiendo de cuál sea la experiencia que intentamos crear, trabajaré contigo para ayudarte a regular esa experiencia de manera que sientas que tienes más control sobre ella. Al ir avanzando en este tipo de ejercicios, consultaremos con frecuencia el termómetro de angustia para comprobar juntos repetidamente tu nivel de estrés o relajación en ese momento. Nuestro propósito es que domines las técnicas lo suficiente como para poder empezar a trabajar con pensamientos, recuerdos, emociones o sensaciones angustiosos de una manera que te resulte controlable, pero a la vez estimulante.*

Hoja de trabajo

Tus grados de libertad

Entre tu punto de ebullición y tu punto de congelación (si es que lo tienes) hay un espacio. A ese espacio lo llamamos «tus grados de libertad». Esos grados de libertad representan el espacio en el que te sientes en control de la situación, seguro, capaz de gestionar tus sentimientos y de mantenerte conectado con el momento presente. Uno de los objetivos de la terapia es trabajar dentro de este espacio y, con el tiempo, ir expandiéndolo poco a poco, de manera que se amplíen tus grados de libertad y también tu capacidad para tolerar y gestionar sentimientos más intensos, tanto de estrés como de relajación.

La forma de expandir los grados de libertad a lo largo del tiempo es practicando técnicas que generen ligeras sensaciones de relajación o de estrés. La intención no es abrumarte ni con la relajación ni con el estrés, sino facilitar que toleres esas sensaciones y que puedas entrar en ellas manteniendo en todo momento la confianza de que estás a salvo y en control de la situación.

Las técnicas que utilizará el terapeuta incluirán ejercicios de atención plena o de relajación, o ejercicios de inducción de emociones en los que se te pedirá que recuerdes un momento en el que sentiste una emoción concreta (como ira o alegría). Cuando empieces a sentirte relajado o estresado, el terapeuta trabajará contigo para ayudarte a regular esa experiencia de modo que te resulte más fácil de controlar.

Herramienta **3.4**

Cómo tomar la temperatura

A las personas traumatizadas puede resultarles difícil tener conciencia de sí mismas. Es posible que un cliente se sienta abrumado de repente sin haberse dado cuenta del inicio de la reacción. Por eso es importante que se mantenga dentro de sus grados de libertad mientras se practican las técnicas que provocan sentimientos de angustia o malestar. El problema es que a muchos clientes traumatizados les costará saber con certeza cuándo han traspasado los límites de sus grados de libertad, ya que el trauma les ha enseñado a enfocar su atención en el exterior y no en el interior. Para ayudarlos a controlar y regular sus niveles de angustia, es recomendable que «se tomen la temperatura» con frecuencia, es decir, que evalúen rápidamente su nivel de angustia mientras realizan las diversas técnicas.

Si, por ejemplo, se le pide a un cliente que haga un ejercicio de respiración diafragmática (una técnica sobre todo de abajo arriba), destinado a reducir la reacción de estrés, conviene que compruebe su nivel de malestar cada treinta segundos aproximadamente mientras se adapta a la técnica. Esto evitará que traspase su punto de congelación, a partir del cual la relajación se torna para él en una sensación de inseguridad. Aunque puede parecer excesivo que se tome la temperatura con esa frecuencia, ya que interfiere en la práctica, es fundamental que aprenda a monitorizar las experiencias y sensaciones internas indicadoras de angustia para evitar sentirse abrumado.

Aprender a monitorizar y gestionar la angustia es importante en todos los casos, pues a menudo los clientes traumatizados reaccionan sin darse cuenta, y no son capaces de controlar los pensamientos, sentimientos y sensaciones con que responden a los desencadenantes del trauma.

Tomarle la temperatura al cliente puede ser tan sencillo como pedirle que nos dé una puntuación en unidades subjetivas de angustia (comúnmente llamadas SUDS, *subjective units of distress score*), como se hace en el tratamiento tradicional de la ansiedad. Utilizando la misma escala que veíamos en el termómetro de angustia (del cero al cien), pregunta al cliente: «¿Qué temperatura tienes ahora?». Puede ser útil tener a mano la hoja de autoevaluación que rellenó para que la consulte mientras determina qué número o rango del termómetro le parece que representa mejor su grado actual de angustia.

Se recomienda indicarle que se tome la temperatura antes, después y varias veces durante una técnica de abajo arriba, de arriba abajo u horizontal. Esto te ayuda como terapeuta a saber que no alcanzará su punto de ebullición o de congelación, y al cliente le enseña a dirigir su atención hacia el interior para comprobar cómo se encuentra.

Si al tomarse la temperatura parece que el cliente esté acercándose a su punto de ebullición (su límite superior en el termómetro), lo mejor es reducir la angustia mediante una técnica de desactivación de la amígdala que atenúe la reacción de estrés. Si, por el contrario, parece estar acercándose a su punto de congelación (su límite inferior en el termómetro), es recomendable detener la técnica con que se esté atenuando la reacción de estrés o reducir su intensidad, a fin de frenar la activación de la respuesta parasimpática (de relajación).

Hoja de trabajo

Cómo tomarte la temperatura

Del mismo modo que, cuando hace un tiempo inclemente, ponerte la ropa adecuada te mantiene protegido y cómodo, permanecer dentro de tus grados de libertad te mantendrá protegido mientras practicas las técnicas durante la terapia. Para ello, tienes que saber cuándo un sentimiento empieza a desbordarte, lo cual puede ser difícil hasta que ya es demasiado tarde y se ha desatado la reacción. Para ayudarte a monitorizar y regular el nivel de angustia, tu terapeuta te animará con frecuencia a que «te tomes la temperatura»; es decir, te pedirá que identifiques tu nivel actual de angustia en el termómetro que rellenaste. La razón es que quiere asegurarse de que sigues dentro de tus grados de libertad. Aprender a monitorizar y gestionar la angustia es útil en la vida en general, ya que te dará más control sobre los pensamientos, sentimientos y sensaciones que te pueden provocar ciertas situaciones.

Tomarte la temperatura significa que tu terapeuta te pedirá que evalúes tu grado de angustia actual (normalmente mientras haces un ejercicio de terapia) en la escala del termómetro que va del cero al cien, en la que 0 significa ausencia de angustia y 100 representa la mayor angustia que puedas imaginar. Es probable que tu terapeuta te pida que te tomes la temperatura antes, después y durante los ejercicios de la sesión (de respiración profunda, por ejemplo, o mientras hablas de recuerdos angustiosos, etc.).

Si al tomarte la temperatura notas que te estás acercando a tu punto de ebullición (tu límite superior en el termómetro), lo mejor es que interrumpas la técnica que estabas practicando y rebajes tu angustia utilizando una técnica de reducción de la respuesta de estrés. Si, por el contrario, te parece que estás acercándote a tu punto de

congelación (tu límite inferior en el termómetro), es recomendable que detengas la técnica de atenuación de la respuesta de estrés o reduzcas su intensidad, para frenar la activación de la respuesta de relajación.

Herramienta 3.5

Localizar la angustia en el cuerpo

A los clientes traumatizados les puede resultar muy difícil reconocer los primeros indicios de malestar físico debido a que las experiencias traumáticas les hacen enfocar la atención en el exterior (por seguridad) y debido a que el trauma puede cambiar la relación de una persona con su cuerpo, especialmente si el suceso traumático está directamente relacionado con el cuerpo. Es posible que los individuos cuyo cuerpo está traumatizado se sientan desconectados de él, y que la idea de conectar con su cuerpo les provoque un sentimiento de inseguridad o angustia. Esto puede significar que no tienen una percepción consciente de lo que ocurre en su organismo, ni tampoco de las sensaciones o experiencias corporales indicadoras de angustia, como pueden ser un ritmo cardíaco acelerado, una respiración superficial, la sensación de mariposas en el estómago, etc.

Para curar el trauma, es importante que el cliente se reconecte con su cuerpo y aprenda a sentir, controlar y modificar sus experiencias internas. Esto es a lo que se llama tener una «sensación sentida», en el método de experiencia somática del doctor Peter Levine (Levine, 1997). Ser más consciente de sí mismo le ayuda a determinar, gestionar y reducir el impacto de los reactivadores del trauma. Para ayudarlo a reconectarse progresivamente con su cuerpo y a notar las indicaciones físicas de angustia, sigue las instrucciones de la hoja de trabajo «La angustia en tu cuerpo», en la página siguiente. Encontrarás, además, técnicas de conciencia sensorial que le ayudarán igualmente a reconectarse con el cuerpo entre las herramientas con base corporal que se presentan en el capítulo seis.

Hoja de trabajo

La angustia en tu cuerpo

Para notar la angustia en tu cuerpo, primero debes conectarte con él. Hazte las preguntas que propongo a continuación para conectar con las sensaciones superficiales e internas de tu cuerpo. Aunque es posible percibir en cualquier momento las sensaciones superficiales que se describen, te recomiendo que practiques estos ejercicios en momentos en los que no estés angustiado, para que puedas empezar a conectarte con tu cuerpo en su estado natural y tener una conciencia más extensa de las sensaciones corporales.

Sensaciones superficiales

- **Corriente de aire**: «¿Hay alguna parte de la superficie de mi cuerpo en la que sienta el aire?». Podría tratarse del viento mientras estás de pie en el exterior, o del aire que circula en algún sitio mientras estás sentado. Durante un momento, quédate quieto y mira a ver si notas alguna corriente de aire en la superficie de tu cuerpo.
- **Presión**: «¿Siento alguna presión en la superficie de mi cuerpo?». Empezando por la parte inferior del cuerpo, por los pies, vete escaneándolo hacia arriba, atento a si notas cualquier tipo de presión en alguna parte. Podrías notar, por ejemplo, presión en las piernas y en los glúteos si estás sentado.
- **Sensaciones**: «¿Percibo alguna sensación en la superficie de mi cuerpo?». Entre las sensaciones externas podrían estar el hormigueo, la picazón y muchas otras.
- **Temperatura**: «¿Siento la temperatura de mi cuerpo?». Empezando por la parte inferior del cuerpo, por los pies, vete explorando despacio hacia arriba, atento a la temperatura

de las distintas zonas corporales y observando sus diferencias (tal vez, por ejemplo, notes los pies más fríos que el abdomen).

Sensaciones internas

- **Corriente de aire:** «¿Siento cómo el aire entra en mi cuerpo por la nariz o por la boca?». En lugar de sentir el aire en la superficie de la piel, esta vez nota las sensaciones que produce el aire al entrar en tu cuerpo a través de la boca o de la nariz. Estate atento al lugar (en el interior de la boca o en la garganta) donde desaparece la sensación del aire, que fluye hacia los pulmones.
- **Sensaciones:** «¿Percibo alguna sensación en el interior de mi cuerpo?». Las sensaciones internas pueden incluir ruidos o «mariposas» en el estómago, palpitaciones en la cabeza, una sensación de borboteo (que puede indicar ansiedad) o los latidos del corazón.
- **Temperatura:** «¿Puedo percibir la temperatura interna de mi cuerpo?». Para percibir la temperatura interna, te recomiendo que enfoques la atención en la región del abdomen y en el interior de la boca, que explores despacio estas zonas y notes las sensaciones de calor que pueda haber.
- **Tensión:** «¿Detecto alguna tensión en los músculos?». Algunas zonas del cuerpo tienden a tensarse, como el cuello, la espalda y la mandíbula.

A continuación, con la atención enfocada en el cuerpo, comprueba si notas alguna de las siguientes sensaciones, para detectar indicios físicos de angustia. Si tu respuesta a algunas de las preguntas es afirmativa, es probable que estés experimentando angustia o ansiedad.

Preguntas sobre la angustia

1. ¿Siento presión en la cabeza?
2. ¿Siento que la cabeza me retumba?
3. ¿Siento como si tuviera una cinta prieta alrededor de la cabeza?
4. ¿Siento calor en la cabeza?
5. ¿Siento calor en la cara?
6. ¿Siento tensión en los músculos de alrededor de los ojos?
7. ¿Siento la mandíbula tensa, o comprimida, como si estuviera apretando los dientes?
8. ¿Me zumban los oídos?
9. ¿Me cuesta tragar?
10. ¿Noto el cuello rígido o dolorido?
11. ¿Noto los hombros rígidos o doloridos?
12. ¿Noto la espalda rígida o dolorida?
13. ¿Noto el pecho comprimido?
14. ¿Siento una presión en el pecho?
15. ¿Me late el corazón con fuerza o rapidez?
16. ¿Me cuesta inspirar profundamente en este momento?
17. ¿Tengo una respiración rápida y superficial?
18. ¿Siento un nudo en el estómago?
19. ¿Me duele el estómago?
20. ¿Siento como si se me hundiera el estómago?
21. ¿Noto las manos o los pies fríos?
22. ¿Noto que me tiemblan las manos o los pies?
23. ¿Siento un temblor en alguna parte del cuerpo?

Todos estos son ejemplos de manifestaciones físicas de angustia. Si experimentas algunas de ellas, puede significar que tu cuerpo ha entrado en una respuesta de estrés. Cuantas más de estas sensaciones experimentes, más alta será tu temperatura en el termómetro de angustia. Una forma de evaluar tu temperatura de angustia es observar el cuerpo y ver si experimentas estos síntomas.

Cuando te encuentres en estado de estrés, conviene que vuelvas a esta lista y compruebes cuáles de estas sensaciones experimentas en ese momento. Aunque pueden resultar muy incómodas y posiblemente sientas rechazo hacia ellas, ¡es importante que las admitas y las conozcas, para poder reconocerlas luego cuando surjan, y aprendas a manejarlas y a reducir su intensidad!

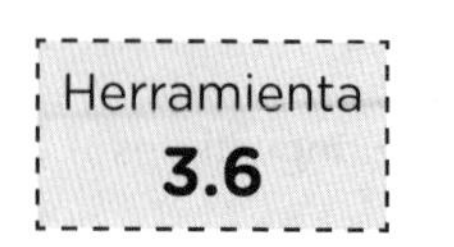

Percibir la angustia en la mente

Además de notar las sensaciones físicas que indican angustia, puede ser útil reconocer también los pensamientos que indican estrés. A menudo, los pensamientos que un cliente tiene en momentos de angustia contribuyen a empeorar su grado de ansiedad: esos pensamientos pueden ser resultado de la angustia tanto como su causa. Sin embargo, la mayoría de las veces a la persona le pasan desapercibidos, y no es consciente de hasta qué punto contribuyen a agravar su estado.

Ayudar al cliente a darse cuenta de algunos de los pensamientos más comunes que acompañan a la angustia lo anima a considerarlos de forma diferente: en lugar de sumarse a ellos y dar por hecho que esos pensamientos reflejan la realidad en ese momento, puede empezar a verlos simplemente como síntomas de angustia y como una señal de que debe ocuparse activamente de reducir la angustia con técnicas que activen la respuesta de relajación (el sistema nervioso parasimpático).

La siguiente hoja de trabajo ayudará a los clientes a ejercitar la capacidad de darse cuenta de los pensamientos comunes que experimentan mientras están angustiados o abrumados.

Hoja de trabajo

Tus pensamientos angustiosos

Al igual que la angustia se manifiesta en el cuerpo, se manifiesta también en la mente. Es lo más habitual que, cuando estamos angustiados, nuestra mente produzca pensamientos, aunque no seamos conscientes de ellos. Esos pensamientos suelen intensificar la angustia, ¡que a su vez puede producir pensamientos todavía más angustiosos! Como verás en esta hoja de trabajo, que tengas un pensamiento no significa que ese pensamiento sea un hecho o una verdad.

Imagina, por ejemplo, que tienes una amiga que sufre ataques de pánico. Cada vez que empieza a manifestar los síntomas físicos del pánico, como la aceleración del corazón y la opresión en el pecho, su mente interpreta lo que está ocurriendo en su cuerpo y podría decirle: «Dios mío, ¿qué está pasando? ¿Puedes respirar? ¡Qué miedo, no puedes respirar!». Naturalmente, cualquiera que crea que no puede respirar se va a *angustiar aún más*, así que, una vez que surge el pensamiento de que no puede respirar, la ansiedad se dispara sin límite.

A medida que el sentimiento de pánico se intensifica, los pensamientos se vuelven todavía más catastrofistas y empiezan a dar vueltas y vueltas descontrolados. Ahora, tu amiga ya no solo tiene pensamientos sobre la imposibilidad de respirar, sino que empieza a pensar que se está muriendo. Esto exacerba el pánico más allá de lo imaginable. Como es evidente, los pensamientos han influido sustancialmente en la angustia. Han sido tanto el resultado de la angustia como la causa de una angustia mayor. Puede ser un ciclo muy frustrante, del que ella ni siquiera es consciente.

Para evitar entrar en una espiral como esta, es importante que reconozcamos los pensamientos que suelen aparecer cuando nos angustiamos. Si aprendes a reconocerlos, podrás ver tus pensamientos simplemente por lo que son: indicaciones o señales que te advierten de la angustia, como cuando vas conduciendo y ves una luz amarilla intermitente que te indica que reduzcas la velocidad. Tomar conciencia de esos pensamientos te pone al volante, y te evita creerte de inmediato lo que te dicen o reaccionar a ellos con convicción. Para empezar a advertirlos, lee lo que sigue y trata de rellenar los espacios en blanco con tus propios pensamientos.

Mis pensamientos angustiosos sobre mí mismo: cuando me estreso o me siento abrumado, tiendo a pensar de mí lo siguiente:

1. ____
2. ____
3. ____

Entre los pensamientos más comunes que se suelen tener sobre uno mismo en momentos de angustia están:

1. Todo lo hago mal.
2. Nunca conseguiré lo que quiero.
3. ¡Soy un inepto!
4. ¿Cómo he podido creer que tenía alguna posibilidad?
5. Jamás voy a ser capaz de abrirme camino/de arreglar esto.

Mis pensamientos angustiosos sobre los demás: cuando me estreso o me siento abrumado, tiendo a pensar de los demás lo siguiente:

1. ____
2. ____
3. ____

Entre los pensamientos más comunes que se suelen tener sobre los demás en momentos de angustia están:

1. Le caigo mal.
2. He terminado para siempre con ella/él.
3. ¡Piensa que estoy loco/que soy un idiota/un incompetente!
4. Ojalá me dejara todo el mundo en paz.
5. No lo/la soporto.

Mis pensamientos angustiosos sobre las situaciones: cuando me estreso o me siento abrumado, tiendo a pensar lo siguiente sobre la situación en la que estoy:

1. ____
2. ____
3. ____

Entre los pensamientos más comunes que se suelen tener en los momentos de angustia sobre la situación en la que nos encontramos están:

1. No puedo con esta situación.
2. ¿Por qué me pasa esto a mí?
3. ¡Ojalá se acabara todo de una vez!
4. Quiero salir de aquí.
5. Esto es insoportable/espantoso.

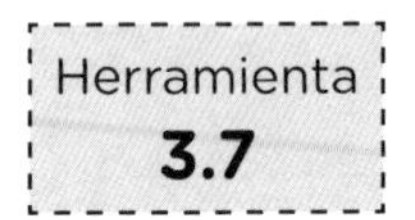

Estrategias de pendulación

Una vez que el cliente es capaz de determinar su punto de ebullición y de congelación, así como sus grados de libertad, y de reconocer los indicios que hacen cambiar la temperatura en su termómetro de angustia, está preparado para empezar a practicar la pendulación. Como se ha dicho anteriormente en este capítulo, la pendulación es la alternancia intencionada entre la regulación y la desregulación emocionales (o la desactivación y activación de la amígdala) a fin de que los clientes aprendan a regular sus emociones y a bajar su temperatura de angustia.

El modo de realizar la pendulación es induciendo determinadas emociones con ejercicios de arriba abajo en los que el terapeuta le pide al cliente que (1) recuerde algo ocurrido en el pasado que le provocó una emoción concreta (alegría, ira, etc.) o (2) imagine que ocurre algo que le provocaría esa misma emoción. A menudo, en la exposición imaginaria se les pide a los clientes que hagan lo segundo, con el fin de favorecer la desensibilización a situaciones que temen (mientras que las técnicas de procesamiento del trauma suelen optar por lo primero). La exposición imaginaria es solo uno de los modos de lograr la pendulación.

Dependiendo de si el objetivo es activar o desactivar la amígdala, el terapeuta decidirá si hacer pendular al cliente hacia la regulación o la desregulación. Pendular hacia la desregulación significa acercarse a su punto de ebullición o de congelación; en otras palabras, significa atreverse a traspasar los límites de su zona de confort.

Si un cliente se acerca demasiado a su punto de ebullición o de congelación, el terapeuta puede ayudarlo a retroceder un poco hacia el centro de sus grados de libertad y a regular de nuevo su temperatura. Cuatro emociones que pueden inducirse en los clientes para la pendulación son la ira, el miedo, el amor y la felicidad. En las siguientes hojas de trabajo se ofrecen ejemplos de cómo inducir cada una de estas emociones. Por otra parte, las técnicas que trabajan centrándose en el trauma, como las utilizadas en las terapias de exposición prolongada (EP), cognitivo conductual (TCC), de desensibilización y reprocesamiento por medio de los movimientos oculares (conocida por sus siglas en inglés, EMDR) o la de procesamiento cognitivo son métodos de pendulación de alto nivel que trabajan induciendo emociones en grado extremo. **Se recomienda, por tanto, que los clientes dominen las técnicas de pendulación de bajo nivel de angustia antes de trabajar con los métodos de terapia centrados en el trauma.**

Para integrar la dosificación y la pendulación, empieza por inducir emociones que tengan como objetivo aumentar o disminuir muy ligeramente la activación de la amígdala (es decir, de la angustia). En las prácticas que encontrarás en las siguientes hojas de trabajo, se recomienda empezar con una inducción de emociones que aumente la temperatura de la angustia a unos 35 grados. A medida que los clientes vayan siendo capaces de regular con confianza este nivel de angustia, puedes ir induciendo gradualmente una angustia más intensa (dosificándola) para que aprendan a regular niveles de angustia más altos con técnicas de arriba abajo.

Hoja de trabajo

Inducción a la ira

Para inducirte sentimientos de ira, sigue estas instrucciones, tratando de imaginar la situación de forma vívida y detallada:

1. Trae a la memoria un recuerdo de algo que haya sucedido recientemente y que pueda provocarte sentimientos moderados de ira si piensas en ello. El objetivo aquí es recordar un suceso que eleve la temperatura de la ira a aproximadamente 35 grados. Ten cuidado de no elegir un suceso demasiado perturbador, ya que podría actuar como detonante y llevarte más allá de tu punto de ebullición.

2. En una frase, resume la situación. Podrías decir, por ejemplo: «El momento en que, la semana pasada, me pusieron una multa por exceso de velocidad» o «Aquel empleado de atención al cliente que fue tan maleducado».

3. Di la frase en voz alta si estás en una sesión de terapia, para que el terapeuta pueda interactuar contigo y ayudarte a conectar con ese recuerdo.

4. Una vez identificado ese recuerdo que te induce una reacción moderada de ira, revívelo empezando por el principio. Identifica:
    a. Quién estaba allí.
    b. Dónde sucedió.
    c. Qué estaba ocurriendo.
    d. Y por qué estaba ocurriendo (si es posible).

5. A continuación, descríbele el recuerdo al terapeuta tal como recuerdas que se desarrolló, incluyendo todos los detalles posibles.

6. A medida que rememoras el recuerdo, tal vez el terapeuta lo comente contigo y te pida información adicional sobre lo sucedido. Mientras hablas con él sobre el recuerdo, incluye lo siguiente:
    a. Cómo te sentías en ese momento.
    b. En qué estabas pensando en ese momento.
    c. Cómo te sientes ahora al pensar en lo que ocurrió.
    d. Y qué piensas ahora al respecto.

7. Una vez que hayas conectado con el recuerdo, estate atento a cualquier sensación corporal que indique angustia (aceleración del ritmo cardíaco, respiración superficial, etc.) y házsela saber al terapeuta.

8. Después de que hayas identificado las sensaciones corporales de ira que notas al hablar del recuerdo, tómale la temperatura a tu ira actual.

9. Si tu ira está por debajo de los 25 grados, es posible que tengas que conectarte más estrechamente con el recuerdo o elegir otro que active sentimientos de ira más manifiestos. Si la angustia que te provoca la ira se acerca a tu punto de ebullición (o lo supera), empieza a desvincularte del recuerdo para reducir el nivel de angustia.

10. Una vez que tu nivel de ira esté por encima de 25 grados, pero dentro del espacio en que puedes controlarla, estás listo para practicar una técnica de abajo arriba y aprender a reducir la angustia que la ira te provoca.

11. Cuando tengas un poco de práctica con la pendulación, posiblemente seas capaz de ajustar la dosis de ira hasta que la angustia alcance una temperatura superior a 35 grados y de regularla para hacerla descender aplicando el mismo proceso.

Hoja de trabajo

Inducción al miedo

Para inducir sentimientos de miedo, sigue estas instrucciones, tratando de imaginar la situación de forma vívida y detallada:

1. Trae a la memoria un recuerdo de algo que haya sucedido recientemente capaz de provocarte sentimientos moderados de miedo si piensas en ello. El objetivo en este caso es recordar un suceso que eleve tu temperatura de miedo a aproximadamente 35 grados. Ten cuidado de no elegir un suceso demasiado aterrador, ya que podría actuar como detonante y hacerte superar tu punto de ebullición.

2. En una frase, resume la situación. Por ejemplo, podrías decir: «Aquella vez que vi una araña» o «Aquel momento, la semana pasada, en que estuve a punto de tener un accidente».

3. Di la frase en voz alta si estás en una sesión de terapia, para que el terapeuta pueda interactuar contigo y ayudarte a conectar con ese recuerdo.

4. Una vez identificado ese recuerdo que te induce miedo, revívelo empezando por el principio. Identifica:
    a. Quién estaba allí.
    b. Dónde sucedió.
    c. Qué estaba ocurriendo.
    d. Y por qué estaba ocurriendo (si es posible).

5. A continuación, descríbele el recuerdo al terapeuta tal como recuerdas que se desarrolló, incluyendo la mayor cantidad de detalles posible.

6. A medida que rememoras el recuerdo, tal vez el terapeuta lo comente contigo y te pida información adicional sobre lo sucedido. Mientras hablas con él sobre el recuerdo, incluye lo siguiente:
    a. Cómo te sentías en ese momento.
    b. En qué estabas pensando en ese momento.
    c. Cómo te sientes ahora al pensar en lo que ocurrió.
    d. Y qué piensas ahora al respecto.

7. Una vez que hayas conectado con el recuerdo, estate atento a cualquier sensación corporal indicadora de miedo (aceleración del ritmo cardíaco, respiración superficial, etc.) y házsela saber al terapeuta.

8. Después de que hayas identificado las sensaciones corporales de miedo que notas al hablar del recuerdo, tómale la temperatura a tu miedo actual. Si está por debajo de los 25 grados, es posible que tengas que conectarte más estrechamente con el recuerdo o elegir otro que active sentimientos de miedo más manifiestos. Si la angustia que te provoca el miedo se acerca a tu punto de ebullición (o lo supera), empieza a desvincularte del recuerdo para reducir el nivel de angustia.

9. Una vez que tu nivel de miedo esté por encima de los 25 grados, pero dentro del espacio en que puedes controlarlo, estás listo para practicar una técnica de abajo arriba y aprender a reducir la angustia que el miedo te provoca.

10. Cuando tengas un poco de práctica con la pendulación, posiblemente seas capaz de ajustar la dosis de miedo y elevar la angustia hasta una temperatura superior a 35 grados y de regularla para hacerla descender aplicando el mismo proceso.

Hoja de trabajo

Inducción al amor

Para inducirte sentimientos de amor, sigue estas instrucciones, tratando de imaginar a la persona o el animal de forma vívida y detallada:

1. Trae a la memoria la imagen de una persona o un animal que te despierte un sentimiento de amor. El objetivo en este caso es recordar a un ser cuyo recuerdo te baje la temperatura de angustia.

2. Nombra a la persona o al animal. Por ejemplo, puedes decir: «Mi hermana», o «Mi perro».

3. Di el nombre de la persona o el animal en voz alta si estás en una sesión de terapia, para que el terapeuta pueda interactuar contigo y te ayude a conectar con ese recuerdo.

4. Después de identificar a ese ser, piensa en él o en ella detenidamente, empezando por el principio. Luego:
   a. Di quién es.
   b. Descríbelo.
   c. Di lo que sientes por él o por ella.
   d. Di lo que más te gusta de él o de ella.

5. Una vez que hayas conectado con el pensamiento sobre esa persona o animal, nota cualquier sensación corporal que indique que tu angustia está disminuyendo (ritmo cardíaco más lento, respiración más profunda, etc.) y házsela saber al terapeuta.

6. Después de haber identificado las sensaciones que el amor te provoca en el cuerpo cuando hablas de ese ser, tómale la temperatura a tu angustia actual. Si supera los 25 grados, es posible que necesites conectarte más estrechamente con la imagen que has evocado, o elegir a otro ser al que ames, para activar los sentimientos de amor de manera más manifiesta.

Hoja de trabajo

Inducción a la felicidad

Para inducirte sentimientos de felicidad, sigue estas instrucciones, tratando de imaginar la situación de forma vívida y detallada...

1. Trae a la memoria un recuerdo que te despierte un sentimiento de felicidad. El objetivo ahora es recordar una situación cuyo recuerdo te baje la temperatura de angustia.

2. En una frase, resume la situación. Por ejemplo, podrías decir: «El día que me licencié» o «Mi fiesta de cumpleaños del año pasado».

3. Enuncia la frase en voz alta si estás en una sesión de terapia, para que el terapeuta pueda interactuar contigo y te ayude a conectarte con ese recuerdo.

4. Después de identificar el recuerdo que te produce felicidad, piensa en él detenidamente, empezando por el principio. Identifica:
    a. Quién estaba allí.
    b. Dónde estabas.
    c. Qué estaba ocurriendo.
    d. Y por qué estaba ocurriendo (si es posible).

5. A continuación, descríbele el recuerdo al terapeuta tal como recuerdas que se desarrolló, con el mayor detalle posible.

6. Mientras relatas el recuerdo, el terapeuta tal vez lo comente contigo y te pida información adicional sobre lo que sucedió. Al comentar el recuerdo, incluye lo siguiente:
   a. Cómo te sentías.
   b. En qué estabas pensando en ese momento.
   c. Cómo te sientes ahora al pensar en lo que ocurrió.
   d. Y qué piensas ahora al respecto.

7. Una vez que hayas conectado con el recuerdo, presta atención a cualquier sensación corporal que indique que tu angustia está disminuyendo (ritmo cardíaco más lento, respiración más profunda, etc.) y házsela saber al terapeuta.

8. Después de haber identificado las sensaciones que la felicidad te provoca en el cuerpo al relatar el recuerdo, tómale la temperatura a tu angustia actual. Si es superior a 25 grados, quizá necesites conectarte más estrechamente con el recuerdo, o elegir otro distinto, para activar los sentimientos de felicidad de manera más manifiesta.

Herramienta 3.8

Cómo integrar la pendulación y la dosificación en las técnicas «de abajo arriba»

El objetivo principal de las técnicas de abajo arriba es recorrer el cuerpo en sentido ascendente para modificar el funcionamiento del cerebro, especialmente el de las áreas subcorticales inferiores, y en particular el de la amígdala. Unas veces, el propósito de las técnicas de abajo arriba es activar o regular áreas concretas del cerebro (por ejemplo, la ínsula, para mejorar la capacidad de percibir las sensaciones internas). Otras, el propósito puede ser desactivar un área cerebral (por ejemplo, la amígdala, para calmar la respuesta de estrés) o reducir su actividad.

La mayoría de las veces, las técnicas de pendulación y dosificación que aumentan la angustia (por una inducción de la ira o el miedo, por ejemplo) se combinan con técnicas de arriba abajo dirigidas a reducir la angustia (la respuesta de estrés) y la actividad de la amígdala. Aunque de entrada parezca un contrasentido inducir la angustia con técnicas de pendulación cuando el objetivo final es reducirla, puede ser más eficaz, para que los clientes aprendan a regular las emociones, actuar de este modo que utilizar únicamente técnicas de abajo arriba.

En el contexto de una sesión de terapia, posiblemente el cliente se sienta más relajado de lo habitual. Aunque al tomarse la temperatura el termómetro indique un determinado grado de angustia, lo más probable es que estar en ese momento con un terapeuta comprensivo le dé seguridad y su nivel de angustia sea menor que en otras situaciones. Sin embargo, para que una técnica de abajo arriba surta efecto, puede ser conveniente que el cliente muestre un grado sustancial de angustia durante la sesión, ya que entonces podrá aprender a reducir la actividad de la amígdala no solo cuando es baja, sino también cuando es ligeramente elevada. Aprender a regular la amígdala en los momentos de gran angustia y reducir su activación no es fácil; es una habilidad que se tarda en desarrollar. Por eso puede ser inmensamente valioso que el terapeuta practique con el cliente cómo autorregularse en una situación real.

Para integrar la pendulación y la dosificación en las técnicas de abajo arriba, sigue las instrucciones de la hoja de trabajo «Cómo utilizar las técnicas "de abajo arriba" para controlar la angustia», en la página siguiente.

Hoja de trabajo

Cómo utilizar las técnicas «de abajo arriba» para controlar la angustia

Para integrar la pendulación y la dosificación en las técnicas de abajo arriba, sigue estas instrucciones:

1. Determina qué técnica (la respiración profunda, por ejemplo) vas a utilizar para autorregular o desactivar la amígdala a fin de reducir la angustia.

2. Tómate la temperatura y determina en el termómetro de angustia cuál es el nivel de tu angustia actual. Pregúntate:
    a. ¿Estoy en este momento dentro de mis grados de libertad?
    b. ¿Estoy ahora mismo cerca de mi punto de ebullición o de congelación?

3. Si ves que estás ya demasiado cerca de tu punto de ebullición, no practiques la pendulación en este momento, ya que inducir emociones negativas te empujaría probablemente más allá de ese punto.

4. Si ves que estás ya demasiado cerca de tu punto de congelación, no practiques ahora mismo una técnica de abajo arriba, ya que te empujaría probablemente por debajo de ese punto.

5. Si tu temperatura se encuentra dentro de tus grados de libertad, es decir, dentro del espacio en que te sientes seguro, es un buen momento para practicar la pendulación.

6. Para pendular, sigue las instrucciones de cómo inducir la ira o el miedo especificadas en las hojas de trabajo correspondientes: «Inducción al miedo» (página 101) e «Inducción a la ira» (página 98).

7. Cuando hayas llegado al nivel de angustia que te habías propuesto alcanzar, deja de pensar en el recuerdo que hayas utilizado para inducir esa emoción y empieza a concentrarte en la técnica de abajo arriba que hayas decidido practicar.

8. Mientras practicas la técnica de abajo arriba, es posible que tu terapeuta intervenga ocasionalmente y te pida que le tomes la temperatura a tu angustia, para asegurarse de que te mantienes dentro de tus grados de libertad o de que sigues estable aunque se superen esos límites.

9. Si estás practicando por tu cuenta la pendulación y las técnicas de abajo arriba, te recomiendo que programes un temporizador que suene aproximadamente cada minuto, y en ese momento le tomes rápidamente la temperatura a tu angustia para asegurarte de que sigue dentro de los límites manejables.

SEGUNDA PARTE

Herramientas «de abajo arriba»

4

Herramientas de respiración consciente

La respiración consciente suele ser una de las primeras prácticas que se enseñan a los clientes que sufren trastornos relacionados con el estrés. Sin embargo, no se les suele explicar la razón por la que estas técnicas son eficaces. La respiración consciente puede ser una poderosa herramienta para favorecer cambios tanto en el cerebro como en el resto del cuerpo, ya que es un método que actúa tanto de abajo arriba como de arriba abajo. Veamos con más detalle este importante recurso.

Los ejercicios de respiración consciente suelen incluir los dos elementos siguientes: (1) respiración diafragmática, poniendo especial atención en prolongar las espiraciones y (2) centrar la mente, ya sea contando las respiraciones o enfocando la atención en una imagen, en las sensaciones físicas del cuerpo o en un mantra (una palabra o afirmación) mientras se respira. A veces, los ejercicios de respiración consciente incluyen también retener la respiración durante unos segundos después de inspirar y de espirar por completo.

El componente de arriba abajo en la respiración consciente es este segundo elemento, en el que los clientes enfocan la atención en una sensación o imagen o en la repetición de una palabra. Este control cognitivo activa ciertas regiones corticales y modifica el cerebro de arriba abajo. El componente de abajo arriba en la respiración consciente es la activación del nervio vago, inducida al respirar profundamente con el diafragma (el primer elemento).

ACTIVACIÓN DEL NERVIO VAGO Y CONEXIÓN CEREBRO-CUERPO

La «conexión cerebro-cuerpo» y la «conexión mente-cuerpo» son conceptos empleados con frecuencia en la psicología clínica por una buena razón, y es que el cerebro y el resto del cuerpo están íntimamente conectados y se influyen mutuamente en sentido bidireccional. La conexión cerebro-cuerpo constituye el fundamento por el que las técnicas de respiración consciente se utilizan para invertir la respuesta de estrés y desactivar las áreas cerebrales subcorticales que participan en el estrés y la ansiedad, como la amígdala.

El nervio vago es una de las vías que conectan literal y físicamente el cerebro al resto del cuerpo. Es el décimo de los doce pares de nervios craneales y el nervio craneal más largo: baja desde la médula oblonga (en el área subcortical del cerebro) por la columna vertebral, donde se ramifica para rodear varios órganos internos de la zona abdominal. Al activarse, el nervio vago inicia en el cuerpo la respuesta de relajación (estimula el sistema nervioso parasimpático) y envía al cerebro el mensaje de que es momento de calmarse. El proceso suele durar menos de un minuto.

Aunque hay muchas maneras de activar el nervio vago, una forma fácil y sencilla de hacerlo es con la respiración diafragmática. Cuando un cliente respira profundamente con el diafragma, la pared diafragmática se expande hacia abajo al ir llenándose de aire. Cuando la pared diafragmática desciende, se produce una ligera compresión de los órganos internos, que al comprimirse presionan a su vez el nervio vago que los rodea, y lo activan. Es como pulsar un botón.

Al recibir la presión, el nervio vago se activa, y envía de vuelta al cerebro, por la columna vertebral, la señal de que se relaje. Por eso, para que los ejercicios de respiración induzcan la respuesta de relajación, es fundamental que el cliente sustituya la respiración superficial torácica por la respiración diafragmática.

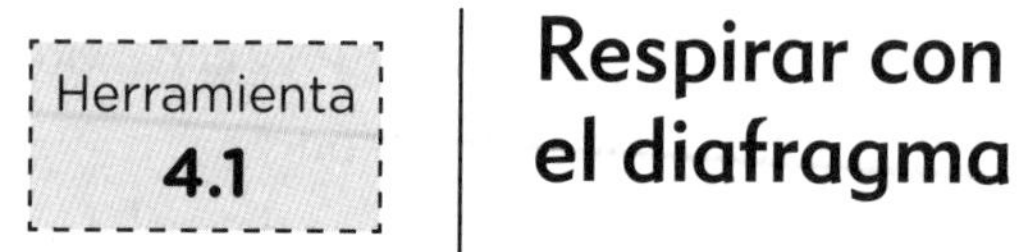

Herramienta 4.1

Respirar con el diafragma

Se ha convertido en un tópico decir: «¡Respira hondo!». Sin embargo, cuando las técnicas de respiración se practican correctamente, pueden ser verdaderamente eficaces. La razón de que la respiración diafragmática calme rápidamente la respuesta de estrés, y atenúe la activación de la amígdala, es que activa el nervio vago (en la siguiente hoja de trabajo encontrarás una representación de este nervio). Cuando se presiona el nervio vago, el sistema nervioso parasimpático se activa rápidamente, y puede revertir la respuesta de estrés y hacer que el individuo se sienta más tranquilo y con más control de sí mismo. Para asegurarte de que los clientes respiran con el diafragma, consulta las posturas recomendadas en la herramienta 4.3.

Hoja de trabajo

Cómo activar el nervio vago con la respiración

La respiración es un recurso muy eficaz que puede revertir la respuesta de estrés y activar la respuesta de relajación tanto en el cuerpo en general como en el cerebro en particular. Sin embargo, para lograr la respuesta de relajación por medio de la respiración, es fundamental que sea una respiración diafragmática (respirar profundamente con el diafragma) en lugar de la superficial respiración torácica. Esa respiración profunda reduce la respuesta de estrés y calma las áreas cerebrales que se encargan de estimular la vía del estrés, porque activa el nervio vago (que se muestra en la imagen). El nervio vago es el nervio craneal más largo, que baja desde el cerebro por la médula espinal y se ramifica para envolver varios órganos internos.

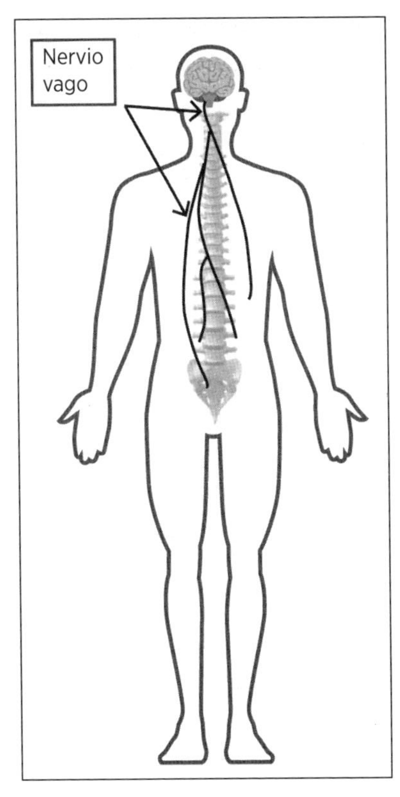

Cuando se activa el nervio vago, activa a su vez el sistema nervioso parasimpático, conocido como la respuesta de relajación, y atenúa las señales del cerebro que activan la respuesta de estrés y nos provocan nerviosismo, pánico o desasosiego. Pero para activar el nervio vago, debemos respirar con el diafragma. ¡Y esta es la razón!: cuando respiramos con el diafragma, este se expande. A medida que se llena de aire, la pared del diafragma se expande hacia abajo, hacia la zona del abdomen. Al seguir expandiéndose, empieza a comprimir los órganos internos que se encuentran debajo del diafragma y los presiona ligeramente.

Alrededor de estos órganos está el nervio vago, que al comprimirse los órganos, también se comprime. Cuando esto sucede, es como si pulsáramos el «botón de relajación». El efecto es que el nervio vago se activa, y envía de vuelta al cerebro, ascendiendo por la columna vertebral, la señal de que se relaje.

Este proceso es rapidísimo. ¡Dura solo unos cuarenta y cinco segundos! Ya hemos establecido en nuestro interior el mecanismo para inducir rápidamente la respuesta de relajación. ¡Es un auténtico regalo, al que a menudo no prestamos atención!

Herramienta 4.2

El cerebro bajo los efectos de la respiración consciente

Las técnicas de respiración consciente producen en el cerebro al menos **cuatro** cambios importantes que ayudan a los clientes a reducir y gestionar mejor los síntomas postraumáticos, entre ellos la alerta psicofisiológica y la reactividad, la recreación del trauma y las alteraciones negativas de la cognición y de los estados de ánimo.

1. **Centro del miedo (amígdala):** menor activación del centro cerebral del miedo. La desactivación de esta área ayuda a reducir la reactividad cuando surgen los desencadenantes del trauma. También reduce la respuesta de estrés (estimulación del sistema nervioso simpático) y da lugar a una disminución del estado de alerta y otros síntomas de reactividad, como la hipervigilancia, el estar siempre en guardia, etc.
2. **Centro de interocepción (ínsula):** menor reactividad descontrolada de la ínsula. En el TEPT, la ínsula suele estar desregulada. Cuando está hiperactivada, hay reactividad emocional y arrebatos (submodulación de las emociones); cuando está hipoactivada, hay disociación y embotamiento. Ambos extremos son comunes en el TEPT. Con una ínsula más regulada, la interocepción de los individuos mejora, y experimentan menos estallidos emocionales y síntomas disociativos (incluido el embotamiento).
3. **Centro del pensamiento (corteza prefrontal):** mayor activación del centro cerebral del pensamiento, incluidas las áreas que participan en la atención y la concentración, la conciencia de uno mismo (corteza prefrontal ventromedial) y de los demás (corteza prefrontal dorsolateral).
4. **Centro de autorregulación (cíngulo):** mayor activación del centro cerebral de autorregulación, que participa en la regulación de las emociones y el pensamiento así como en la capacidad para tomar decisiones.

Hoja de trabajo

Tu cerebro bajo los efectos de la respiración consciente

Las técnicas de respiración consciente producen en el cerebro **cuatro** cambios importantes y ventajosos:

1. **Una menor activación del centro cerebral del miedo (amígdala):**
   - Reduce la intensidad con que reaccionas a los desencadenantes del trauma.
   - Reduce la respuesta de estrés y aumenta la respuesta de relajación.
   - Relaja la hipervigilancia y la sensación de «estar siempre en guardia».

2. **Una menor reactividad descontrolada del centro cerebral de interocepción (ínsula):**
   - Reduce la intensidad con que reaccionas a los desencadenantes del trauma.
   - Disminuye la ira y otros estallidos emocionales.
   - Mitiga la disociación.
   - Reduce el embotamiento.

3. **Una mayor activación del centro cerebral del pensamiento (corteza prefrontal):**
   - Mejora la concentración y la atención.
   - Mejora la conciencia de ti mismo.
   - Mejora la conciencia y la «inteligencia» sociales.

4. **Una mayor activación del centro cerebral de autorregulación (cíngulo):**
   - Mejora la regulación de las emociones y la autorregulación.
   - Mejora la toma de decisiones.

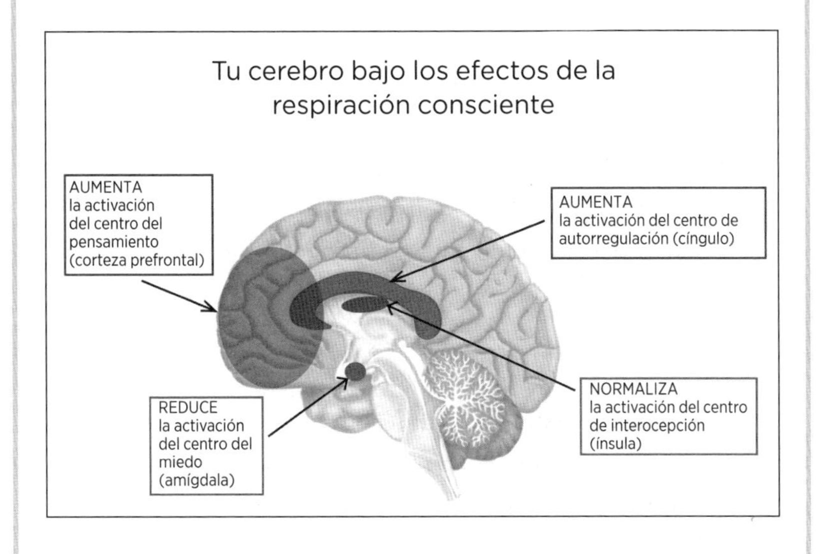

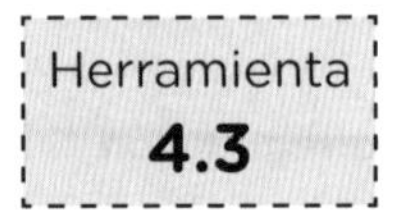

Respiración diafragmática

Síntomas que mejoran con la práctica

- Conciencia y regulación emocionales.
- Concentración y atención.
- Interocepción desregulada.
- Respuesta de estrés.
- Alerta psicofisiológica y otros síntomas de reactividad habituales en el trastorno por estrés postraumático (TEPT) según el DSM-5®.*

La respiración diafragmática, o abdominal, es un tipo de respiración profunda que se considera una alternativa saludable a la respiración torácica superficial, asociada generalmente con la ansiedad y las crisis de pánico. En la respiración diafragmática, respiramos con el diafragma, un músculo situado entre las cavidades torácica y abdominal, justo debajo de la caja torácica y encima del ombligo. La respiración diafragmática es una técnica de gestión de la ansiedad que, como han demostrado reiteradamente los estudios científicos, es capaz de inducir un estado de relajación y de reducir la activación del sistema nervioso autónomo.

* N. de la T.: *Diagnostic and Statistical Manual of Mental Disorders, Fifth Edition (DSM-5)* [Manual diagnóstico y estadístico de los trastornos mentales. Quinta edición]. *American Psychiatric Association.*

CONSEJOS PARA PRACTICAR LA RESPIRACIÓN DIAFRAGMÁTICA

- Indícale al cliente que respire con el diafragma y perciba la diferencia con la respiración torácica superficial.
- Se puede hacer este ejercicio de pie, tumbado o sentado.
- Si se siente cómodo cerrando los ojos durante esta práctica, es recomendable que lo haga. Si no es así, puede enfocar relajadamente la atención en un punto del suelo.
- Se recomienda practicar esta técnica durante aproximadamente cinco minutos numerosas veces a lo largo del día.

HALLAZGOS DESTACADOS DE LAS INVESTIGACIONES

- Reducción del estrés y la ansiedad (Fried, 1993; Rowe, 1999; Wehrenberg, 2008).
- Mejora de la calidad de vida (Hagman *et al.*, 2011).
- Disminución de la presión arterial y mejora de la autorregulación (Russell, 2014).
- Reducción de la inflamación (Rosas-Ballina *et al.*, 2011).

Hoja de trabajo

Respiración diafragmática

Adopta una postura

Para asegurarte de que estás respirando con el diafragma, y activando por tanto el nervio vago (que induce entonces la respuesta de relajación en el cerebro y en el resto del cuerpo), te recomiendo que adoptes una de estas posturas:

1. **Postura de los Z-boys:** sentado o tumbado, cruza las manos detrás de la cabeza, con los codos hacia los lados. Si estás sentado en una silla, inclínate ligeramente hacia atrás para expandir un poco la caja torácica. Ahora empieza a hacer respiraciones largas y profundas, llenando y vaciando por completo el abdomen con cada inspiración y espiración. Notarás que, con cada inspiración, la caja torácica se expande.
2. **Postura del tótem:** siéntate erguido en una silla. Endereza la espalda, baja un poco los hombros y échalos hacia atrás. Ahora coloca las manos debajo de los muslos, de modo que estés sentado encima de ellas. En esta posición empieza a hacer respiraciones largas, profundas, llenando y vaciando por completo el abdomen con cada inspiración y espiración. Mientras lo haces, notarás que te resulta difícil mover el pecho. Con cada inspiración sentirás como si estuvieras inflando un globo debajo del estómago.
3. **Postura de imposición de manos:** erguido en una silla o tumbado, colócate la mano izquierda en el pecho y la mano derecha en el estómago, justo por encima del ombligo. Empieza a hacer inspiraciones y espiraciones largas, profundas y lentas. Mientras respiras profundamente, intenta hacerlo de forma que la

mano izquierda permanezca quieta, y la mano derecha suba (se mueva hacia fuera) con cada inspiración y baje (se mueva hacia dentro) con cada espiración. Cuando veas que la mano derecha se mueve más que la izquierda, es señal de que estás respirando con el diafragma.

Instrucciones

Siéntate o túmbate en una posición cómoda.

Adopta una de las posturas anteriores para asegurarte de que estás respirando con el diafragma.

Empieza a inspirar lentamente por la nariz, dejando que el diafragma se llene de aire.

Espira por la nariz, dejando que el aire salga del diafragma lentamente. Si es posible, alarga la espiración de modo que sea más larga que la inspiración.

Atento a la sensación que produce en el cuerpo respirar de esta manera, continúa practicando la respiración diafragmática durante aproximadamente dos o tres minutos. Con la práctica, puedes ir aumentando el tiempo a cinco, o incluso diez minutos. Deberás practicar la respiración diafragmática metódicamente durante un período prolongado, aunque solo sea unos minutos cada vez, para que produzca cambios en el funcionamiento de tu cerebro.

Si durante la práctica comienzas a sentirte mareado, o empiezas a hiperventilar, detenla inmediatamente hasta que los síntomas desaparezcan. Cuando reanudes la práctica, intenta inspirar y espirar un poco menos profundamente, con un poco menos de fuerza, y ralentiza ligeramente el ritmo de la respiración.

Para terminar esta práctica, relaja las manos a los lados y haz dos respiraciones diafragmáticas profundas.

Herramienta 4.4

Respiración oceánica

Síntomas que mejoran con la práctica

- Conciencia y regulación emocionales.
- Concentración y atención.
- Interocepción desregulada.
- Respuesta de estrés.
- Alerta psicofisiológica y otros síntomas de reactividad habituales en el TEPT según el DSM-5®.

Cuando se practica la respiración diafragmática, a veces cuesta respirar con lentitud, alargar la respiración, debido a que nos quedamos sin aire demasiado rápido durante la espiración. Este problema tan común se puede resolver con la respiración oceánica, que ayuda a alargar las respiraciones e intensifica, por tanto, la respuesta de relajación. Se consigue mediante la constricción de la epiglotis, como se explica en la siguiente hoja de trabajo, «Respiración oceánica», en la página 130.

CONSEJOS PARA PRACTICAR LA RESPIRACIÓN OCEÁNICA

- Indícale al cliente que respire con el diafragma durante la práctica de la respiración oceánica.
- Si empieza a sentir vértigo o a marearse, indícale que detenga la respiración oceánica o que haga inspiraciones un poco menos profundas.
- Se puede hacer este ejercicio de pie, tumbado o sentado.

- Si se siente cómodo cerrando los ojos durante esta práctica, es recomendable que lo haga. Si no es así, puede enfocar relajadamente la atención en un punto del suelo.
- Se recomienda practicar esta técnica durante aproximadamente cinco minutos numerosas veces a lo largo del día.

HALLAZGOS DESTACADOS DE LAS INVESTIGACIONES

- Reducción del estrés y la ansiedad (Fried, 1993; Rowe, 1999; Wehrenberg, 2008).
- Mejora de la calidad de vida (Hagman *et al.*, 2011).
- Disminución de la presión arterial y mejora de la autorregulación (Russell, 2014).
- Reducción de la inflamación (Rosas-Ballina *et al.*, 2011).

Hoja de trabajo

Respiración oceánica

Adopta una postura cómoda, sentado, tumbado o de pie.

Si al practicar la respiración diafragmática tienes dificultad para respirar lentamente y te quedas sin aire demasiado pronto al espirar, prueba la respiración oceánica. Abre un poco la boca y empieza a hacer respiraciones largas, lentas y profundas por la boca.

Mientras inspiras por la boca, siente la parte posterior de la garganta, donde el aire frío entra en contacto con la garganta y la lengua. Ahora, contrae suavemente los músculos de la zona de la epiglotis elevando la parte posterior de la lengua y empujándola ligeramente hacia atrás.

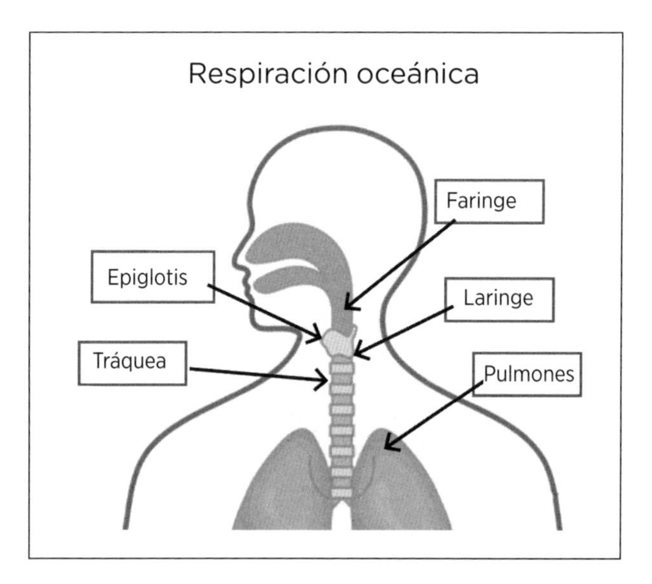

Cuando contraes estos músculos y espiras a continuación, el aire forma una especie de vaho al salir, como cuando echas el aliento sobre los cristales de las gafas para limpiarlas, y se empañan, o sobre un espejo. Notarás también un sonido al espirar, una especie de ruido blanco.

Ahora, con la epiglotis aún contraída mientras respiras con el diafragma, cierra suavemente la boca y, en vez de por la boca, respira solo por la nariz. Esto producirá un sonido similar al del océano (de ahí su nombre) ya que te ayuda a espirar más despacio.

Continúa practicando la respiración oceánica aproximadamente durante cinco minutos, atento a las sensaciones y al sonido que produce.

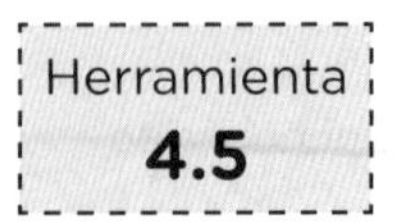

Respiración contando hasta cinco

Síntomas que mejoran con la práctica

- Conciencia y regulación emocionales.
- Concentración y atención.
- Interocepción desregulada.
- Intromisión de recuerdos perturbadores.
- Respuesta de estrés.
- Alerta psicofisiológica y otros síntomas de reactividad habituales en el TEPT según el DSM-5®.

Respirar «contando hasta cinco» es una técnica de respiración consciente en la que el cliente enfoca su atención en la respiración y cuenta hasta cinco mientras inspira, luego retiene el aire contando de nuevo hasta cinco y por último vuelve a contar hasta cinco mientras espira. Durante la secuencia, al tiempo que respira visualiza el cómputo como si formara el contorno de un triángulo invertido: al inspirar, visualiza una línea que asciende en diagonal hacia la izquierda; mientras retiene el aire, la visualiza doblando en horizontal de izquierda a derecha, y, finalmente, mientras espira, la visualiza descendiendo en diagonal hacia el punto en el que empezó la línea (como se muestra en la siguiente hoja de trabajo). Esta secuencia se repite durante varios minutos. La respiración contando hasta cinco debería practicarse en conjunción con la respiración diafragmática.

CONSEJOS PARA RESPIRAR CONTANDO HASTA CINCO

- Indícale al cliente que respire con el diafragma y perciba la diferencia con la respiración torácica superficial.

- Se puede hacer este ejercicio de pie, tumbado o sentado.
- Si se siente cómodo cerrando los ojos durante esta práctica, es recomendable que lo haga. Si no es así, puede enfocar relajadamente la atención en un punto del suelo.
- Se recomienda practicar esta técnica durante aproximadamente cinco minutos numerosas veces a lo largo del día.

HALLAZGOS DESTACADOS DE LAS INVESTIGACIONES

- Reducción del estrés y la ansiedad (Fried, 1993; Rowe, 1999; Wehrenberg, 2008).
- Mejora de la calidad de vida (Hagman *et al.*, 2011).
- Disminución de la presión arterial y mejora de la autorregulación (Russell, 2014).
- Reducción de la inflamación (Rosas-Ballina *et al.*, 2011).
- Puede reducir la intromisión de recuerdos perturbadores (Kemps, Tiggemann y Christianson, 2008).

Hoja de trabajo

Respiración contando hasta cinco

Adopta una postura cómoda, sentado, tumbado o de pie.

Empieza a practicar la respiración diafragmática, enfocando la atención en las sensaciones que produce la respiración. Si quieres estructurar la práctica y darle a la mente algo en lo que centrarse mientras respiras, te recomiendo que pruebes la respiración contando hasta cinco.

Empieza inspirando despacio, hasta que el abdomen se llene de aire, mientras cuentas hasta cinco.

A continuación, retén el aire mientras cuentas de nuevo hasta cinco al mismo ritmo que durante la inspiración.

Finalmente, empieza a espirar despacio y vuelve a contar hasta cinco mientras sale todo el aire.

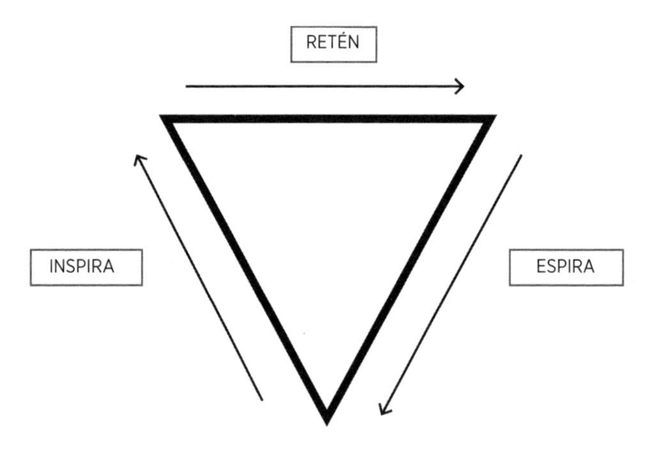

Ahora, mientras repites la secuencia, visualiza al mismo tiempo el cómputo como si formara el contorno de un triángulo invertido (como en la imagen).

Con cada inspiración, visualiza una línea que asciende en diagonal hacia la izquierda.
Mientras retienes el aire, visualízala doblando en horizontal de izquierda a derecha.
Al espirar, visualízala descendiendo en diagonal hacia la izquierda para conectarse con el principio de la línea en el punto del que partió.
Repite la secuencia durante cinco minutos aproximadamente, y cada vez que la mente divague vuelve a enfocarla en el cómputo.

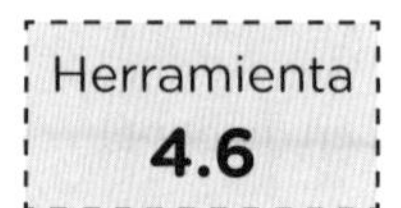

Respiración para equilibrar los hemisferios cerebrales

Síntomas que mejoran con la práctica

- Conciencia y regulación emocionales.
- Concentración y atención.
- Interocepción desregulada.
- Respuesta de estrés.
- Alerta psicofisiológica y otros síntomas de reactividad habituales en el TEPT según el DSM-5®.

Si te fijas, te darás cuenta de que una fosa nasal está siempre más constreñida que la otra, es decir, un poco más «congestionada», y la otra siempre un poco más abierta (Hasegwa y Kern, 1977). A lo largo del día, una y otra se van turnando y, si una fosa nasal está más abierta, la otra está más taponada. Esto tiene relación con la actividad cerebral. Por ejemplo, cuando la fosa nasal izquierda está abierta y es la dominante, el hemisferio cerebral opuesto (derecho) está más activo, y viceversa (Block, Arnott, Quigley y Lynch, 1989). Para equilibrar la activación de los dos hemisferios del cerebro, podemos alternar intencionadamente la respiración por cada fosa nasal, y activar así cada hemisferio y alternar la actividad hemisférica dominante.

CONSEJOS PARA EQUILIBRAR LOS HEMISFERIOS CEREBRALES CON LA RESPIRACIÓN

- Indícale al cliente que respire con el diafragma mientras practica esta técnica de respiración para equilibrar los hemisferios cerebrales.

- Se puede hacer este ejercicio de pie, tumbado o sentado.
- Si se siente cómodo cerrando los ojos durante esta práctica, es recomendable que lo haga. Si no es así, puede enfocar relajadamente la atención en un punto del suelo.
- Se recomienda practicar esta técnica durante aproximadamente cinco minutos numerosas veces a lo largo del día.

HALLAZGOS DESTACADOS DE LAS INVESTIGACIONES

- Aumenta la activación del sistema nervioso parasimpático (respuesta de relajación) (Upadhyay *et al.*, 2008).
- Mejora el equilibrio entre los dos hemisferios cerebrales (Stancak y Kuna, 1994).
- Mejora la concentración (Telles, Singh y Puthige, 2013).
- Reduce la inflamación (Rosas-Ballina *et al.*, 2011).

Hoja de trabajo

Respiración para equilibrar los hemisferios cerebrales

Siéntate en una postura cómoda.

Empieza a practicar la respiración diafragmática, prestando atención primero a las sensaciones que produce el aire al entrar y al salir. A continuación, comienza a aplicar la técnica de respiración de «contar hasta cinco», inspirando, reteniendo la respiración y espirando mientras cuentas hasta cinco en cada una de las fases. Repite lentamente la secuencia durante un par de respiraciones completas. Ahora, para equilibrar los hemisferios cerebrales, llévate la mano derecha a la cara después de inspirar y, mientras retienes la respiración contando hasta cinco, presiona ligeramente la fosa nasal derecha con el pulgar derecho, cerrando suavemente esa fosa nasal. Luego cuenta hasta cinco mientras espiras lentamente solo por la fosa nasal izquierda.

Alternancia de las fosas nasales al respirar

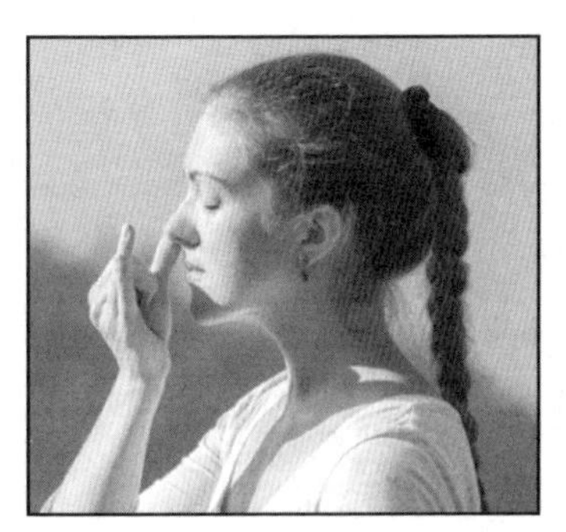

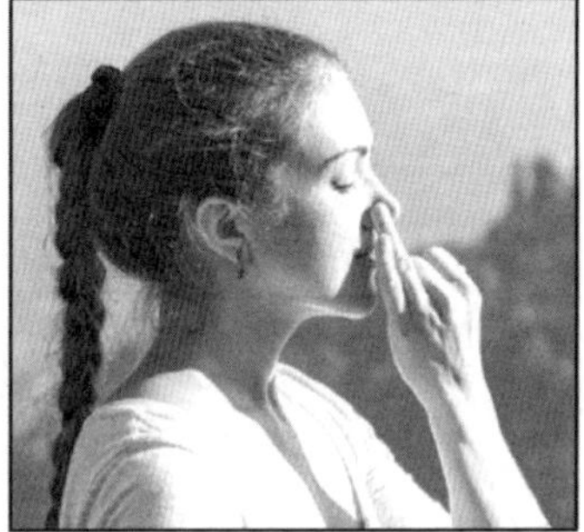

Con la fosa nasal derecha taponada aún con el pulgar derecho, empieza a inspirar por la fosa nasal izquierda contando hasta cinco. Al final de la inspiración, retén la respiración contando hasta cinco igual que antes.

Mientras retienes la respiración, retira el pulgar de la fosa nasal derecha y empieza a comprimir ligeramente la fosa nasal izquierda con el dedo anular derecho hasta taponarla. Espira por la fosa nasal derecha contando hasta cinco.

Con la fosa nasal izquierda aún taponada, empieza a inspirar por la fosa nasal derecha contando hasta cinco. Al final de la inspiración, retén la respiración contando hasta cinco igual que antes.

Una vez más, mientras retienes la respiración, alterna la constricción nasal, presionando ahora de nuevo la fosa nasal derecha y repitiendo la secuencia descrita anteriormente.

Repite la secuencia alternando entre las fosas nasales durante aproximadamente cinco minutos, y trae la mente de vuelta al cómputo de la secuencia cuando divague.

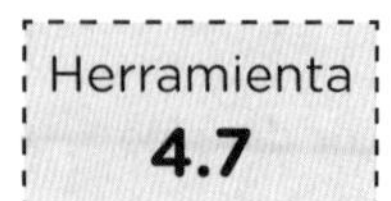

Respiración 5-5-8-2

Síntomas que mejoran con la práctica

- Conciencia y regulación emocionales.
- Concentración y atención.
- Interocepción desregulada.
- Respuesta de estrés.
- Alerta psicofisiológica y otros síntomas de reactividad habituales en el TEPT según el DSM-5®.

La técnica 5-5-8-2 es una forma de respiración consciente en la que el cliente enfoca la atención en la respiración y cuenta hasta cinco mientras inspira, luego retiene el aire contando de nuevo hasta cinco, espira lentamente mientras cuenta hasta ocho y por último retiene la respiración contando hasta dos. Esta secuencia se debe repetir varias veces durante unos minutos. La respiración 5-5-8-2 es como la respiración contando hasta cinco, solo que aquí la espiración es más prolongada y hay una breve retención de la respiración al terminar de espirar. Suele ser preferible que las espiraciones sean largas porque esto favorece una activación parasimpática (respuesta de relajación) más prolongada. Durante la inspiración, el sistema nervioso simpático se activa ligeramente; durante la espiración, se activa ligeramente el sistema nervioso parasimpático. Esta es la razón por la que algunas técnicas de respiración diafragmática recomiendan prolongar la espiración.

CONSEJOS PARA PRACTICAR LA RESPIRACIÓN 5-5-8-2

- Indícale al cliente que respire con el diafragma, en lugar de con la parte alta del tórax.
- Se puede hacer este ejercicio de pie, tumbado o sentado.
- Si se siente cómodo cerrando los ojos durante esta práctica, es recomendable que lo haga. Si no es así, puede enfocar cómodamente la atención en un punto del suelo.
- Se recomienda practicar esta técnica durante aproximadamente cinco minutos numerosas veces a lo largo del día.

HALLAZGOS DESTACADOS DE LAS INVESTIGACIONES

- Reducción del estrés y la ansiedad (Fried, 1993; Rowe, 1999; Wehrenberg, 2008).
- Mejora de la calidad de vida (Hagman *et al.*, 2011).
- Disminución de la presión arterial y mejora de la autorregulación (Russell, 2014).
- Reducción de la inflamación (Rosas-Ballina *et al.*, 2011).

Hoja de trabajo

Respiración 5-5-8-2

Dado que el sistema nervioso parasimpático se activa ligeramente durante la espiración, las técnicas de respiración diafragmática recomiendan hacer espiraciones más largas. Esta práctica te ayudará a habituarte a ellas.

Siéntate o túmbate en una posición cómoda.

Empieza a practicar la respiración diafragmática, enfocando la atención primero en las sensaciones que la respiración produce en tu cuerpo.

Para empezar la respiración 5-5-8-2, inspira lentamente contando hasta cinco.

A continuación, con el abdomen lleno de aire, retén la respiración mientras cuentas hasta cinco al mismo ritmo que antes.

Luego, empieza a espirar lentamente contando hasta ocho mientras el abdomen se vacía del todo.

Por último, retén la respiración contando hasta dos.

Repite esta secuencia durante aproximadamente cinco minutos, trayendo la mente de vuelta al cómputo de la secuencia cuando divague.

Herramienta 4.8

Respiración corporal

Síntomas que mejoran con la práctica

- Conciencia y regulación emocionales.
- Concentración y atención.
- Interocepción desregulada.
- Intromisión de recuerdos perturbadores.
- Respuesta de estrés.
- Alerta psicofisiológica y otros síntomas de reactividad habituales en el TEPT según el DSM-5®.

Esta técnica combina varios elementos que, juntos, pueden mejorar múltiples síntomas traumáticos. En primer lugar, la práctica de la respiración corporal añade un entrenamiento interoceptivo: el individuo aprende a sintonizar con las sensaciones del corazón y otras zonas del cuerpo, lo que le hace ser más consciente de sus estados internos. En segundo lugar, este ejercicio de respiración diafragmática incluye imágenes visuales, que activan el hemisferio derecho del cerebro. Esto es importante, ya que lo habitual es que las personas traumatizadas muestren una activación insuficiente del hemisferio derecho (y, como resultado, pueden perder el sentido de creatividad, experimentar crisis espirituales y sentirse abrumadas por la intromisión de pensamientos perturbadores producidos por el hemisferio izquierdo). Por último, esta técnica de respiración incluye la inducción de una emoción positiva (el amor) a fin de reducir los sentimientos de miedo asociados a la activación de la amígdala (centro cerebral del miedo).

CONSEJOS PARA PRACTICAR LA RESPIRACIÓN CORPORAL

- Indícale al cliente que respire con el diafragma durante la práctica de la respiración corporal, en vez de con la parte alta del tórax.
- Se puede hacer este ejercicio de pie, tumbado o sentado.
- Si se siente cómodo cerrando los ojos durante esta práctica, es recomendable que lo haga. Si no es así, puede enfocar relajadamente la atención en un punto del suelo.
- Se recomienda practicar esta técnica entre cinco y quince minutos al día.
- Durante la parte del ejercicio dedicada a la inducción de amor, en la que el cliente elige a una persona o animal en que enfocar la atención, es importante que escoja a alguien que le despierte un sentimiento de amor simple y puro. Procura evitar que elija, por ejemplo, a alguien que le provoque sentimientos encontrados, como amor e ira a la vez.

HALLAZGOS DESTACADOS DE LAS INVESTIGACIONES

- Reducción del estrés y la ansiedad (Fried, 1993; Rowe, 1999; Wehrenberg, 2008).
- Mejora de la calidad de vida (Hagman *et al.*, 2011).
- Disminución de la presión arterial y mejora de la autorregulación (Russell, 2014).
- Reducción de la inflamación (Rosas-Ballina *et al.*, 2011).
- Puede reducir la intromisión de recuerdos perturbadores (Kemps, Tiggemann y Christianson, 2008).

Hoja de trabajo

Guion para practicar la respiración corporal

Cierra con suavidad los ojos y enfoca tu atención en la respiración. Empieza a respirar con el diafragma. Ahora visualiza mentalmente tu corazón, tal como está en el pecho, y siente esa zona del cuerpo. Deja que se forme en el ojo de tu mente una imagen clara y detallada de tu corazón, y trata de centrar la atención en ella: date cuenta de su tamaño, forma, color y textura. En este ejercicio, tu corazón, y otras zonas del cuerpo, pueden tener el aspecto que desees. No tienen por qué ser imágenes «realistas».

Mientras visualizas tu corazón, imagina ahora que el aire que respiras fluye a través de él, de manera que, cuando inspiras, fluye a través del corazón en una dirección y, cuando espiras, fluye de vuelta a través del corazón en la dirección contraria. Puedes visualizar la respiración de color blanco o del color que prefieras.

Continúa respirando, inspirando y espirando hasta que el abdomen se llene de aire y luego se vacíe por completo, haciendo inspiraciones y espiraciones largas y profundas, y, mientras lo haces, ten presente la imagen de tu corazón y observa cómo fluye el aire a través de él cada vez que inspiras y espiras.

Mientras sigues respirando a través del corazón, trae a la mente la imagen de una persona o un animal que te despierte un intenso sentimiento de amor. Identifica a esa persona o animal por su nombre en tu mente, conecta mentalmente con él o con ella y permítete sentir el amor que le tienes. Conecta con ese amor.

Manteniendo la conexión con ese amor, deja que se disuelva suavemente la imagen de esa persona o animal y quédate con el amor que sientes por ella o por él. Imagina que ese amor es de un color, tal vez púrpura, o del color que te parezca apropiado.

Imagina que ese amor fluye a través del corazón junto con la respiración. Respiras a través de tu corazón y el amor fluye a través de él junto con la respiración. Visualiza ambos colores fluyendo juntos hacia arriba a través del corazón cada vez que inspiras, y hacia abajo a través de él cada vez que espiras. Continúa respirando amor a través del corazón durante unos instantes, visualizando en todo momento el corazón, la respiración y el sentimiento.

Ahora, aparta suavemente la atención del corazón y dirígela al cerebro, mientras visualizas tu cerebro dentro de la cabeza y sientes esa zona del cuerpo. Imagina que estás respirando amor y aire a través del cerebro, y ve de nuevo cómo los colores fluyen juntos hacia arriba a través de él con cada inspiración, y hacia abajo con cada espiración. Mantén esta visualización durante varias respiraciones.

Por último, desplaza tu atención hacia el estómago, visualízalo dentro del abdomen y siente esa área del cuerpo. Imagina que estás respirando amor y aire a través del estómago, y ve cómo los colores fluyen juntos hacia arriba a través del estómago con cada inspiración, y hacia abajo a través de él con cada espiración. Continúa esta visualización durante varias respiraciones.

Herramienta **4.9**

Respiración en movimiento

Síntomas que mejoran con la práctica

- Conciencia y regulación emocionales.
- Concentración y atención.
- Interocepción desregulada.
- Respuesta de estrés.
- Alerta psicofisiológica y síntomas de reactividad habituales en el TEPT según el DSM-5®.

La respiración en movimiento combina, como su nombre indica, el movimiento con la respiración diafragmática, con lo cual crea una experiencia calmante y energizante a la vez. Este método de respiración consciente suele ser el preferido de los niños, de los adolescentes y de los adultos de carácter hiperactivo o impulsivo, o con antecedentes de TDAH (trastorno de déficit de atención con hiperactividad), ya que no requiere que el cuerpo esté quieto como otras técnicas de respiración. Durante la respiración en movimiento, el cliente practica el movimiento físico y la respiración diafragmática, y lleva la cuenta de las respiraciones todo al mismo tiempo (encontrarás las instrucciones en la siguiente hoja de trabajo, «Respiración en movimiento»).

CONSEJOS PARA PRACTICAR LA RESPIRACIÓN EN MOVIMIENTO

- Indícale al cliente que respire con el diafragma durante la práctica, y no con la parte alta del tórax.

- Si es posible, pídele que se tumbe para hacer este ejercicio. Es preferible porque estar tumbado de espaldas el ejecutar esta técnica aumenta la movilidad de las costillas inferiores y evita que participen los músculos del cuello mientras se respira. Esto, a su vez, le sirve de entrenamiento para la respiración diafragmática (que requiere una buena movilidad de las costillas inferiores y una tensión mínima de los músculos del cuello).
- Si no es posible que esté tumbado, puede hacer la práctica de pie. La respiración en movimiento se ejecutará de forma ligeramente distinta dependiendo de la posición en que esté el cliente.
- A diferencia de lo que se recomienda en otros ejercicios de respiración, en este es aconsejable mantener los ojos abiertos y dirigir suavemente la mirada hacia arriba o hacia abajo según la postura.
- Es recomendable practicar esta técnica durante aproximadamente cinco minutos numerosas veces a lo largo del día.

HALLAZGOS DESTACADOS DE LAS INVESTIGACIONES

- Reducción del estrés y la ansiedad (Fried, 1993; Rowe, 1999; Wehrenberg, 2008).
- Mejora de la calidad de vida (Hagman *et al.*, 2011).
- Disminución de la presión arterial y mejora de la autorregulación (Russell, 2014).
- Reducción de la inflamación (Rosas-Ballina *et al.*, 2011).

Hoja de trabajo

Respiración en movimiento

Túmbate sobre una superficie cómoda, con la parte posterior de la cabeza apoyada sobre ella y los brazos descansando a los lados con la palma de las manos hacia arriba. Si es posible, coloca un almohadón debajo de las rodillas para eliminar la presión en la zona lumbar. Antes de empezar la práctica, dirige la mirada a un punto que esté directamente encima de tus ojos, en el techo, por ejemplo, durante el tiempo que dure el ejercicio.

Empieza a inspirar lentamente con el diafragma contando hasta cinco. Mientras inspiras, levanta lentamente los brazos hacia el cielo, o hacia el techo, con las palmas hacia arriba.

Ahora empieza a espirar lentamente, contando hasta ocho, mientras los brazos van descendiendo a los lados describiendo un gran círculo en el aire y luego rozando el suelo, hasta volver a situarse a los lados del cuerpo como estaban al principio.

Continúa esta secuencia de movimientos durante varias respiraciones.

Herramienta 4.10

Otras maneras de activar el nervio vago

Aunque la respiración es un medio rápido y eficaz para activar el nervio vago, hay muchas otras formas de hacerlo, y algunas de ellas son prácticas que la gente disfruta integrando en su vida. Estos métodos de activación del nervio vago, a los que no se suele conceder mucha atención, pueden practicarse de un modo informal, o formalmente como un hábito, para conseguir pequeñas activaciones parasimpáticas cuando lo necesitemos.

Hoja de trabajo

Maneras de activar el nervio vago

Aunque la respiración diafragmática es una de las maneras más rápidas y fáciles de activar el nervio vago, hay otras formas de hacerlo. He aquí cuatro de ellas:

Haciendo yoga. Empieza por sentarte en el suelo con la espalda recta y las piernas estiradas al frente. A continuación, flexiona suavemente las rodillas hacia el abdomen. A medida que se acerquen al abdomen, manteniendo la espalda recta, deja que las rodillas se vayan separando y apunten hacia fuera, hasta formar la postura de la mariposa, con los talones cerca de la pelvis. Ahora, lleva lentamente las manos hacia atrás para que te ayuden a ir tumbándote despacio bocarriba.

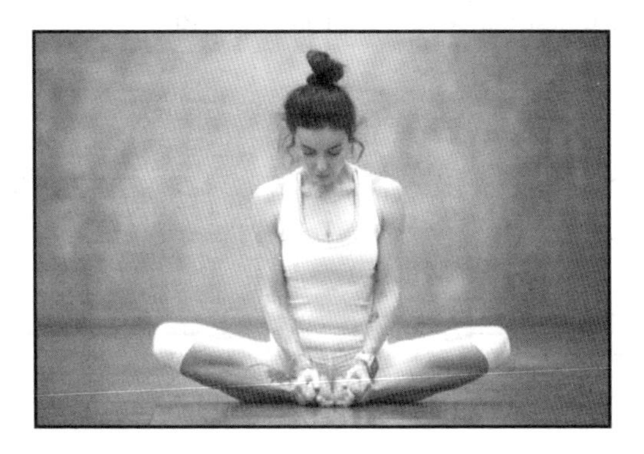

Si lo prefieres, en lugar de tumbarte en horizontal, puedes recostarte en posición inclinada sobre una almohada y descansar en ella la cabeza, el cuello y la espalda. Mientras te recuestas, enfoca la atención en relajar los hombros, dejándolos descender de modo que vayan alejándose de las orejas, y levanta lentamente los brazos por encima de la cabeza, échalos hacia atrás hasta tocar el suelo y déjalos descansar en esta posición. Por último, empieza a respirar profundamente con el diafragma, lo que activará el nervio vago.

Con una almohadilla ocular relajante. La almohadilla para los ojos presiona suavemente los globos oculares, y esta presión activa el reflejo oculocardíaco, regulado por los doce músculos oculares que juntos mantienen los globos oculares en su sitio. Cuando se aplica presión a estos músculos, se comunican con el nervio vago y le transmiten la señal para que active la respuesta de relajación (Barrett, 2013).

Una forma alternativa de activar el reflejo oculocardíaco es practicar la convergencia y la divergencia oculares. Esto se puede hacer sosteniendo un dedo en posición vertical delante de la nariz, enfocando los ojos en él (convergencia) y luego enfocándolos en el dedo mientras lo alejamos de la nariz (divergencia).

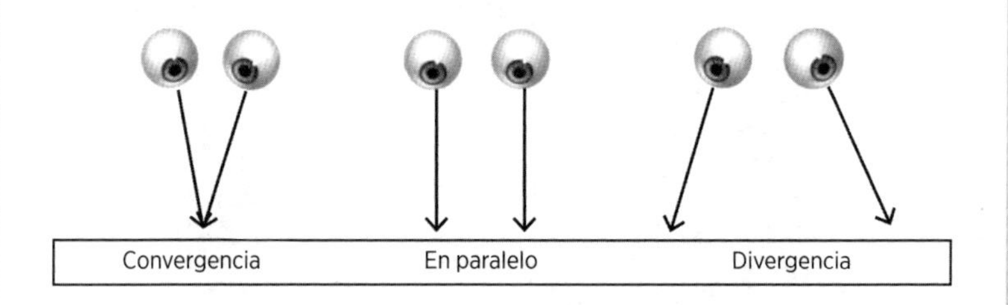

Cantando. Cantar activa el nervio vago, ya que tensa los músculos de la parte posterior de la garganta y pone en marcha la estimulación vagal. Además de cantar, tararear y entonar mantras también puede activar el nervio vago (Vickhoff *et al.*, 2013).

Rezando. La oración –incluido el rezo con un rosario– y otros tipos de meditación compasiva, como la meditación de amor incondicional, activan el nervio vago al aumentar la variabilidad de la frecuencia cardíaca (VFC), es decir, la longitud del intervalo entre dos latidos (Bernardi *et al.*, 2001). Al inspirar, el ritmo cardíaco se acelera un poco, mientras que al espirar se ralentiza. Esto significa que hay una variación de los intervalos de tiempo entre latidos. En general, una alta variabilidad de la frecuencia cardíaca va asociada con un bajo nivel de estrés y ansiedad, y a la inversa: una escasa variabilidad de la frecuencia cardíaca se considera indicio de un estrés elevado. Al rezar, la conexión con sentimientos de amor y gratitud hacia nosotros mismos, hacia los demás y hacia un poder superior puede activar la respuesta de relajación aumentando la VFC.

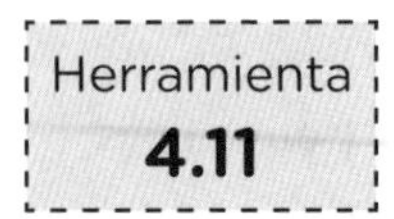

Respiración dinámica

Síntomas que mejoran con la práctica

- Concentración y atención.
- Energía.
- Respuesta de estrés.

La mayoría de las técnicas de respiración, incluidos los ejercicios de respiración diafragmática, tienen como objetivo reducir la respuesta de estrés, desactivar la amígdala y activar la respuesta de relajación lo más rápidamente posible. Sin embargo, la respiración puede utilizarse también para energizar y estimular. Las prácticas de respiración vigorosa y rápida, como la respiración dinámica (también llamada *Bhastrika* o respiración de fuelle), en realidad aumentan ligeramente la respuesta de estrés a corto plazo (como hace el ejercicio físico), pero pueden ser extremadamente beneficiosas porque mejoran la concentración, aumentan la energía y a largo plazo reducen el estrés y conducen a una mayor activación sostenida de la respuesta de relajación.

CONSEJOS PARA PRACTICAR LA RESPIRACIÓN DINÁMICA

- Pide a tus clientes que consulten con su médico antes de practicar la respiración dinámica, especialmente si sufren de alguna enfermedad o se trata de mujeres embarazadas.
- Esta técnica no es recomendable para las personas que padecen un trastorno de pánico.

- Si el cliente se marea mientras practica la respiración dinámica, indícale que ralentice o haga más profundas las respiraciones o que detenga el ejercicio.
- Este ejercicio puede practicarse de pie o sentado.
- Si el cliente lo prefiere, puede tener los ojos abiertos durante la práctica.
- Se recomienda practicar esta técnica de respiración en series de treinta respiraciones, varias veces al día.

HALLAZGOS DESTACADOS DE LAS INVESTIGACIONES

- Mejora la concentración (Shavanani y Udupa, 2003).
- Aumenta la energía (Veerabhadrappa *et al.*, 2011).
- Incrementa el consumo de oxígeno (Couser, Martínez y Celli, 1992).
- Reduce la respuesta al estrés (Veerabhadrappa *et al.*, 2011).

Hoja de trabajo

Respiración dinámica

Siéntate en una silla con la columna vertebral erguida o ponte de pie, para practicar este ejercicio.

Para empezar, manteniendo la espalda recta, dobla los codos y levanta las manos hasta la altura de los hombros, con los puños cerrados y mirando hacia delante (como muestra la imagen al pie de estas líneas). Inspira y espira lenta y profundamente una sola vez.

Cuando empieces a inspirar lentamente de nuevo, levanta los brazos por encima de la cabeza y extiende lentamente las manos, y termina la inspiración cuando los brazos estén completamente extendidos y las manos abiertas.

Ahora comienza a espirar lentamente, bajando los brazos a la posición original mientras espiras.

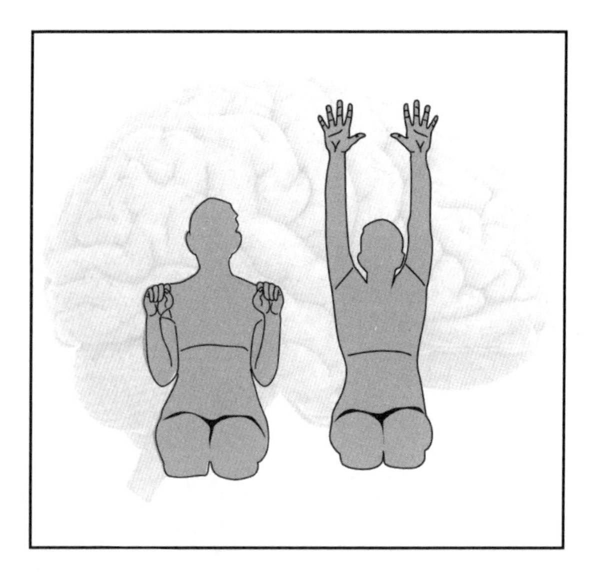

Repite esta secuencia un par de veces lentamente, inspirando mientras levantas los brazos y espirando mientras los bajas.

A continuación, empieza a respirar más deprisa y a subir y bajar los brazos también más rápido.

Continúa acelerando la respiración hasta que la inspiración no dure más de un segundo, lo mismo que la espiración.

Repite esta secuencia de movimientos durante treinta respiraciones varias veces al día.

5

Herramientas con base corporal

LA INTEROCEPCIÓN

La interocepción es la capacidad para «sentir dentro» del cuerpo y ser conscientes de los estados internos. Puede incluir la sensación de hambre, pero también la conciencia del estado interior que nos indica qué emociones sentimos en ese momento. Por ejemplo, es posible que el cliente note que el corazón le late más deprisa (gracias a la capacidad interoceptiva), lo que puede ser indicación de estrés o ansiedad. A medida que se afinan las capacidades de interocepción, los clientes son más capaces de percibir lo que ocurre dentro de su cuerpo, y eso les hace saber cómo se sienten, tanto física como emocionalmente. Sin capacidad de interocepción, es difícil identificar las emociones y aún más difícil regularlas.

EL CEREBRO BAJO LOS EFECTOS DE LA EXPOSICIÓN INTEROCEPTIVA

Las técnicas de exposición interoceptiva producen **cinco** cambios notables en el cerebro, y todos ellos ayudan a reducir y controlar los síntomas postraumáticos.

1. **Centro del miedo (amígdala):** reducen la activación del centro cerebral del miedo. La desactivación de esta zona atenúa la reactividad frente a los desencadenantes del trauma. También reducen la respuesta de estrés (activación del sistema nervioso simpático), que se traduce en una disminución de la alerta psicofísica y de síntomas de reactividad como la hipervigilancia, la sensación de estar siempre en guardia, etc.
2. **Centro de interocepción (ínsula):** normalizan la activación de la ínsula. En el TEPT la ínsula suele estar desregulada. Cuando está activada en exceso, hay reactividad emocional y arrebatos (modulación insuficiente de la emoción); cuando está poco activada, hay disociación y embotamiento. Ambos extremos son comunes en el TEPT. Una ínsula más regulada mejora la interocepción del individuo, que experimenta entonces menos estallidos emocionales y síntomas disociativos, incluido el embotamiento.
3. **Centro de la memoria (hipocampo):** aumentan la activación del centro cerebral de la memoria. Esta activación le recuerda al individuo que está a salvo en el momento presente, y contribuye a la extinción de las reacciones de miedo frente a los detonantes del trauma. Al sentirse el individuo más capaz de controlar los recuerdos negativos, posiblemente disminuya su tendencia a la evitación, habitual en el TEPT.
4. **Fortalecimiento de la conectividad:** se fortalecen las conexiones entre las áreas cerebrales responsables de la regulación de las emociones y del pensamiento (corteza prefrontal y corteza cingulada anterior) con el centro cerebral del miedo (amígdala), lo que facilita la regulación y el control de las emociones negativas. Esto se traduce además en una mayor capacidad para afrontar los recuerdos dolorosos y los detonantes del trauma sin sentirse abrumado.
5. **Conectividad debilitada:** se debilitan las conexiones bidireccionales entre la amígdala y la ínsula. Una fuerte interconexión de estas dos estructuras conduce a reacciones de miedo exageradas:

la ínsula hace una interpretación negativa de las sensaciones corporales y la amígdala detecta en ello una amenaza y da la señal de alarma. Por eso, cuando la conexión entre estas dos estructuras es demasiado íntima, el individuo suele sufrir fuertes crisis de ansiedad, o ansiedad crónica, incluso sin que exista un peligro real en el presente. Debilitar su capacidad de conexión reduce la alerta psicofisiológica y los síntomas de reactividad habituales en el TEPT.

Hoja de trabajo

¿Qué es la interocepción?

¿Has notado alguna vez que el corazón te latía más deprisa? ¿O un súbito calor en la cara?

Esta capacidad para percibir lo que ocurre dentro de ti y para ser consciente de tus estados internos se llama interocepción. Cuando afinas tu habilidad interoceptiva, ¡puedes percibir el interior de tu cuerpo y saber con más precisión cómo te sientes, tanto física como emocionalmente! La interocepción te permite detectar sensaciones como el hambre o el dolor, pero también los estados internos que nos dicen qué emociones estamos sintiendo en un momento dado. Cuanto más desarrollada esté la capacidad interoceptiva, más fácil resulta detectar y monitorizar los estados y sensaciones internos, que a su vez nos alertan de los primeros signos de las emociones, ya que todas las emociones se experimentan en el cuerpo (además de en la mente).

Cuando logramos percibir el interior de nuestro cuerpo y ser conscientes de cómo nos sentimos incluso a un nivel sutil, somos más capaces de intervenir a tiempo y controlar esas emociones. Los ejercicios de exposición interoceptiva nos ayudan a desarrollar la capacidad de percepción interna y a utilizar la información que obtenemos para regular las emociones antes de sentirnos desbordados.

Hoja de trabajo

Tu cerebro bajo los efectos de la exposición interoceptiva

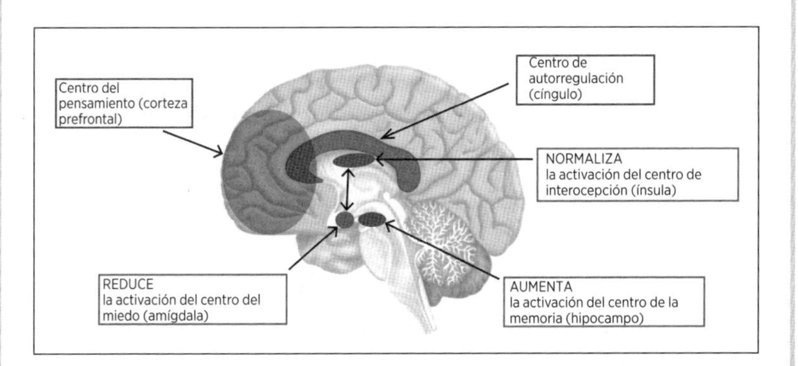

Las técnicas de exposición interoceptiva producen en el cerebro **cinco** cambios importantes:

1. **Una menor activación del centro cerebral del miedo (amígdala):**
   - Reduce la intensidad con que reaccionas a los desencadenantes del trauma.
   - Reduce la respuesta de estrés y aumenta la respuesta de relajación.
   - Relaja la hipervigilancia y la sensación de «estar siempre en guardia».

2. **Una menor reactividad descontrolada del centro cerebral de interocepción (ínsula):**
   - Reduce la intensidad con que reaccionas a los desencadenantes del trauma.
   - Disminuye la ira y otros estallidos emocionales.

- Mitiga la disociación.
- Reduce el embotamiento.

3. **Una mayor activación del centro cerebral de la memoria (hipocampo):**
    - Aumenta la sensación de seguridad.
    - Reduce el miedo, en especial frente a los desencadenantes del trauma.
    - Aumenta la capacidad para afrontar los recuerdos negativos.

4. **Una mayor conexión de los centros cerebrales de autorregulación (cíngulo) y del pensamiento (corteza prefrontal) con el centro cerebral del miedo (amígdala):**
    - Reduce la intensidad con que reaccionas a los desencadenantes del trauma.
    - Aumenta la capacidad para regular las emociones negativas.
    - Incrementa la capacidad para desactivar el centro cerebral del miedo.

5. **Una conexión más débil del centro cerebral del miedo (amígdala) con el centro de interocepción (ínsula):**
    - Reduce los sentimientos de miedo.
    - Disminuye la sensación de ansiedad crónica o de estar siempre en guardia.

Herramienta **5.1**

Anclarse en el presente

Síntomas que mejoran con la práctica

- Conciencia de las sensaciones físicas.
- Interocepción desregulada.
- Respuesta de estrés.
- Alerta psicofisiológica y reactividad, síntomas habituales en el TEPT según el DSM-5®.

El sentido del tacto es como un puente que conecta nuestro medioambiente interno con el mundo exterior. Las personas traumatizadas, que generalmente tienen dificultad para conectar con los estados y sensaciones internos, suelen ser en cambio extremadamente diestras en percibir y supervisar el mundo externo en el que viven. El ejercicio llamado anclarse en el presente utiliza esa conciencia del exterior tan desarrollada para que aprendan a conectar con su mundo interior y a tomar conciencia de las sensaciones físicas e internas. Los clientes empiezan por establecer contacto físico con superficies y objetos externos, y a darse cuenta de las sensaciones que ese contacto les produce en la piel, a fin de conectar así el mundo exterior con las sensaciones físicas internas. Esta técnica puede considerarse también un ejercicio de conexión a tierra.

CONSEJOS PARA ANCLARSE EN EL PRESENTE

- Teniendo en cuenta que los clientes pueden no reconocer de entrada los beneficios que obtendrán de esta práctica, es recomendable que como terapeuta les expliques los fundamentos de las técnicas de conciencia sensorial. Esto les ayudará a entender el propósito de las técnicas y su efecto fortalecedor del cerebro.

- Se recomienda que practiquen esta técnica durante unos diez minutos al día (en total).
- Sugiéreles que prueben a practicarla con diversas superficies y objetos de distinta temperatura, textura, color, tamaño y forma para que adquieran destreza en la conciencia sensorial.

HALLAZGOS DESTACADOS DE LAS INVESTIGACIONES

- Mejora del control cognitivo y la tolerancia al dolor (Gard *et al.*, 2012).
- Mejora de la atención y la concentración (Malinowski, 2013).

Hoja de trabajo

Cómo anclarte en el presente

Este ejercicio se puede practicar casi en cualquier sitio como una forma rápida y sencilla de aumentar la conciencia interna. Sigue estas instrucciones para aprender a anclarte en el presente:

1. Coloca la mano sobre una superficie. Puede ser una mesa, una silla, una parte de tu cuerpo (el brazo, por ejemplo) o cualquier otra superficie. Con la mano en contacto con esa superficie y los ojos abiertos, hazte las siguientes preguntas:
    a. ¿Esta superficie está fría, fresca, tibia o caliente?
    b. ¿Es una superficie dura o blanda?
    c. Si hago presión sobre esta superficie, ¿cede o se mueve?
    d. ¿De qué color es?
    e. ¿Qué aspecto tiene?
    f. Al mover la mano por encima, ¿qué sensación me produce su textura?

2. Retira la mano de esa superficie y ponla de inmediato sobre una distinta. Hazte las siguientes preguntas:
    a. ¿Me produce esta superficie una sensación diferente al tacto que la primera?
    b. ¿Está más fría o más caliente que la primera superficie?
    c. ¿Es más dura o más blanda que la primera?
    d. Si hago presión sobre esta superficie, ¿cede o se mueve?
    e. ¿De qué color es?
    f. ¿Qué aspecto tiene?

g. Cuando muevo la mano sobre esta superficie, ¿qué sensación me produce su textura? ¿Es una textura diferente a la de la superficie anterior?

3. Por último, retira la mano de esa superficie y colócala inmediatamente sobre una tercera superficie. Hazte las siguientes preguntas:
   a. ¿Me produce esta superficie una sensación diferente al tacto de la anterior?
   b. ¿Está más fría o más caliente que la última superficie?
   c. ¿Es más dura o más blanda que la anterior?
   d. Si hago presión sobre esta superficie, ¿cede o se mueve?
   e. ¿De qué color es?
   f. ¿Qué aspecto tiene?
   g. Cuando muevo la mano sobre esta superficie, ¿qué sensación me produce su textura? ¿Es una textura diferente de la superficie anterior?

4. Para terminar el ejercicio, repasa mentalmente las tres superficies, observando en qué se diferencian una de otra.

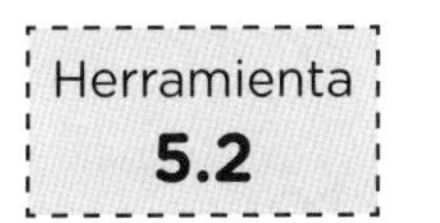

Otras maneras de anclarse en el presente

La herramienta 5.1 utilizaba el contacto con las superficies para ayudar a los clientes a pasar de una desarrollada conciencia externa a una mejor conciencia interna. Sin embargo, este es solo uno de los diversos tipos de ejercicios que pueden ayudarles a desarrollar una conciencia interna más precisa. Dependiendo de las necesidades en cada caso, se pueden incorporar ejercicios de conciencia sensorial que utilicen *cualquier* sentido corporal con este mismo objetivo. En la siguiente hoja de trabajo hay algunos ejemplos de cómo se puede mejorar la conciencia interna por medio de las experiencias sensoriales.

Hoja de trabajo

Otras maneras de anclarte en el presente

En la hoja de trabajo «Cómo anclarte en el presente» (página 167), la práctica consistía en establecer contacto con superficies externas y notar las sensaciones que te producía la conexión con cada una de ellas (es decir, en crear una conciencia sensorial) para desarrollar la conciencia interna. Además de esta, hay otras formas de aumentar la conciencia interna sirviéndonos del entorno. Al leer la lista que incluyo a continuación, fíjate en qué técnicas te atraen. Prueba todas las que quieras, con el propósito de expandir la conciencia de tu mundo interior:

- Fíjate en varios objetos de una misma categoría (por ejemplo, tazas, cuencos, libros, etc.) y nota sus diferencias.
- Conecta con tu sentido del olfato oliendo distintos perfumes, alimentos, velas aromáticas, tipos de incienso, etc., y nota sus diferencias.
- Conecta con distintas zonas de tu cuerpo y nota la diferencia entre ellas (por ejemplo, en qué se diferencia lo que sientes al conectar con el abdomen de lo que sientes al conectar con un pie).
- Desglosa algo que acostumbres a hacer a diario, como darte una ducha, en sus diversos componentes, y nota qué sensación te produce cada uno de ellos en la piel. La ducha, por ejemplo, puede desglosarse en los siguientes componentes:

» Sentir cómo el agua caliente golpea tu espalda (dos minutos).
» La sensación del champú en las manos (diez segundos).
» Las sensaciones al enjabonarte el pelo (treinta segundos).
» Las sensaciones al enjuagarlo, a medida que el agua va arrastrando el champú (treinta segundos).

Herramienta
5.3

Práctica de sensibilización sensorial

Síntomas que mejoran con la práctica

- Conciencia de las sensaciones físicas.
- Interocepción desregulada.
- Respuesta de estrés.
- Alerta psicofisiológica y síntomas de reactividad habituales en el TEPT según el DSM-5®.

El propósito de la práctica de sensibilización sensorial es que la exquisita conciencia del mundo exterior que suelen tener las personas traumatizadas les sirva de puente para aprender a conectar con su mundo interior, al observar las sensaciones internas que les provoca el contacto con el mundo exterior. Para ello, los clientes hacen un ejercicio de *mindfulness*, o atención plena, utilizando «objetos sensibilizadores».

Entendemos por objetos sensibilizadores aquellos que hacen participar a uno o más sentidos (tacto, olfato, vista, oído, gusto). En este tipo de ejercicio, se suelen utilizar objetos pequeños o superficies que inviten al tacto, como piedras, plastilina o monedas, y superficies como la tapa de una mesa, el lateral de un vaso, el brazo de una butaca o una alfombra.

CONSEJOS PARA LA PRÁCTICA DE LA SENSIBILIZACIÓN SENSORIAL

- Teniendo en cuenta que los clientes pueden no reconocer de entrada los beneficios que obtendrán de esta práctica, es recomendable que les expliques como terapeuta los fundamentos de las técnicas de conciencia sensorial. Esto les ayudará a entender el propósito de las técnicas y su efecto fortalecedor del cerebro.

- Si es posible, pídele al cliente que se siente erguido en una silla para hacer este ejercicio.
- Si se siente cómodo cerrando los ojos durante esta práctica, es recomendable que lo haga. Si no es así, pídele que durante el ejercicio enfoque con suavidad la mirada en el objeto que sostiene en la mano.
- Se recomienda que practique esta técnica durante unos diez minutos al día (en total).
- Prueba a hacer esta técnica con una diversidad de objetos de distinto peso, forma y textura para que el cliente afine su conciencia sensorial.

HALLAZGOS DESTACADOS DE LAS INVESTIGACIONES

- Mejora del control cognitivo y la tolerancia al dolor (Gard *et al.*, 2012).
- Mejora de la atención y la concentración (Malinowski, 2013).

Hoja de trabajo

Práctica de sensibilización sensorial

Antes de empezar esta práctica, elige un objeto pequeño que puedas sostener fácilmente con una mano. Lo llamaremos «objeto sensibilizador». Lo ideal es que sea un objeto complejo en algún sentido (con curvas o texturas variadas, por ejemplo) y ligero. Sigue estas instrucciones para hacer el ejercicio:

1. Empieza por tomar el objeto sensibilizador con los dedos de la mano derecha y colocártelo en la palma de la mano izquierda (que estará mirando hacia arriba). Con el objeto en la mano izquierda, cierra los ojos y empieza a palparlo.
2. Con los ojos cerrados, mueve el objeto sobre la palma de la mano izquierda, de modo que los dedos vayan tocándolo por todas partes.
3. Mientras conectas con el objeto, nota su forma. Quédate con esa percepción por un momento, concentrándote solo en la forma del objeto.
4. Ahora nota su tamaño. Quédate con esta percepción un momento, concentrándote solo en el tamaño del objeto.
5. A continuación, nota su peso. Quédate un momento con esta percepción, concentrándote solo en el peso del objeto.
6. Ahora nota su textura y cualquier variación de la textura al palpar las distintas partes del objeto.
7. Por último, aprieta el objeto con suavidad, y nota cualquier efecto que esa presión pueda tener en él (si, por ejemplo, se

comprime) o en tu mano (una sensación de presión adicional en los dedos y en la palma, por ejemplo).

8. A continuación, retira el objeto de la mano izquierda con los dedos de la mano derecha y ponlo donde quieras. Deja que la palma de la mano izquierda, ahora vacía, quede abierta hacia arriba y pon la mano derecha en la misma posición: vacía y abierta hacia arriba.
9. Ahora, con las dos palmas vacías vueltas hacia arriba, empieza a explorar mentalmente cada mano percibiendo cualquier sensación o actividad que haya en ellas.
10. Enfoca tu atención en la mano izquierda y nota cómo se siente sin el objeto. Podrías notar, por ejemplo, que todavía percibe un rastro del objeto y que te transmite una sensación diferente a la de la mano derecha (que no estaba sosteniendo el objeto). Observa cualquier diferencia de sensaciones entre una y otra mano.
11. Vuelve a colocarte el objeto en la mano izquierda y pálpalo de nuevo, prestando atención a las sensaciones que te produce y a su forma, peso, tamaño y textura. Mantén el objeto en la mano izquierda un momento.
12. Retíralo de nuevo con la otra mano y ponlo donde quieras. Extiende las dos manos con las palmas vacías hacia arriba y deja que tu conciencia se mueva de una palma a la otra, notando cualquier similitud o diferencia.
13. Ahora repite todos los pasos sosteniendo el objeto en la mano derecha.

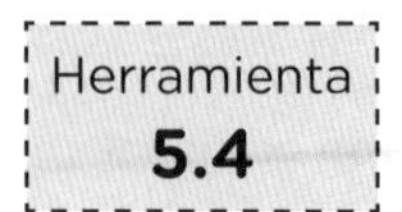

Conexión por medio de la respiración

Síntomas que mejoran con la práctica

- Conciencia emocional.
- Interocepción desregulada.
- Respuesta de estrés.
- Alerta psicofisiológica y reactividad, síntomas habituales en el TEPT según el DSM-5®.

Desarrollar la capacidad de interocepción, que le permite al individuo conectarse con sus sensaciones corporales internas en general, y con sus emociones en particular, es esencial para poder tratar el trauma. Sin embargo, las personas traumatizadas suelen tener dificultad para sentir lo que ocurre dentro de su cuerpo y tomar conciencia de las sensaciones internas. La conexión por medio de la respiración es una técnica de probada eficacia que las ayuda a crear una conciencia interoceptiva al conectar el movimiento y las sensaciones externos con las experiencias internas. Esta técnica, y la siguiente (descrita en la herramienta 5.5), facilitan que el cliente perciba las funciones corporales internas al tocar la superficie externa de distintas zonas de su cuerpo. Aquí, el cliente conecta con la respiración colocándose las manos en el abdomen, como se indica a continuación.

CONSEJOS PARA LA CONEXIÓN POR MEDIO DE LA RESPIRACIÓN

- Este ejercicio puede realizarse de pie, tumbado o sentado.
- Si el cliente se siente cómodo cerrando los ojos durante esta práctica, es recomendable que lo haga. Si no es así, puede buscar

un punto en el suelo (o en el techo, si está tumbado) en el que enfocar relajadamente la mirada.

- Se recomienda practicar esta técnica durante aproximadamente cinco o diez minutos.

HALLAZGOS DESTACADOS DE LAS INVESTIGACIONES

- Mejora de la autorregulación y la sensación de bienestar (Herbert y Pollatos, 2012; Gu y Fitzgerald, 2014).
- Mejora del equilibrio emocional (Seth, 2013).
- Mayor capacidad para estar en el presente y centrar la atención (Seth *et al.*, 2011).

Hoja de trabajo

Guion para conectar por medio de la respiración

Si es posible, haz el ejercicio sentado en una silla o tumbado. Empieza por cerrar los ojos, si te resulta cómodo, y centra tu atención en la respiración al tiempo que comienzas a respirar con el diafragma. Si prefieres tener los ojos abiertos, busca un punto en el suelo, o directamente encima de tus ojos, en el techo, por ejemplo, donde puedas enfocar relajadamente la mirada.

Ahora empieza a conectar más profundamente con la respiración colocándote ambas manos en la zona del abdomen y nota cómo el estómago se expande con cada inspiración y luego se hunde con cada espiración.

Mientras sientes cada respiración, manteniendo las manos en el abdomen, ve notando sus cualidades: ¿es rápida la respiración? ¿Es lenta? ¿Son profundas las inspiraciones? ¿Son superficiales? Sin cambiar el modo de respirar, observa las sensaciones que cada inspiración y espiración te producen dentro del cuerpo, dejando que las manos (aún apoyadas en el abdomen) te conecten más profundamente con tu respiración.

Dirige ahora la atención a tus manos y percibe lo que sienten estando apoyadas en el abdomen. Nota el movimiento ascendente y descendente de las manos, y el ritmo que se crea cuando la respiración y el abdomen se mueven de forma sincronizada.

A continuación, centra tu atención en las fosas nasales y nota la sensación que produce el aire fresco al entrar en la nariz con cada inspiración. Cuando el aire esté entrando en la nariz, fíjate en el punto en que parece desaparecer (tal vez en la parte posterior de la nariz) y dejas de sentirlo, porque se dirige a los pulmones.

Por último, mientras sigues respirando, abre relajadamente la boca e inspira y espira ahora por ella. Mientras lo haces, nota las sensaciones que produce el aire al entrar en contacto con los dientes y con la lengua, y percibe el punto en que parece desaparecer al entrar en la garganta.

Sigue conectando con la respiración desde el abdomen, la nariz y la boca, y cada vez que el aire entra y sale, siente la respiración, que hace fluir el aire sin esfuerzo por tu cuerpo, como un ancla que te mantiene presente y conectado a tierra. Date cuenta de que esta ancla está presente cada segundo, de que es un recurso que está siempre contigo cuando lo necesitas.

Continúa esta práctica entre cinco y diez minutos. Para terminar, baja las manos a los lados del cuerpo y respira profundamente con el diafragma.

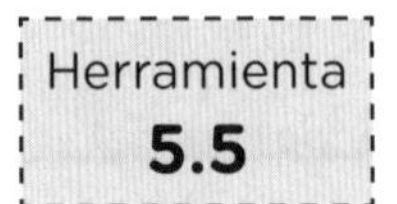

Conectar con el corazón

Síntomas que mejoran con la práctica

- Conciencia emocional.
- Interocepción desregulada.
- Respuesta de estrés.
- Alerta psicofisiológica y síntomas de reactividad habituales en el TEPT según el DSM-5®.

Se ha demostrado que el hecho de conectar con el corazón ayuda a las personas traumatizadas a desarrollar la conciencia interoceptiva al conectar el movimiento y las sensaciones externas con las experiencias internas. Esto se hace principalmente estableciendo conexión física con los latidos del corazón, usando las manos, como se indica en la siguiente hoja de trabajo.

CONSEJOS PARA CONECTAR CON EL CORAZÓN

- Este ejercicio puede hacerse de pie, tumbado o sentado.
- Si el cliente se siente cómodo cerrando los ojos durante esta práctica, es recomendable que lo haga. Si no es así, puede buscar un punto en el suelo (o en el techo, si está tumbado) en el que enfocar su mirada relajadamente.
- Se recomienda practicar esta técnica durante aproximadamente diez minutos.

HALLAZGOS DESTACADOS DE LAS INVESTIGACIONES

- Mejora de la autorregulación y la sensación de bienestar (Herbert y Pollatos, 2012; Gu y Fitzgerald, 2014).
- Mejora del equilibrio emocional (Seth, 2013).
- Mayor capacidad para estar en el presente y centrar la atención (Seth *et al.*, 2011).

Hoja de trabajo

Guion para conectar con el corazón

Cierra con suavidad los ojos y enfoca tu atención en la respiración, y empieza a respirar con el diafragma.

Ahora, con los ojos cerrados, traslada tu atención al corazón, establece conexión con él y nota cualquier sensación que experimentes en esa área.

Para conectar más intensamente con el corazón, rodea la muñeca izquierda por encima con la mano derecha, presiona relajadamente los dedos de la mano derecha sobre el interior de la muñeca izquierda y localiza el pulso. Cuando lo percibas, imagina que el latido que sientes se produce tanto en tu muñeca, donde puedes sentirlo con los dedos, como dentro del pecho, donde está tu corazón. Sigue conectando con el pulso durante unos instantes, visualizándolo tanto en la muñeca como en el corazón.

Por último, vas a integrar la respiración, el pulso y el corazón. Para ello, sigue conectado con el latido del corazón presionando con los dedos de la mano derecha el interior de la muñeca izquierda. A continuación, empieza a inspirar lentamente durante diez latidos. Después, espira lentamente durante otros diez latidos. Quizá al inspirar notes que los latidos son ligeramente más rápidos que al espirar.

Sigue inspirando y espirando mientras cuentas diez latidos en cada inspiración y cada espiración. Para conectar al mismo tiempo con la respiración físicamente, manteniendo los dedos de la mano derecha en la muñeca izquierda, lleva la mano izquierda hacia la zona abdominal y deja que el dedo meñique izquierdo se apoye en el abdomen. Esto te permite conectarte físicamente con el movimiento de la respiración en el abdomen a la vez que sigues conectado físicamente con los latidos de tu corazón.

Quédate así durante unos instantes, totalmente conectado con la respiración y con el latido del corazón.

Para terminar esta práctica, descansa las manos a los lados del cuerpo y haz dos respiraciones profundas con el diafragma.

Herramienta 5.6

Encuentra tu centro

Síntomas que mejoran con la práctica

- Conciencia emocional.
- Interocepción desregulada.
- Propiocepción.

En la práctica propioceptiva, los principales objetivos son que los clientes mejoren su sentido del equilibrio y que tomen conciencia de la posición de su cuerpo en relación con el entorno. La conciencia corporal es un elemento esencial en el tratamiento del trauma, como se ha explicado en las herramientas anteriores; sin embargo, la propiocepción es una capacidad que a muchos clientes traumatizados les cuesta desarrollar. Encuentra tu centro es una técnica que puede ayudar a los individuos traumatizados a desarrollar el sentido de propiocepción, desequilibrando ligeramente el cuerpo al principio y reequilibrándolo después, para que encuentren su centro.

Es habitual en una práctica formal de *mindfulness* oír la indicación «ahora encuentra tu centro», pero tal vez a algunos practicantes les resulte difícil entender lo que eso significa. En la técnica que nos ocupa, el centro del cliente se define como la posición física de su cuerpo en la que se siente más estable y equilibrado. Definir ese centro de una manera más concreta les será muy útil a aquellos que tengan dificultad para conectar con su cuerpo y que quizá de entrada no entiendan el concepto abstracto de centrarse.

CONSEJOS PARA ENCONTRAR EL CENTRO

- Indícale al cliente que haga este ejercicio de pie, o mientras se sienta lentamente en una silla.
- Se recomienda mantener los ojos abiertos durante esta práctica.
- Se recomienda practicar esta técnica durante aproximadamente tres minutos.

HALLAZGOS DESTACADOS DE LAS INVESTIGACIONES

- Mejora la percepción de uno mismo (Damasio, 2003).
- Mejora el equilibrio emocional (Seth, 2013).

Hoja de trabajo

Encuentra tu centro

Los breves ejercicios que se describen a continuación pueden utilizarse para desarrollar la propiocepción (el sentido que nos dice cuál es la posición del cuerpo en relación con el entorno), lo cual te ayudará a encontrar tu centro.

Balancéate: de pie, separa los pies de modo que queden aproximadamente en línea con las caderas. Mantén la columna vertebral erguida y el cuello estirado, y mira al frente y un poco hacia abajo. A continuación, hazte perder ligeramente el equilibrio balanceándote con suavidad hacia delante y hacia atrás. Balancéate durante unos diez segundos y luego encuentra tu centro, entendido como el punto en el que te sientes más equilibrado y estable. Lo reconocerás cuando lo encuentres.

Oscila: en posición de pie, separa los pies de modo que queden aproximadamente en línea con las caderas. Mantén la columna vertebral erguida y el cuello estirado, y mira al frente y un poco hacia abajo. A continuación, hazte perder ligeramente el equilibrio oscilando con suavidad hacia un lado y hacia el otro. Continúa oscilando durante unos diez segundos y luego encuentra tu centro, entendido como el punto en el que te sientes más equilibrado y estable.

Siéntate: ponte delante de una silla y agáchate lentamente para sentarte en ella. Siéntate despacio y balancea un poco el torso adelante y atrás hasta localizar tu centro estando sentado en la silla. Como antes, el centro es el punto en el que te sientes más equilibrado y estable. Después de encontrar tu centro en esa silla, repite el ejercicio con todas las sillas de la casa, con el sofá y con la cama, y encuentra tu centro sentado en cada uno de ellos, notando cómo la sensación de centro varía un poco de un asiento a otro.

Herramienta 5.7

Escaneo en busca de fuerza

Síntomas que mejoran con la práctica

- Respuesta de estrés.
- Síntomas de evitación habituales en el TEPT según el DSM-5®.
- Alerta psicofisiológica y reactividad habituales en el TEPT según el DSM-5®.

Esta técnica consiste en un escaneo corporal que nos ayuda a conectar con el cuerpo y a localizar las zonas que contienen fuerza. Cuando una persona puede identificar su propia fuerza y conectarse con ella, cuenta con un recurso muy valioso que podrá utilizar en momentos emocionales difíciles. En este ejercicio, el cliente centra la atención en diferentes partes de su cuerpo, de una en una. Tal y como indica Kabat-Zinn (1990, p. 89), el individuo debe «mantener una conciencia atenta en todo momento y ser desapegado testigo de su respiración y de su cuerpo, zona por zona, mientras lo escanea desde los pies hasta la cúspide de la cabeza».

El propósito de la exploración del cuerpo es enseñar a los clientes a percibir y experimentar plenamente cualquier sensación –ya sea neutra, dolorosa o agradable– que se produzca en su cuerpo sin juzgarla. Además, con el tiempo aprenderán no solo a percibir las sensaciones corporales sin juzgarlas, sino también a darse cuenta de los pensamientos y emociones que las acompañan y a aceptarlos (Teasdale *et al.*, 2000). Con esta percepción consciente y objetiva, resulta más fácil apartar la atención de los pensamientos desfavorables u obstaculizadores y mantener la conexión con las zonas del cuerpo que son reservas de fuerza.

Por último, el escaneo en busca de fuerza ayuda a los participantes a regular las sensaciones físicas y las emociones, lo que puede reducir la sensación de embotamiento emocional o la disociación habituales en el TEPT.

CONSEJOS PARA ESCANEAR EL CUERPO EN BUSCA DE FUERZA

- El cliente debería tardar en completar el ejercicio entre diez y quince minutos.
- Si es posible, debería hacerlo sentado en una silla o tumbado.
- Si la persona se siente cómoda cerrando los ojos durante esta práctica, es recomendable que lo haga. Si no es así, puede buscar un punto en el suelo (o en el techo si está tumbada) en el que centrar relajadamente sus ojos.
- Una forma alternativa de practicar esta técnica es pidiéndole que imagine que, al inspirar, llena de aire cada zona del cuerpo. Por ejemplo, mientras enfoca la atención en las sensaciones de los pies, puede imaginar que el aire entra en ellos con cada inspiración y sale de ellos con cada espiración.
- La primera vez que el cliente haga este ejercicio, puede ser conveniente que, al finalizarlo, anote las zonas del cuerpo en las que ha encontrado fuerza, para que pueda recordarlas en el futuro.
- Conectar con las zonas del cuerpo que son reservas de fuerza puede ser una gran ayuda para el cliente en situaciones de estrés, así como durante las sesiones de terapia en que se esté tratando el trauma o cuando necesite una inyección de valentía para intentar algo nuevo o difícil.
- Los clientes que han experimentado un trauma en ciertas partes del cuerpo, ya sea sexual o de otro tipo, a menudo manifiestan síntomas del trauma al enfocar la atención en esa parte del cuerpo. Es recomendable explicarles que pueden detener este ejercicio, o saltarse ciertas zonas del cuerpo, si sienten malestar o inseguridad.

HALLAZGOS DESTACADOS DE LAS INVESTIGACIONES

- Reduce las reacciones desmedidas a las señales de ansiedad en el cuerpo (Wald y Taylor, 2008).
- Mejora la capacidad de concentración y atención (Kabat-Zinn, 1991).
- Aumenta la respuesta de relajación (Ditto, Eclache y Goldman, 2006).

Hoja de trabajo

Guion para escanear tu cuerpo en busca de fuerza

Empieza por cerrar los ojos o mirar relajadamente hacia abajo a algún punto del suelo (o del techo o la pared si estás tumbado). Centra tu atención en la respiración, respirando sin esfuerzo, sin intentar cambiar el modo de respirar. Observa lo que sientes al inspirar y al espirar.

Ahora comienza a explorar el cuerpo en busca de fuerza. A medida que vayas haciendo el ejercicio, es posible que notes sensaciones diversas. Cuando ocurra, simplemente admite y experimenta las sensaciones, así como cualquier pensamiento o emoción que las acompañe.

Empieza por enfocar la atención en las plantas de los pies, simplemente notando cualquier sensación que se manifieste mientras estás atento a esa zona. Siente detenidamente las plantas de los pies, sin juzgar lo que sientas, notando cada sensación de los talones, las almohadillas y los arcos de los pies. Quédate ahí un momento.

Con la atención todavía puesta en las plantas de los pies, pregúntate: «¿Hay fuerza en esta zona?». Si la respuesta es negativa, dirige la atención a la siguiente zona del cuerpo: los dedos de los pies y los empeines. Si la respuesta es afirmativa, sigue concentrado en las plantas de los pies unos instantes, conectando más profundamente con ellas, experimentando intencionadamente la fuerza que te llega. Recuerda que puedes conectar con esa fuerza siempre que lo necesites.

Ahora desplaza relajadamente la atención a los dedos y los empeines, y nota las sensaciones de esta zona sin juzgar lo que percibas. Estate atento a cualquier sensación. Quédate ahí un momento.

Con la atención enfocada aún en los dedos de los pies y los empeines, pregúntate: «¿Hay fuerza en esta zona?». Si la respuesta es negativa, empieza a dirigir tu atención a la siguiente zona del cuerpo: la parte inferior de las piernas. Si la respuesta es afirmativa, sigue concentrado aquí durante unos instantes, conectando más profundamente con los dedos de los pies y los empeines y experimentando intencionadamente la fuerza que te llega de ellos. Recuerda que puedes conectar con esa fuerza siempre que lo necesites.

Deja que la atención empiece a subir hacia la parte inferior de las piernas, entre los tobillos y las rodillas. Nota las sensaciones que haya en los músculos de las pantorrillas y en la zona de las espinillas. Percibe estas zonas con una atención relajada. Quédate ahí un momento.

Centrado todavía en la parte inferior de las piernas, pregúntate: «¿Hay fuerza en esta zona?». Si la respuesta es negativa, empieza a dirigir tu atención a la siguiente zona del cuerpo: la parte superior de las piernas. Si la respuesta es afirmativa, sigue concentrado aquí durante unos instantes, conectando más profundamente con la zona de las pantorrillas y las espinillas y experimentando intencionadamente la fuerza que te llega de ella. Recuerda que puedes conectar con esa fuerza siempre que lo necesites.

Mientras haces el ejercicio, puedes detenerte o saltarte ciertas zonas del cuerpo, si alguna te genera inseguridad o si te perturba de algún modo conectarte con ella.

Retira ahora tu atención de la parte inferior de las piernas y dirígela a los muslos; nota las sensaciones de esta zona del cuerpo que se extiende desde las rodillas hasta debajo de las caderas, atento a cada sensación de los músculos isquiotibiales en la parte posterior y de los cuádriceps en la anterior. Conviértete en un observador sin prejuicios, y simplemente acepta cualquier sensación que esté presente. Quédate ahí un momento.

Continúa el ejercicio del mismo modo, trasladando la atención a los diversos grupos importantes de músculos y a las distintas zonas del cuerpo. Es decisión tuya en qué áreas concretas enfocas la atención, pero te recomiendo que escanees la mayoría de las zonas siguientes:

- Pies.
- Parte inferior de las piernas.
- Parte superior de las piernas.
- Glúteos/caderas/zona pélvica (cualquiera de estas zonas o todas).
- Abdomen.
- Parte inferior y/o superior de la espalda, o toda la espalda.
- Brazos.
- Manos.
- Zona del pecho (enfocándote en la respiración).
- Hombros.
- Cuello.
- Cabeza.

Herramienta 5.8

Tensar y relajar

Síntomas que mejoran con la práctica

- Conciencia emocional.
- Reactividad a los desencadenantes del trauma.
- Respuesta de estrés.
- Alerta psicofisiológica y reactividad habituales en el TEPT según el DSM-5®.

La tensión muscular suele ir asociada al estrés, la ansiedad y los síntomas del TEPT, como parte de un proceso que hace que el cuerpo se prepare para hacer frente a situaciones que podrían suponer un peligro. Uno de los métodos para reducir la tensión muscular es la práctica de una técnica llamada tensión y relajación, que, como su nombre indica, consiste en una relajación muscular progresiva (RMP). Se empieza por tensar los músculos intencionadamente y luego se libera por completo la tensión.

Cuando los clientes practiquen el ejercicio de tensar y relajar, tensarán cada zona entre cinco y siete segundos aproximadamente, y luego la relajarán durante unos diez segundos. Indícales que, al comprimir cada zona, tensen los músculos más o menos el cuarenta por ciento de lo que podrían tensarlos aplicando la fuerza máxima. Es importante que no compriman con excesiva fuerza cada músculo, ya que uno de los objetivos de este ejercicio es que aprendan a detectar la tensión muscular *sutil*. Por otro lado, si el cliente tiene alguna zona del cuerpo dolorida, indícale que la comprima solo un diez por ciento, o simplemente que no lo haga.

CONSEJOS PARA TENSAR Y RELAJAR EL CUERPO

- Si es posible, debería hacerse este ejercicio sentado en una silla o tumbado.
- Si el cliente se siente cómodo cerrando los ojos durante esta práctica, es recomendable que lo haga. Si no es así, puede buscar un punto en el suelo (o en el techo si está tumbado) en el que enfocar relajadamente la mirada.
- Se recomienda practicar esta técnica durante aproximadamente diez minutos.
- Si el cliente tiene alguna lesión o una historia clínica de problemas físicos que pudieran causarle dolor muscular, es necesario que consulte a su médico antes de hacer esta práctica.
- Ten presente que el trauma suele estar registrado en el cuerpo. Podría ocurrir que cuando el cliente enfoque la atención en ciertas zonas corporales, afloren emociones. Indícale que, si esto ocurre, simplemente perciba el vínculo entre las sensaciones físicas y las emociones que las acompañan, y honre esas experiencias.
- Los clientes que han experimentado un trauma en ciertas partes del cuerpo, ya sea sexual o de otro tipo, a menudo sienten síntomas del trauma al enfocar la atención en esa área. Es recomendable explicarles que pueden detener este ejercicio, o saltarse ciertas zonas del cuerpo, si sienten malestar o inseguridad.

HALLAZGOS DESTACADOS DE LAS INVESTIGACIONES

- Normaliza la escasa variabilidad de la frecuencia cardíaca y reduce otros indicadores cardiovasculares de estrés (Green, 2011).
- Normaliza los niveles de cortisol (Dolbier y Rush, 2012).
- Reduce la depresión (Lolak *et al.*, 2008) y la ansiedad (Chen *et al.*, 2009).
- Reduce los dolores de cabeza (Sankjiv y Apurva, 2014).

Hoja de trabajo

Tensar y relajar

Empieza por cerrar los ojos cuando hayas encontrado una postura cómoda, tumbado o sentado. Dirige con suavidad tu atención a la respiración, y simplemente nota lo que sientes al inspirar y al espirar mientras respiras profundamente con el diafragma. Al hacer el ejercicio, puedes omitir cualquier zona del cuerpo que te genere un sentimiento de inseguridad, con la que te incomode conectar o que esté dolorida.

Ahora expande tu percepción consciente a todo el cuerpo. Mientras te mantienes receptivo a las sensaciones que aparezcan en él, estate particularmente atento a cualquier tensión que se manifieste en alguna zona. Pero no intentes cambiar la tensión en este momento, limítate a ser consciente de ella, sin juzgarla.

Empieza el ejercicio de tensar y relajar siguiendo la secuencia que se describe a continuación. En cada zona corporal, haz lo siguiente:

1. Siente la zona y nota cualquier sensación o movimiento que pueda haber en ella.
2. Tensa la zona al cuarenta por ciento (diez por ciento o nada si está dolorida) durante siete segundos.
3. Relaja la zona durante diez segundos. Mientras la relajas, haz lo siguiente:
    a. Siente detenidamente la zona y nota qué sensaciones produce en ella estar relajada después de haber estado tensa.
    b. Nombra mentalmente la zona del cuerpo en la que tienes enfocada la atención, acompañada del número asociado a esa zona (encontrarás más adelante el

número asociado a cada una: parte superior de las piernas = 3; hombros = 8, etc.). Por ejemplo, puedes decirte a ti mismo: «Parte inferior de las piernas, 2» o «cara, 10».

4. Una vez completada la secuencia de tensar y relajar siguiendo estas instrucciones, expande la conciencia a todo el cuerpo y nota cualquier sensación o experiencia que haya en él.
5. Opcional: Haz el ejercicio de relajación condicionada (la herramienta 5.9) antes de finalizar este ejercicio.
6. Respira profundamente con el diafragma y abre los ojos mientras vuelves lentamente a estar conscientemente presente en la habitación.

Secuencia de tensar y relajar

1. Pies.
2. Parte inferior de las piernas.
3. Parte superior de las piernas.
4. Manos.
5. Abdomen.
6. Brazos.
7. Parte superior de la espalda.
8. Hombros.
9. Mandíbula.
10. Cara.

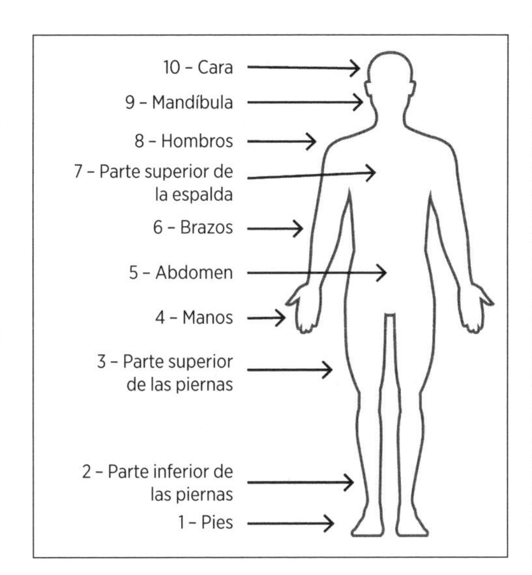

Herramienta 5.9

Relajación condicionada

Síntomas que mejoran con la práctica

- Reactividad a los desencadenantes del trauma.
- Respuesta de estrés.
- Alerta psicofisiológica y síntomas de reactividad habituales en el TEPT según el DSM-5®.

La relajación condicionada es un tipo de exploración corporal que se utiliza en conjunción con el ejercicio de tensar y relajar. En este caso, el cliente cuenta en silencio lentamente hacia atrás del diez al uno, sintiendo y relajando intencionadamente una determinada zona del cuerpo con cada número. En la siguiente hoja de trabajo («Relajación condicionada») se muestra la lista de números que corresponden a cada zona corporal. El objetivo de esta técnica es que el cliente aprenda a relajarse a voluntad, percibiendo y aflojando la tensión que pueda haber en las diversas áreas, empezando por la parte superior del cuerpo (la cara) y recorriendo cada zona en sentido descendente (hasta los pies).

CONSEJOS PARA PRACTICAR LA RELAJACIÓN CONDICIONADA

- Se recomienda practicar esta técnica inmediatamente después de la anterior (herramienta 5.8: tensar y relajar), como manera formal de terminar la práctica.
- Además, es recomendable practicar la relajación condicionada por sí sola con regularidad, preferiblemente numerosas veces al día durante uno o dos minutos.

- Si es posible, debería hacerse este ejercicio sentado en una silla o tumbado.
- Si el cliente se siente cómodo cerrando los ojos durante esta práctica, es recomendable que lo haga. Si no es así, puede buscar un punto en el suelo (o en el techo si está tumbado) en el que enfocar suavemente los ojos.
- Ten presente que el trauma suele estar registrado en el cuerpo. Podría ocurrir que cuando el cliente enfoque la atención en ciertas zonas corporales, afloren emociones. Indícale que, si esto ocurre, simplemente perciba el vínculo entre las sensaciones físicas y las emociones que las acompañan, y honre esas experiencias.

HALLAZGOS DESTACADOS DE LAS INVESTIGACIONES

- Reduce la reactividad a las sensaciones físicas angustiosas, mejora el bienestar psicológico y disminuye la hipersensibilidad interpersonal (Carmody y Baer, 2008).
- Reduce el deseo ansioso (Cropley y Ussher, 2007).
- Mejora la capacidad para gestionar el dolor (Ussher *et al.*, 2014).

Hoja de trabajo

Relajación condicionada

Para practicar la relajación condicionada, sigue las siguientes instrucciones:

1. Dedica un momento a repasar las zonas del cuerpo que se van a tratar en este ejercicio y el número asociado a cada una, como indica la ilustración que aparece al pie de estas líneas.
2. Empieza por cerrar suavemente los ojos y enfocar la atención en la zona 10, la cara. Mientras sientes detenidamente la cara, dite a ti mismo en silencio: «10, relax».
3. Seguidamente enfoca la atención en la zona asociada con el número 9 (la mandíbula). Siéntela detenidamente y dite a ti mismo en silencio: «9, relax».

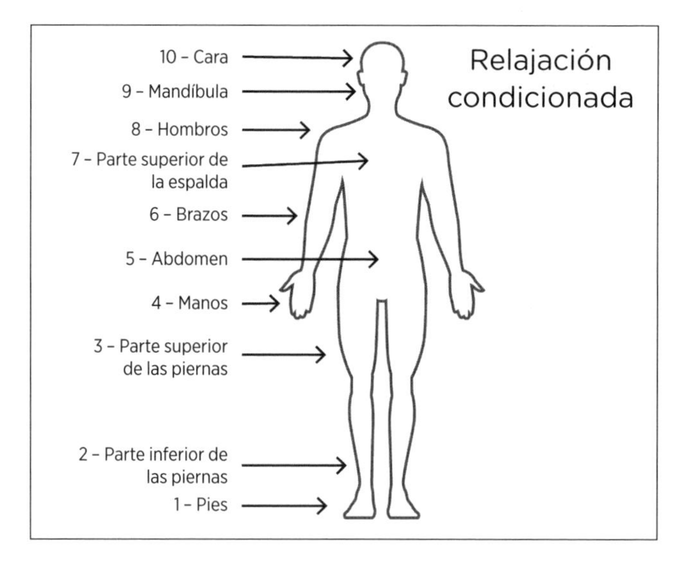

4. Continúa trasladando la atención hacia abajo hasta la siguiente zona del cuerpo, los hombros, que está asociada con el número 8. Siente detenidamente esta zona y dite a ti mismo: «8, relax».
5. Sigue el proceso de la misma manera, desplazando progresivamente la atención hacia abajo, sintiendo despacio cada zona y diciendo su número hasta llegar al 1, los pies.
6. Cuando hayas terminado el escaneo corporal, haz una pausa y nota cómo se siente todo tu cuerpo al estar relajado. Luego, después de una respiración profunda con el diafragma, puedes abrir los ojos y volver a estar conscientemente presente en la habitación.

Herramienta **5.10**

Entrenamiento autógeno

Síntomas que mejoran con la práctica

- Regulación emocional.
- Reactividad a los desencadenantes del trauma.
- Respuesta de estrés.
- Alerta psicofisiológica y reactividad habituales en el TEPT según el DSM-5®.

El entrenamiento autógeno es una práctica de *mindfulness* en la que el cliente enfoca la atención en determinadas sensaciones corporales como forma de alcanzar una relajación profunda (Stetter y Kupper, 2002). Esta técnica mejora la capacidad de autorregulación y enseña al individuo a modificar el funcionamiento de su sistema nervioso autónomo mediante la repetición de una secuencia de afirmaciones relacionadas con las sensaciones de calor y de peso que percibe en las distintas partes del cuerpo.

CONSEJOS PARA PRACTICAR EL ENTRENAMIENTO AUTÓGENO

- Se recomienda hacer esta práctica de meditación varias veces al día durante periodos cortos (de entre cinco y diez minutos). Anima a los clientes a que, si es posible, la practiquen dos o tres veces todos los días.
- Es mejor practicarla en un espacio o habitación silenciosos, sin distracciones.

- Se puede hacer este ejercicio sentado o tumbado. Si el cliente está sentado en una silla, indícale que mantenga la espalda erguida, con la planta de los pies apoyada en el suelo.
- Si el cliente tiene alguna enfermedad cardíaca o la presión arterial alta, debes tomar precauciones y pedirle que hable con su médico antes de practicar el entrenamiento autógeno.

HALLAZGOS DESTACADOS DE LAS INVESTIGACIONES

- Aumenta la variabilidad del ritmo cardíaco y mejora el control cardíaco vagal (Miu, Heilman y Miclea, 2009), lo cual reduce los niveles de estrés y ansiedad del individuo.
- Reduce la ansiedad (Bowden, Lorenc y Robinson, 2012; Dhiman y Bedi, 2010).
- Mejora el autocontrol y la autorregulación (Shinozaki *et al.*, 2010).
- Reduce el insomnio, la depresión y diversos problemas de salud (Bowden *et al.*, 2012).

Hoja de trabajo

Entrenamiento autógeno

Cierra lentamente los ojos y enfoca tu atención en la respiración mientras empiezas a respirar profundamente con el diafragma.

BRAZOS

Comienza el entrenamiento autógeno diciéndote a ti mismo: «Estoy completamente en calma».
Ahora dirige con suavidad tu atención a los brazos, siéntelos detenidamente y nota cualquier sensación o lo que sea que experimentes en esta zona.

Dite a ti mismo en silencio: «Me pesan los brazos» (repítelo seis veces).
Y ahora dite a ti mismo: «Estoy completamente en calma».

Manteniendo la atención en los brazos, vuelve a sentirlos con detenimiento, notando cualquier sensación que esté presente.
Con la atención todavía enfocada en los brazos, di: «Siento los brazos calientes» (repítelo seis veces).
Por último, dite a ti mismo: «Estoy completamente en calma».

PIERNAS

Dirige con suavidad tu atención a las piernas, siéntelas detenidamente, nota cualquier sensación o lo que sea que experimentes en ellas.

Dite mentalmente: «Me pesan las piernas» (repítelo seis veces).
Y ahora dite a ti mismo: «Estoy completamente en calma».

Con la atención enfocada aún en las piernas, vuelve a sentirlas despacio, notando cualquier sensación que haya en ellas.
Todavía enfocado en las piernas, di: «Siento las piernas calientes» (repítelo seis veces).
Finalmente, dite a ti mismo en silencio: «Estoy completamente en calma».

CORAZÓN
Ahora dirige con suavidad tu atención al corazón y nota cualquier sensación o movimiento que experimentes en esta zona.

Dite mentalmente: «El corazón me late sosegado y acompasado» (repítelo seis veces).
Y ahora dite a ti mismo: «Estoy completamente en calma».

RESPIRACIÓN
Ahora dirige tu atención suavemente a la respiración y nota cualquier sensación y movimiento que experimentes en esta zona.

Dite mentalmente: «Siento la respiración sosegada y acompasada» (repítelo seis veces).
Y ahora dite a ti mismo: «Estoy completamente en calma».

ESTÓMAGO
Ahora dirige suavemente tu atención al estómago y nota cualquier sensación o movimiento que experimentes en esta zona.

Dite mentalmente: «Siento el estómago suave y caliente» (repítelo seis veces).
Y ahora dite a ti mismo: «Estoy completamente en calma».

FRENTE

Ahora dirige con suavidad tu atención a la frente y nota cualquier sensación o movimiento.

Dite mentalmente: «Siento la frente relajada y fresca» (repítelo seis veces).
Y ahora dite a ti mismo: «Estoy completamente en calma».

Vuelve a enfocar tu atención en la respiración por un momento y respira con el diafragma lentamente y centrado en la respiración. Disfruta de la sensación de relajación antes de terminar el ejercicio.

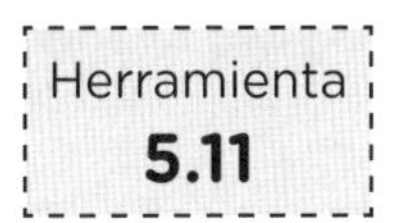

Inspección de sistemas integrados

Síntomas que mejoran con la práctica

- Memoria.
- Autorregulación.
- Reactividad a los desencadenantes del trauma.
- Síntomas de evitación habituales en el TEPT según el DSM-5®.
- Alerta psicofisiológica y reactividad habituales en el TEPT según el DSM-5®.

La inspección de sistemas integrados, que es una técnica de conciencia abierta utilizada en el *mindfulness*, aumenta en los clientes la conciencia de sí mismos en tres niveles o sistemas: el cuerpo, las emociones y los pensamientos. Cuando el cliente inspecciona con regularidad estos sistemas, es plenamente consciente de lo que están experimentando, así como de la influencia que puede tener cada uno de estos tres ámbitos en los demás. Por ejemplo, puede darse cuenta de que un pensamiento ansioso le acelera el ritmo cardíaco.

Es muy común que los clientes tengan pensamientos, sentimientos o sensaciones de los que no son conscientes hasta que se vuelven abrumadores. Sin embargo, para poder controlar el estrés y la ansiedad, es importante saber cuándo y cómo se experimentan, y ser capaces de detectarlos lo antes posible. Hacer una inspección frecuente de estos tres sistemas puede ayudarles a ser más conscientes de la presencia de estrés y ansiedad.

CONSEJOS PARA LA INSPECCIÓN DE SISTEMAS INTEGRADOS

- El ejercicio debería durar entre cinco y diez minutos, y está pensado como una breve práctica formal.
- Si el cliente se siente cómodo cerrando los ojos durante esta práctica, es recomendable que lo haga. Si no es así, puede enfocar relajadamente la mirada en un punto del suelo.
- Se recomienda incorporar esta técnica a la vida cotidiana y practicarla durante una pausa entre dos tareas o en momentos de estrés intenso.

HALLAZGOS DESTACADOS DE LAS INVESTIGACIONES

- Refuerza el sistema inmunitario (Davidson, Kabat-Zinn *et al.*, 2003).
- Reduce la depresión, la ansiedad y el dolor crónico (Goyal *et al.*, 2014).
- Baja el cortisol, la hormona del estrés (Turakitwanakan, Mekseepralard y Busarakumtragul, 2013).

Hoja de trabajo

Inspección de sistemas integrados

Para empezar, cierra los ojos o busca un punto en el suelo delante de ti donde puedas enfocar la mirada.

Comienza la inspección de sistemas integrados prestando atención primero a la respiración. Date cuenta de sus cualidades, de las sensaciones que te produce. Inspira y espira, notando cómo se eleva el abdomen con cada inspiración y desciende con cada espiración. Respira de esta manera atenta unos instantes.

Conciencia del cuerpo: ahora, por medio de la respiración, extiende esa percepción consciente a todo el cuerpo. Estate presente en tu cuerpo y nota cualquier sensación que aparezca. Deja que la atención se desplace a cualquier zona corporal que te pida que la atiendas y nota simplemente cualquier sensación que encuentres en ella. Tal vez sientas cierta relajación en alguna zona o cierta tensión. Limítate a estar con esas experiencias unos momentos sin juzgarlas.

Conciencia emocional: ahora dirige la atención a tus emociones, y a cualquier sentimiento que puedas tener en ese momento, sin importar lo sutiles o lo fuertes que sean. Si hay un lugar del cuerpo en el que experimentes alguna emoción, puedes dirigir tu atención hacia él. A medida que te haces más consciente de lo que sientes, es posible que notes la presencia de múltiples emociones, tal vez con diferentes grados de intensidad, o que no sientas ninguna emoción en absoluto. También es una posibilidad. Sea cual sea el caso, permanece unos momentos con lo que haya.

Conciencia del pensamiento: ahora dirige con suavidad tu atención a los pensamientos. Mientras lo haces, imagina que cada pensamiento es un tren. Visualiza cómo entran los trenes por un lado, te cruzan la mente y salen por el otro. Observa simplemente esos trenes de pensamiento. Mientras lo haces, date cuenta de cualquier intento que surja por evitar los trenes, detenerlos o «subir a ellos». Si te percatas de que te has agarrado a uno de tus trenes de pensamiento, o te has subido directamente a él, felicítate por haberte dado cuenta, salta del tren en marcha y vuelve a adoptar la postura de observador, limitándote a observar los pensamientos mientras te pasan por la mente.

Conectar mente, cuerpo y emoción: por último, mientras sigues observando los trenes de pensamiento, empieza a expandir simultáneamente tu percepción consciente y nota cualquier sensación física o cualquier emoción que acompañe a esos pensamientos. Quizá notes que algunos pensamientos provocan determinadas emociones o ciertas sensaciones por todo el cuerpo.

Cuando estés preparado, abre lenta y suavemente los ojos y vuelve a estar conscientemente presente en la habitación.

6

Técnicas y posturas basadas en el movimiento

Las técnicas basadas en el movimiento son, en su mayoría, ejercicios de abajo arriba (*bottom-up*) ideados para ayudar a los clientes a conectarse más con su cuerpo, para reducir la respuesta de estrés y la activación de la amígdala, y para fortalecer la memoria y las áreas corticales del cerebro. Aunque es posible que muchos profesionales de la salud mental no tengáis una formación específica en técnicas basadas en el movimiento, como *qigong*, taichí o yoga, hay maneras muy simples de incorporar el movimiento a la psicoterapia. El objetivo de este capítulo es presentar formas sencillas de introducir el movimiento en el entorno terapéutico sin que requiera más espacio, tiempo o una formación adicional del terapeuta.

Los clientes que tienen dificultad para centrar la atención, o para hacer ejercicios que les exigen estar sentados sin moverse, suelen acoger estas técnicas con gusto. Aunque pueden practicarse solas, sus efectos se intensifican cuando se practican conjuntamente con técnicas de respiración, otros ejercicios de abajo arriba (con base corporal) o incluso métodos de arriba abajo (cognitivos).

Una teoría, elaborada por el reconocido experto en el tratamiento del trauma Peter Levine (1997), sostiene que los traumas no resueltos hacen que la energía se «atasque» en el cuerpo. Cuando esto sucede, el sistema nervioso se trastoca, y el individuo tiene dificultad para recuperarse del suceso debido a esa energía traumática que ha quedado atrapada. Incorporar el movimiento a la terapia ayuda al cliente a conectarse con su cuerpo, así como a recuperar poco a poco la percepción consciente de su cuerpo y la confianza en él. También puede ayudarle a ir descargando la energía traumática, lo que le permite reequilibrar el sistema nervioso.

EL CEREBRO BAJO LOS EFECTOS DE LAS TÉCNICAS DE MOVIMIENTO

Las técnicas basadas en el movimiento pueden producir **siete** cambios importantes en el cerebro, y todos ellos ayudan a reducir y controlar los síntomas postraumáticos.

1. **Centro del miedo (amígdala):** reducen la activación del centro cerebral del miedo. La desactivación de esta zona atenúa la reactividad frente a los desencadenantes del trauma y en general la respuesta de estrés (activación del sistema nervioso simpático), lo cual se traduce en una disminución de la alerta psicofísica y síntomas de reactividad como la hipervigilancia, la sensación de estar siempre en guardia, etc.
2. **Respuesta de estrés:** en relación con la desactivación de la amígdala, se ha demostrado que muchos ejercicios basados en el movimiento reducen la carga alostática, que es el desgaste que experimenta el cuerpo debido a un sistema desregulado de respuesta de estrés. El sistema de respuesta de estrés se encuentra tanto en el cerebro (la amígdala y el

hipotálamo) como en el resto del cuerpo (las glándulas suprarrenales).

3. **Centro de interocepción (ínsula):** normalizan la activación de la ínsula. En el TEPT, la ínsula suele estar desregulada. Cuando está activada en exceso, hay reactividad emocional y arrebatos (falta de modulación de las emociones); cuando está poco activada, hay disociación y embotamiento. Ambos extremos son comunes en el TEPT. Una ínsula más regulada mejora la interocepción del individuo, que experimenta entonces menos estallidos emocionales y síntomas disociativos (incluido el embotamiento). Además, se ha demostrado que la aplicación de las técnicas basadas en el movimiento puede ayudar a incrementar el volumen insular.
4. **Centro de la memoria (hipocampo):** aumentan la activación del centro cerebral de la memoria. Esta activación le recuerda al individuo que está a salvo en el momento presente y contribuye a extinguir las reacciones de miedo frente a los desencadenantes del trauma. Al sentirse más capaz de controlar los recuerdos negativos, posiblemente disminuya su tendencia a la evitación, habitual en el TEPT. Por si fuera poco, todo parece indicar que estos ejercicios estimulan el aumento del volumen del hipocampo.
5. **Centro del pensamiento (corteza prefrontal):** aumentan la activación de la corteza prefrontal, lo cual mejora la atención y la capacidad para resolver problemas y tomar decisiones. Una corteza prefrontal fuerte puede ayudar a las personas traumatizadas a mantener la presencia de ánimo en situaciones estresantes o frente a los desencadenantes del trauma, así como a evaluar, reformular o cambiar los patrones de pensamiento negativos que alimentan o exacerban sus síntomas del TEPT.
6. **Centro de autorregulación (corteza cingulada):** aumentan la activación de la corteza cingulada, lo que da lugar a una

mejor regulación del pensamiento y las emociones y a la capacidad para supervisar los conflictos. La activación del cíngulo puede ayudar a los individuos traumatizados a responder con más serenidad a estímulos y situaciones que podrían ser desencadenantes del trauma, así como a reducir la intensidad de las emociones negativas cuando es necesario.

7. **Conectividad**: se ha demostrado que los ejercicios basados en el movimiento mejoran la conectividad entre áreas cerebrales tan importantes como la corteza cerebral y el hipocampo, lo cual mejora la integración y el funcionamiento del cerebro.

Hoja de trabajo

¿Qué son las técnicas basadas en el movimiento?

Los ejercicios basados en el movimiento integran el movimiento y la conciencia atenta del cuerpo, y pueden practicarse solos o conjuntamente con ejercicios de otro tipo (como técnicas de respiración o incluso mientras se realiza un trabajo terapéutico centrado en el trauma). Su objetivo principal es ayudar a los clientes a ser más conscientes de su cuerpo, con movimientos que estimulen en ellos la conciencia de sí mismos y tengan además un efecto calmante, que reduzca la respuesta de estrés.

Los ejercicios basados en el movimiento pueden ayudar al cliente a fortalecer tanto la interocepción (la capacidad de «sentirse por dentro») como la propiocepción (la capacidad de percibir la posición del cuerpo en el espacio, el movimiento y el equilibrio), lo cual activa áreas cerebrales que suelen estar desreguladas a consecuencia del trauma.

Los estudios han demostrado que diversas técnicas basadas en el movimiento resultan muy eficaces para reducir los síntomas postraumáticos. Algunas prácticas de movimiento beneficiosas para quienes han tenido una experiencia traumática son:

- Yoga.
- Taichí.
- *Qigong*.
- Ejercicio físico.
- Danza.
- Meditación caminando.
- Artes marciales.

Hoja de trabajo

Tu cerebro bajo los efectos de las técnicas basadas en el movimiento

Las técnicas basadas en el movimiento producen en el cerebro **cinco** cambios importantes:

1. **Una menor activación del centro cerebral del miedo (amígdala):**
    a. Reduce la intensidad con que reaccionas a los desencadenantes del trauma.
    b. Reduce la respuesta de estrés y aumenta la respuesta de relajación.
    c. Relaja la hipervigilancia y la sensación de «estar siempre en guardia».

2. **Una mayor activación del centro cerebral de interocepción (ínsula) y su aumento de volumen:**
    a. Reduce la intensidad con que reaccionas a los desencadenantes del trauma.
    b. Disminuye la ira y otros estallidos emocionales.
    c. Mitiga la disociación.
    d. Reduce el embotamiento.

3. **Una mayor activación del centro cerebral de la memoria (hipocampo) y un aumento de volumen:**
    a. Aumentan la sensación de seguridad.
    b. Reducen el miedo, en especial frente los desencadenantes del trauma.

c. Hacen que los recuerdos traumáticos se experimenten como sucesos del pasado, en lugar de que los revivas como si estuvieran ocurriendo en el presente.
d. Aumentan la capacidad para afrontar los recuerdos negativos.

4. **Una mayor activación del centro cerebral del pensamiento (corteza prefrontal):**
    a. Aumenta la capacidad para pensar con claridad, resolver problemas y tomar decisiones.
    b. Mejora la concentración y la atención.

5. **Una mayor activación del centro cerebral de autorregulación (cíngulo):**
    a. Mejora la regulación de las emociones.
    b. Mejora la capacidad para responder con serenidad a los desencadenantes del trauma.
    c. Mejora la capacidad para controlar los pensamientos angustiosos.

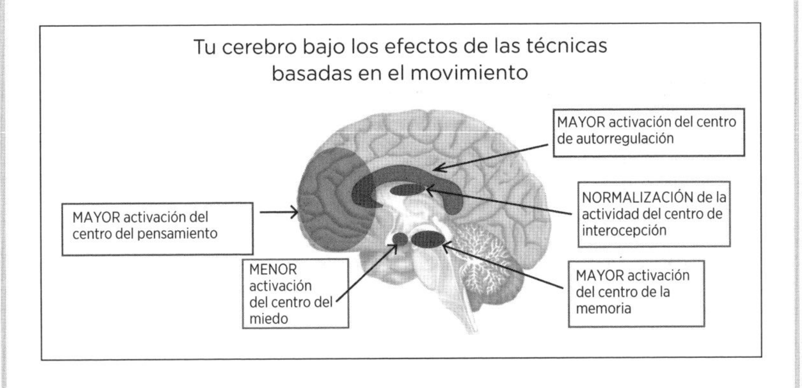

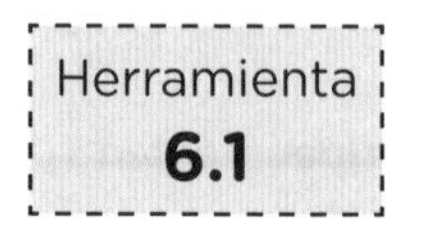

Cómo incorporar el movimiento y las posturas a la psicoterapia

Los clientes pueden aprender ejercicios y posturas formales basados en el movimiento, como los que se enseñan en las clases de yoga o taichí, pero también es posible incorporar este tipo de técnicas a las sesiones de psicoterapia. Aunque no hay duda de que el aprendizaje formal de técnicas como el *qigong* u otros tipos de ejercicio resultará beneficioso, no hace falta ser un experto para obtener los beneficios de una diversidad de movimientos sencillos y posturas fáciles que están al alcance de cualquiera.

La imagen que evoca la psicoterapia tradicional es por lo común la de un cliente y un terapeuta sentados, normalmente el uno enfrente del otro, hablando. Sin embargo, dependiendo del contexto, de las técnicas que se utilicen y de las capacidades y preferencias del cliente y el terapeuta, es posible incorporar el movimiento y las posturas a la psicoterapia. En concreto, el movimiento y las posturas pueden utilizarse en conjunción con técnicas de abajo arriba o de arriba abajo. Estas son algunas maneras en que se puede incorporar el movimiento a la terapia:

- **Combinando técnicas de respiración (de abajo arriba) con el movimiento:** levantar los brazos durante la inspiración y bajarlos lentamente durante la espiración, o describir círculos en el aire con los brazos mientras se hace un ejercicio de respiración.
- **Combinando técnicas de conciencia corporal (de abajo arriba) con el movimiento:** enfocar la atención en las piernas y en las sensaciones que haya en ellas mientras se levanta y se baja una pierna y luego la otra. Enfocar la atención en los pulmones mientras se camina a paso ligero.

- **Combinando el procesamiento del trauma (de arriba abajo) con el movimiento:** la técnica de desensibilización y reprocesamiento por medio de movimientos oculares (EMDR) y el *tapping*, técnica de liberación emocional, son dos ejemplos de terapias que combinan el movimiento con el enfoque de arriba abajo. Otra posibilidad es que el terapeuta y el cliente caminen juntos mientras trabajan con algunas técnicas de arriba abajo, como la reestructuración cognitiva (teniendo presente la importancia de la confidencialidad, por supuesto).
- **Combinando la terapia cognitiva (de arriba abajo) con el movimiento:** se trata de abordar los pensamientos angustiosos mientras se mueven suavemente diferentes zonas del cuerpo, en especial aquellas en las que se experimentan sensaciones desagradables. Mover esas zonas puede tener para los clientes un efecto calmante y liberador.

Hoja de trabajo

Cómo incorporar el movimiento y las posturas a la psicoterapia

Algunos terapeutas consideran que es importante incorporar el movimiento a las sesiones de psicoterapia, dados los efectos favorables que tiene para el cerebro y la recuperación postraumática. Por ejemplo, el movimiento puede reducir el estrés y la ansiedad, y se ha demostrado que nos ayuda a ser más conscientes de nuestro cuerpo y a sentirnos más a gusto en él. Tal vez tu terapeuta te recomiende que hagas más ejercicio en tu tiempo libre y asistas a clases de yoga o de aeróbic, pero también es posible utilizar el movimiento como parte de la psicoterapia.

Estos son algunos ejemplos de cómo se puede utilizar el movimiento en la terapia:

- **Con ejercicios de respiración:** caminar, o mover los brazos o las piernas, puede combinarse con los ejercicios de respiración.
- **Con ejercicios de *mindfulness*:** el movimiento puede combinarse con técnicas en las que se enfoca la atención en el cuerpo, las emociones o los pensamientos.
- **Con métodos cognitivos:** el movimiento puede combinarse con técnicas en las que se te pida que traigas a la memoria recuerdos angustiosos o hables de ellos. Encontrarás un ejemplo en la siguiente hoja de trabajo, «Ejemplo de cómo incorporar una postura y un movimiento a una técnica "de arriba abajo"».

Hoja de trabajo

Ejemplo de cómo incorporar una postura y un movimiento a una técnica «de arriba abajo»

Empieza por recordar un suceso, incidente o interacción reciente que te haya provocado ansiedad o estrés. No debe ser una experiencia traumática, sino algo ocurrido recientemente que te haya provocado sentimientos de ansiedad leve o moderada (quizá de treinta y cinco grados, más o menos, en el termómetro de angustia).

Incorpora una postura

Una vez que hayas identificado el suceso que te provocó ansiedad, túmbate bocarriba (en el suelo o en un sofá), flexiona las caderas y las rodillas, levanta la parte inferior de las piernas y los pies formando un ángulo recto y apóyalos cómodamente (quizá en el brazo del sofá o en otro objeto que te permita mantener el ángulo recto). Puedes ponerte una almohada debajo de la cabeza si te resulta más cómodo. Esta posición inducirá la relajación de los músculos ilíaco y psoas, que se tensan cada vez que experimentamos un acontecimiento perturbador. En este ejercicio, el objetivo es relajar intencionadamente esa zona del cuerpo que se tensa durante las experiencias estresantes y, al inducir la relajación, crear una nueva experiencia emocional a partir del recuerdo del suceso negativo.

En esta posición, sin entrar en los detalles del suceso, selecciona tres palabras que resuman (1) cómo te hizo sentirte lo sucedido (por ejemplo, «asustado, ansioso, disgustado») o (2) qué ocurrió durante el suceso («discusión, vacaciones, caída»). Este método te permite entrar en contacto con el recuerdo angustioso y sentirte a la vez a salvo, «sostenido». Dile al terapeuta esas tres palabras en voz bien alta. Suéltalas. En este momento, puedes «tomarte la temperatura» para comprobar tu grado de angustia.

A continuación, una vez que hayas soltado esas tres palabras, siente la parte inferior de tu cuerpo, mientras relajas intencionadamente los flexores de la cadera, los cuádriceps, la parte inferior de las piernas y los pies. Inspira profundamente y, al espirar, di mentalmente «relax». Repite este proceso durante unas cuantas respiraciones más, inspirando y espirando larga, profunda y lentamente, repitiendo «relax» con cada espiración. Comprueba de nuevo tu temperatura, estando atenta a cualquier cambio en tu nivel de angustia.

Incorpora el movimiento

Ahora cierra los ojos y visualiza una imagen relacionada con ese recuerdo y, mientras lo haces, enfoca aproximadamente el cuarenta por ciento de tu atención en los talones mientras presionas el borde contra la superficie en la que están apoyados los pies. Presiona los talones con fuerza contra esa superficie, creando un ligero movimiento. Esta es una técnica afianzadora.

Manteniendo el cuarenta por ciento de tu atención en los talones mientras presionan contra la superficie, asigna alrededor del sesenta por ciento de tu atención a la imagen del suceso que te provocó ansiedad recientemente. Quédate así unos instantes, antes de relajar suavemente los talones mientras abres los ojos. Una vez más, tómate la temperatura de angustia.

A continuación, con los ojos abiertos, vuelve a relajar intencionadamente los flexores de la cadera, los cuádriceps, la parte inferior de las piernas y los pies. Haz una inspiración profunda y, al espirar, di mentalmente «relax».

Por último, con la parte inferior del cuerpo completamente relajada, empieza a inspirar muy despacio mientras pronuncias mentalmente las tres palabras que sintetizan el suceso y luego, mientras espiras muy despacio, di mentalmente «relax».

Repite esta secuencia durante unas cuantas respiraciones. Luego, suelta todas las palabras, enfocando la atención ahora en los flexores de la cadera e imaginando que respiras a través de ellos. Siente cómo los flexores de la cadera se van relajando al entrar en ellos el aire con cada inspiración y salir de ellos con cada espiración. Quédate así unos momentos antes de poner fin al ejercicio.

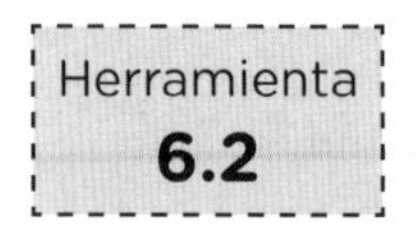

Instrucciones sensibles al trauma

Los profesionales que utilizan el método de experiencia somática suelen referirse al trauma como un suceso que ocurre de forma «demasiado imprevista, demasiado rápida y con demasiada intensidad». En otras palabras, los sucesos traumáticos desbordan la capacidad del individuo para afrontarlos. Al tratar el trauma, es importante tener en cuenta esta definición y ofrecer en la terapia experiencias que produzcan el efecto contrario. Es decir, como profesionales de la salud mental, debemos tener mucho cuidado de no crear situaciones que provoquen en los clientes sentimientos de agobio y de falta de control sobre lo que está sucediendo, así como de no animarlos a trabajar con determinadas técnicas de una forma «demasiado imprevista, demasiado rápida y con demasiada intensidad». Esto es aplicable a las técnicas basadas en el movimiento y también a otros métodos de abajo arriba o de arriba abajo.

Cuando intentamos ayudar a los clientes a conectar con su cuerpo (por medio del movimiento, de las sensaciones o de otro modo), puede ser útil incorporar el lenguaje que utiliza habitualmente el yoga sensible al trauma. Al igual que en el caso del yoga, cuando se incorpora el movimiento a la psicoterapia, uno de los principales objetivos es ayudarles a entrar lentamente, con seguridad y suavidad, en contacto con su cuerpo con un sentimiento de curiosidad y compasión (Khouri y Haglund, 2016). Los terapeutas podemos facilitar la reconexión del cliente con su cuerpo empleando un lenguaje que enfatice (1) la indagación y (2) la invitación (Emerson y Hopper, 2011) mientras guiamos sus movimientos.

La «indagación» consiste en una serie de preguntas que el terapeuta les formula a los clientes con su permiso, lo cual les transmite la señal de que son ellos quienes toman las decisiones sobre su cuerpo y sus experiencias, mientras que la «invitación» les comunica que tienen el control sobre la intensidad de sus movimientos. El permiso y la invitación son precisamente dos elementos que no están presentes durante las experiencias traumáticas; la experiencia traumática de los clientes se produjo sin su consentimiento ni su control. Para curarse del trauma, es fundamental que restablezcan la sensación de seguridad, control y consentimiento.

Estos son ejemplos de indicaciones y preguntas sensibles al trauma que pueden utilizarse al practicar las técnicas basadas en el movimiento (adaptados de Khouri y Haglund, 2016).

INVITACIÓN

Permite suavemente que tu brazo/pierna/respiración/cabeza/etc.

Si te resulta cómodo...

Cuando estés preparado/a...

Empieza a notar, con curiosidad...

En algún momento, tal vez notes...

Con amabilidad, deja suavemente que...

Puedes invitarte a tomar conciencia de...

Considera levantar el brazo, bajar la pierna, etc.

Puedes darte permiso para sentir...

Con curiosidad, date cuenta de dónde tienes la mente y redirígela suavemente a la respiración, los brazos, etc.

INDAGACIÓN

¿En qué parte del cuerpo, si es que la hay, te sientes fuerte?

¿Qué zona sientes que es más fuerte, los hombros o las piernas?

¿Qué sientes cuando mueves...?

¿Puedes detectar un espacio dentro de tu cuerpo que se sienta seguro?

¿Puedes permitirte enviar compasión a las zonas de tu cuerpo que se sienten inestables o menos seguras?

¿Cómo describirías la sensación de aspereza/frialdad/tensión en el cuerpo?

Al hacer esta postura, ¿qué notas en el cuerpo? ¿Y en la mente? ¿Qué emociones sientes?

¿Cómo describirías tu respiración en este momento? ¿Qué cualidad te parece que tiene (es irregular, superficial, suave, etc.)?

¿Qué zonas del cuerpo sientes que están en paz en este momento? ¿Qué zonas sientes que están tensas o te transmiten una sensación de inseguridad?

¿Te parece bien tratar de conectar con esas zonas del cuerpo aunque se sienten inseguras o tensas?

¿Te parece bien probar a perder momentáneamente el equilibrio?

¿Hay algún lugar del cuerpo que crees que acogería con gusto que le enviaras compasión y comprensión en este momento?

Hoja de trabajo

Cómo darte a ti mismo instrucciones sensibles al trauma

Uno de los objetivos de las técnicas basadas en el movimiento es ayudar a las personas a reconectarse con su cuerpo y a sentirse seguras en él. Para favorecer ese sentimiento de seguridad y reconexión, es importante evitar los movimientos forzados o que provocan dolor o generen inseguridad.

El propósito de estas técnicas no es mejorar nuestra forma física. Queremos aprender más sobre nuestro cuerpo, explorar lo que ocurre dentro de él, enviarle compasión. El lenguaje que utilizamos con nosotros mismos durante los ejercicios basados en el movimiento puede facilitar que la reconexión con nuestro cuerpo sea suave y segura cuando: (1) hacemos indagaciones sobre nuestras experiencias y (2) nos invitamos a experimentar plenamente nuestro cuerpo. Estas son algunas preguntas que puedes plantearte mientras practicas técnicas basadas en el movimiento, como el yoga:

Indagación

¿En qué parte del cuerpo, si es que la hay, me siento fuerte?
¿Qué zona siento más fuerte, los hombros o las piernas?
¿Qué siento cuando muevo...?
¿Hay un espacio dentro de mi cuerpo que se sienta seguro?
¿Puedo permitirme enviar compasión a las zonas de mi cuerpo que se sienten inestables o menos seguras?
¿Cómo describiría la sensación de agudeza/frialdad/tensión que tengo en el cuerpo?

¿Qué noto en el cuerpo cuando hago esta postura/movimiento de esta manera? ¿Qué emociones aparecen? ¿Qué pensamientos?
¿Cómo es mi respiración en este momento? ¿Qué cualidad diría que tiene (irregular, superficial, suave, etc.)?
¿Qué zonas de mi cuerpo se sienten en paz en este momento? ¿Qué zonas se sienten tensas o inseguras?
¿Quiero permitirme, de todos modos, conectar con las zonas de mi cuerpo que se sienten inseguras o tensas?
¿Quiero permitirme perder momentáneamente el equilibrio?
¿Hay algún lugar de mi cuerpo al que me parecería bien enviar compasión y comprensión?

Herramienta 6.3

Posturas y movimientos de conexión a tierra

Síntomas que mejoran con la práctica

- Conciencia y regulación emocionales.
- Concentración y atención.
- Interocepción desregulada.
- Memoria.
- Respuesta de estrés.
- Alerta psicofisiológica y síntomas de reactividad habituales en el TEPT según el DSM-5®.

Las posturas y los movimientos de conexión a tierra ayudan a los clientes a enfocar la atención hacia abajo y sintonizar con lo que siente su cuerpo al conectarse con la tierra/suelo. Durante la práctica de estos ejercicios, el cliente se centra intencionadamente en una o varias de las zonas del cuerpo que entran en contacto con la tierra (los pies, los isquiones), dependiendo de la postura. Enfocarse en la conexión entre el suelo y el cuerpo crea una sensación de estabilidad, es una forma de volver a «poner los pies en la tierra», como se suele decir, y de anclarse en el momento presente. Cada una de las posturas que se presentan a continuación, y de los movimientos que las acompañan, puede practicarse con los clientes como parte de la psicoterapia, sin que sea necesario disponer de un gran espacio ni de ningún instrumento en particular.

El trauma suele hacer que los clientes se sientan ansiosos, perdidos, sin control y estancados en el pasado. Cuando esto ocurre, puede producirse en ellos una disociación, que es la razón de que tal vez digan que se sienten «ausentes», «como flotando», como si «no tocaran el suelo». Además, el trauma puede haberles creado una sensación incierta sobre su cuerpo; es posible que les genere inseguridad y desconfianza, después del trauma. Las técnicas de conexión a tierra reconectan a los clientes con su cuerpo, con la tierra y con el momento presente de un modo que les hace sentirse estables y a salvo.

Con la práctica, la conexión del cliente con su cuerpo y con la tierra puede proporcionarle recursos, una sensación de apoyo y una mayor fuerza interior. Al igual que en cualquier tratamiento para sanar el trauma, uno de los objetivos de las técnicas de conexión a tierra es que, en lugar de evitar el cuerpo (y el yo) y adoptar un comportamiento de escape, se vuelva hacia su interior en situaciones de angustia.

Nota: El ejercicio de conexión a tierra en pareja requiere, como su nombre indica, un acompañante, por lo que es más apropiado practicarlo en la terapia de grupo, lo cual permitirá además que los participantes se comuniquen mutuamente su experiencia del ejercicio. Es muy importante que las personas que vayan a hacer este ejercicio den su pleno consentimiento a que se establezca contacto físico con ellas durante la práctica y se sientan seguras a la hora de trabajar con su pareja. No todos los que han experimentado un trauma se sentirán a salvo haciendo este ejercicio, así que utilízalo con precaución.

CONSEJOS PARA HACER LAS POSTURAS Y LOS MOVIMIENTOS DE CONEXIÓN A TIERRA

- Como terapeuta, puedes practicar estas posturas y movimientos a la vez que el cliente, especialmente durante el aprendizaje, para que vea la forma correcta de hacerlos.
- Mientras los clientes están en las posturas de conexión a tierra, indícales que enfoquen la atención en el punto en el que su cuerpo está en contacto con el suelo y sientan el peso con que el cuerpo se asienta, lo cual genera una sensación de estabilidad y de conexión con el momento presente.

- Durante la práctica de estos ejercicios, se puede prestar atención simultáneamente a la respiración y estar en contacto a la vez con las inspiraciones y espiraciones largas, lentas y uniformes.
- Es recomendable también pedirles a los clientes que imaginen que el aire, al inspirar, recorre las posturas y los movimientos mientras los realizan.
- Si te parece oportuno, estas técnicas pueden utilizarse conjuntamente con técnicas cognitivas (de arriba abajo), incluidos los métodos centrados en el trauma. Por ejemplo, mientras el cliente está en una postura de conexión a tierra, le puedes pedir que acceda a información relacionada con un recuerdo traumático. Mientras lo hace, y comenta algún aspecto de ese recuerdo, permanece en la postura y continúa concentrándose en la presión de los pies o la pelvis contra el suelo (u otras partes del cuerpo conectadas a tierra).
- Si durante la práctica acude inesperadamente al cliente un recuerdo angustioso, puede mantenerse anclado en el momento presente presionando los pies contra el suelo (u otras partes del cuerpo conectadas a tierra), y recuperar así la sensación de estar conectado y a salvo.

HALLAZGOS DESTACADOS DE LAS INVESTIGACIONES

- Reducción del estrés y de la carga alostática (o desgaste del cuerpo debido al estrés) (Streeter *et al.*, 2012).
- Mayor capacidad de concentración (Kerr *et al.*, 2011).
- Aumento del volumen de varias áreas cerebrales, entre ellas el hipocampo (Hariprasad *et al.*, 2013), la corteza prefrontal dorsolateral (Wei *et al.*, 2013) y la ínsula (Villemure *et al.*, 2014).

Hoja de trabajo

Postura fácil

Siéntate con suavidad en el suelo, en un cojín de meditación o en una silla. Si estás sentado en el suelo o en un cojín, cruza las piernas; si prefieres hacer el ejercicio sentado en una silla, apoya los pies con firmeza en el suelo.

Descansa ahora las manos, abiertas hacia arriba, sobre la parte interior de las rodillas (o simplemente encima de las rodillas, con el dorso de las muñecas apoyado en los muslos, si estás en una silla) y deja que los brazos se relajen completamente. Date cuenta de la sensación de los isquiones (y de cualquier otra parte del cuerpo que esté en contacto con el suelo o la silla) al estar conectados con el suelo (o el asiento).

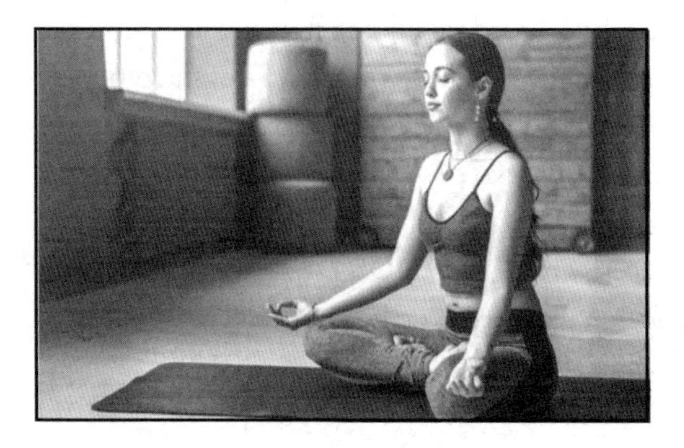

Luego cierra suavemente los ojos y sigue enfocando la atención en la sensación de que los isquiones están en contacto con el suelo (o el asiento). Mientras lo haces, imagina que los isquiones (y los pies, si es el caso) se hunden en el suelo (o en el asiento) aún con más fuerza, lo cual crea una sensación de fortaleza y estabilidad.

Ahora, mientras sigues presionando los isquiones contra el suelo (o el asiento), empieza a respirar larga y profundamente, manteniendo la atención en la conexión entre tu cuerpo y la tierra. Haz tres respiraciones profundas mientras percibes plenamente la conexión. A continuación, mientras sigues haciendo respiraciones largas y profundas, empieza a imaginar que, con cada inspiración, el aire entra en los isquiones, que permanecen firmemente presionados contra el suelo. Al espirar, imagina que el aire sale de los isquiones y entra en el suelo, estabilizando aún más tu conexión a tierra. Continúa respirando atentamente de esta manera durante unos momentos.

Incorpora el movimiento

Por último, incorpora poco a poco el movimiento a esta postura balanceándote suavemente adelante y atrás al tiempo que cambias el peso del cuerpo de un isquion al otro. Nota lo que sientes al balancearte como un péndulo, perder ligeramente el equilibrio al apoyar todo el peso en el isquion izquierdo y luego reequilibrarte en el centro, antes de seguir balanceándote y volver a perder el equilibrio al depositar todo el peso en el isquion derecho. Continúa balanceándote hacia delante y hacia atrás durante unos momentos, con la atención enfocada en la conexión entre tus isquiones y el suelo, respirando a través de ellos hacia la tierra. Cuando estés preparado, puedes empezar a abrir suavemente los ojos y poner fin a la práctica.

Hoja de trabajo

Postura de la montaña

Esta postura de yoga se denomina «postura de la montaña» porque te da la posibilidad de sentirte fuerte, firme y sólidamente asentado en la tierra como una montaña. Es una postura elemental que puede utilizarse como base para otras posturas de pie o practicarse sola, para que te dé estabilidad y fuerza.

Para hacer la postura de la montaña, quítate los zapatos y ponte de pie, con los pies separados, en línea con las caderas. Estira los dedos de los pies hacia delante, enfoca la atención en los pies y nota lo que sienten al establecer un contacto firme con el suelo (fíjate en la figura bajo estas líneas). Al mismo tiempo, con suavidad, haz que participen los músculos isquiotibiales y los cuádriceps, y tensa ligeramente los músculos inferiores de la zona del abdomen. Mientras haces esta postura, es recomendable que mantengas los ojos ligeramente abiertos, mirando hacia abajo (pero manteniendo el cuello erguido) a un punto del suelo unos dos metros delante de los pies.

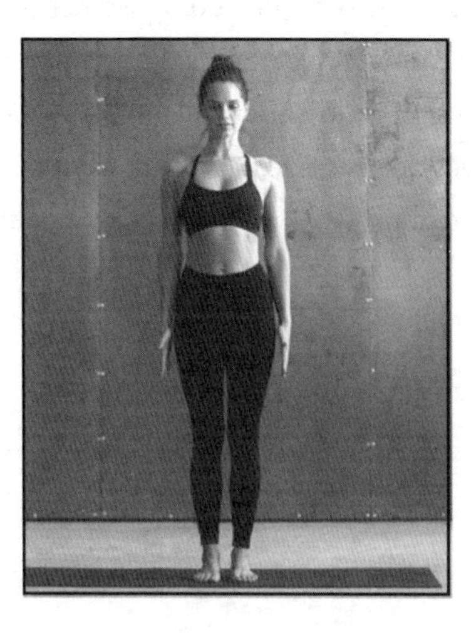

A continuación, vuelve a enfocar la atención en los pies y sigue sintiéndolos. Concéntrate en hacer presión con la almohadilla de cada pie, el talón y el montículo situado bajo el dedo pequeño, cerca de la parte exterior del pie. Imagina que estas tres zonas forman un triángulo y, mientras mantienes la postura, concéntrate en presionar las tres esquinas del triángulo. Imagina ahora que cada vértice del triángulo tiene clavos o que de él salen raíces, que se extienden hacia abajo y penetran en la tierra para enraizarte y estabilizarte. Quédate así un momento, notando la conexión entre tus pies y la tierra. Ahora, mientras sigues enfocando la atención en esta conexión a tierra, empieza a respirar larga y profundamente, visualizando que la respiración fluye hacia arriba a través de tu cuerpo mientras inspiras, y de vuelta hacia abajo a través de tu cuerpo, hacia los triángulos de los pies y hacia la tierra, mientras espiras. Mantén la concentración y sigue respirando de esta manera unos momentos.

Incorpora el movimiento

Para incorporar el movimiento a esta postura, empieza a balancearte suavemente adelante y atrás, cambiando el peso del cuerpo de un pie al otro. Fíjate en lo que sientes al oscilar como un péndulo, al perder ligeramente el equilibrio al descansar todo el peso en el pie izquierdo y luego reequilibrarte en el centro antes de balancearte hacia tu pie derecho y depositar el peso en él. Continúa balanceándote hacia delante y hacia atrás unos momentos, con la atención enfocada en la conexión entre el triángulo de cada pie y la tierra, espirando hacia la tierra a través de los vértices de cada triángulo. Vuelve al centro, manteniendo la postura sin moverte y sintiéndote enraizado.

Una vez que hayas vuelto a conectar tus pies a tierra, empieza a balancearte suavemente una vez más, esta vez simplemente hacia delante y hacia atrás sin cambiar el peso de un lado a otro, dejando que el cuerpo pierda ligeramente el equilibrio por un instante mientras lo haces. Continúa balanceándote unos momentos antes de volver al centro, sintiendo una vez más cómo tus pies están sólidamente asentados en la tierra. Cuando estés preparado, puedes empezar a abrir despacio los ojos y poner fin a la práctica.

Hoja de trabajo

Postura del guerrero II

La postura del guerrero II es una postura de yoga de dificultad intermedia que te ayudará a sentirte enraizado y estable, tanto a nivel físico como mental. Hacer esta postura, aunque sea brevemente, puede ayudarte a reenfocar y redirigir los pensamientos acelerados, la energía nerviosa y la atención dispersa, lo cual te hará sentirte tranquilo, arraigado y presente.

Para hacer la postura del guerrero II mirando hacia la derecha, ponte de pie (preferiblemente descalzo) con los pies muy separados, aproximadamente a un metro de distancia uno de otro. Extiende los brazos mientras los levantas hacia los lados hasta que estén horizontales a la altura de los hombros. Extiende también los dedos y las manos, con las palmas hacia abajo, creando una línea recta desde los dedos hasta cada hombro. Esto se conoce como «postura del centro», un requisito previo a la postura del guerrero II.

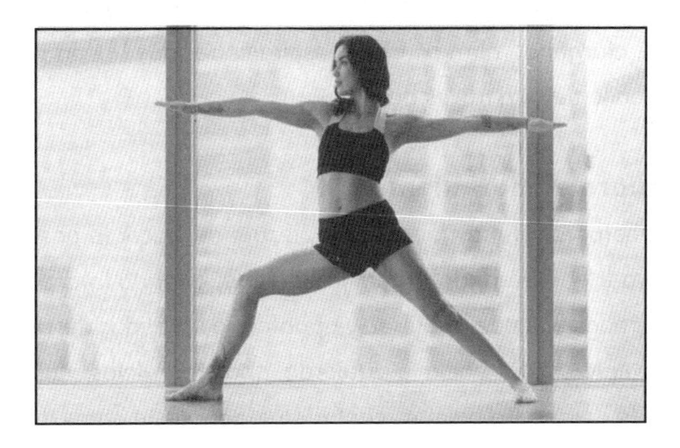

A continuación, gira la cabeza noventa grados hacia la derecha y mira relajadamente enfrente de ti, a un punto de la pared o un objeto situado a la altura de los ojos. Gira el pie derecho noventa grados, de modo que los dedos apunten en la misma dirección que la cabeza, y mantén los dedos del pie izquierdo apuntando en su dirección original; no muevas el pie izquierdo. Ahora, empieza a flexionar con suavidad la rodilla derecha, bajando el cuerpo a medida que la rodilla se dobla. Dóblala hasta crear un ángulo de noventa grados, de forma que esté directamente en línea con el tobillo. Comprime suavemente los músculos del abdomen y rota al mismo tiempo los glúteos hacia abajo (fíjate en la figura de la página anterior).

Ahora que estás en la postura del guerrero II mirando a la derecha, empieza a respirar lenta y profundamente, y, mientras respiras, concéntrate en presionar los pies contra el suelo, notando la conexión entre tus pies y la tierra. Mientras inspiras, imagina que el aire fluye hacia arriba a través de tu cuerpo. Mientras espiras muy lentamente, imagina que el aire fluye hacia abajo, a través de los pies y penetrando en la tierra, lo cual te estabiliza y enraíza todavía más. Quédate así un momento, mientras continúas las respiraciones largas y profundas, alargando al máximo las espiraciones que hacen penetrar el aire en la tierra a través de tus pies.

Incorpora el movimiento

Para incorporar el movimiento, empieza a deshacer la postura del guerrero II enderezando la rodilla derecha, girando la cabeza noventa grados hacia la izquierda y apuntando los dedos del pie derecho noventa grados hacia la izquierda, ahora paralelos a los del pie izquierdo. Esta es la postura central que adoptaste antes de entrar en la del guerrero II mirando hacia la derecha.

A continuación, esta vez, gira la cabeza noventa grados hacia la izquierda, y desplaza los dedos del pie izquierdo noventa grados también hacia la izquierda, mirando ahora en la dirección opuesta a la de antes. Con suavidad, empieza a doblar la rodilla izquierda hasta formar un ángulo de noventa grados, y vuelve a entrar en la postura del guerrero II, pero esta vez mirando en la dirección contraria (postura del guerrero II mirando a la izquierda).

Inspira imaginando que el aire recorre la postura y espira sintiendo que el aire baja a través de los pies hasta penetrar en la tierra. Mantén la postura durante un par de respiraciones antes de deshacer suavemente la postura del guerrero II mirando hacia la izquierda, pasando por la postura central y entrando de nuevo en la postura del guerrero II mirando hacia la derecha. Mantén esta postura durante dos respiraciones antes de pasar de nuevo por la postura del centro y entrar en la del guerrero II mirando hacia la izquierda. Repite esta secuencia de movimientos durante unos momentos antes de volver suavemente a la postura del centro. Mantén esta posición y haz otras dos respiraciones profundas antes de poner fin al ejercicio.

Hoja de trabajo

Ejercicio de conexión a tierra en pareja

El ejercicio de conexión a tierra en pareja, adaptado de una práctica de aikido, demuestra el poder de centrarse en uno mismo y en el cuerpo como forma de mantenerse fuerte y enraizado. Este ejercicio requiere la participación de otra persona, y ella o tú os ofreceréis voluntarios para que vuestra pareja os levante. El ejercicio puede hacerse en dos breves pasos:

1. La persona voluntaria se coloca de espaldas a la «levantadora», con las piernas estiradas y separadas, los pies en línea con cada hombro y los brazos estirados hacia abajo, a los lados. En esta posición, el instructor indicará a la persona voluntaria: «Concéntrate en el compañero que está de pie detrás de ti y haz lo posible por que no te levante del suelo. Concéntrate solo en resistirte a sus esfuerzos por levantarte».

   La persona acompañante, la «levantadora», que está de pie detrás de la voluntaria, puede ahora rodearla con los brazos e intentar levantarla ligeramente del suelo.

2. Después de completar el primer paso, la parte voluntaria retoma su postura, de espaldas a la levantadora, con las piernas rectas y los brazos estirados hacia abajo. Ahora, el instructor le indicará que doble suavemente las rodillas y haga lo siguiente: «Con las rodillas dobladas, y el pecho todavía erguido, imagina que diriges tu energía y tu respiración hacia abajo, a través de las rodillas y a través de los pies, hasta que penetra en el suelo.

Imagina que tu energía fluye hacia abajo, con fuerza, como si fueran clavos que salen de la planta de los pies y entran en la tierra».

La parte acompañante, que vuelve a estar detrás de la voluntaria, tratará ahora de levantarla de nuevo, notando cualquier diferencia entre esta postura y la anterior.

Ahora, los miembros de la pareja cambian de posición, de modo que la parte voluntaria es ahora la levantadora, y viceversa. Para hacer el ejercicio, solo hay que seguir la misma secuencia de antes.

Cambio de impresiones

Una vez terminado el ejercicio, comentad lo que habéis experimentado: ¿ha habido alguna diferencia entre la primera postura y la segunda? ¿Desde qué postura ha sido más fácil levantarte cuando has sido la parte voluntaria? ¿Se ha notado algún cambio cuando has enfocado la atención en afirmar los pies en la tierra en lugar de enfocarla en algo externo, como ha hecho la parte levantadora? La mayoría de los participantes suelen coincidir en que cuando la parte voluntaria adopta la segunda postura y se centra en su interior, es mucho más difícil levantarla o «desarraigarla». La principal lección que se puede aprender de este ejercicio es que cuando enfocamos la atención en controlar a personas o situaciones externas a nosotros, nos sentimos menos estables, menos fuertes y con menos dominio de la situación. Cuando nos centramos en nuestro interior, en nuestra estabilidad y nuestra conexión con el presente y con el suelo que nos sostiene, tenemos más poder, estamos más en control de nosotros mismos y de las situaciones, y es menos probable que las cosas nos desestabilicen y nos hagan perder el equilibrio.

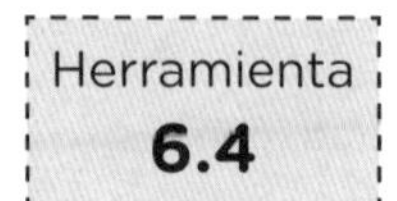

Posturas y movimientos que calman

Síntomas que mejoran con la práctica

- Conciencia y regulación emocionales.
- Concentración y atención.
- Interocepción desregulada.
- Memoria.
- Respuesta de estrés.
- Alerta psicofisiológica y síntomas de reactividad habituales en el TEPT según el DSM-5®.

Las posturas y los movimientos calmantes, que a menudo consisten en algún tipo de estiramiento, ayudan a los clientes a liberar la tensión y relajarse. Estas técnicas pueden utilizarse solas, para favorecer la relajación consciente, o junto con otras prácticas de abajo arriba o de arriba abajo, para enseñarle al cuerpo a relajarse mientras experimenta pensamientos angustiosos o para intensificar los efectos de otras prácticas de reducción del estrés (como, por ejemplo, la respiración consciente).

Cada una de las siguientes posturas, y de los movimientos que las acompañan, pueden practicarse durante la sesión de psicoterapia, pero requieren más espacio y una mayor confianza de los clientes en el terapeuta que las posturas y los movimientos de conexión a tierra.

CONSEJOS PARA LAS POSTURAS Y LOS MOVIMIENTOS CALMANTES

- Para presentarles a los clientes las posturas y los movimientos calmantes, deberás explicárselos y mostrarles una imagen de la postura o posturas que les propones. Si es posible, contempla la posibilidad de hacerlas con el cliente, para que vea la forma correcta de ejecutarlas. Esto contribuirá a que se sienta confiado y seguro al probar a hacer las posturas, tanto dentro como fuera del contexto de la terapia.
- Antes de practicar las posturas y los movimientos calmantes, asegúrate de que el cliente se ha sometido a un examen físico recientemente y de que su médico no cree que estas prácticas sean para él contraproducentes.
- Durante la práctica de estos ejercicios, se puede prestar simultáneamente atención a la respiración, que consistirá en inspiraciones y espiraciones largas, lentas y uniformes.
- Se recomienda también que el cliente imagine que, al inspirar, el aire entra y recorre las posturas y los movimientos mientras los realiza y, al espirar, el aire sale a través de ellos.
- Si se considera oportuno, estas técnicas pueden utilizarse conjuntamente con técnicas cognitivas (de arriba abajo), incluidos los métodos de terapia centrados en el trauma. Por ejemplo, mientras el cliente está en una postura calmante, se le puede pedir que acceda a información relativa a un recuerdo traumático. Mientras lo hace y comenta algún aspecto del recuerdo, permanece en la postura y continúa concentrándose en sentir un área específica de su cuerpo.
- Después de practicar estas posturas, pregúntale sobre su experiencia e indícale cuándo y durante cuánto tiempo conviene que practique estas posturas fuera de la sesión. Suele ser recomendable una breve práctica diaria, de unos cinco minutos aproximadamente.

HALLAZGOS DESTACADOS DE LAS INVESTIGACIONES

- Reducción del estrés y de la carga alostática (o desgaste del cuerpo debido al estrés) (Streeter *et al.*, 2012).
- Mayor capacidad de concentración (Kerr *et al.*, 2011).
- Aumento del volumen de varias áreas cerebrales, como el hipocampo (Hariprasad *et al.*, 2013), la corteza prefrontal dorsolateral (Wei *et al.*, 2013) y la ínsula (Villemure *et al.*, 2014).

Hoja de trabajo

Postura del niño

Esta postura elemental de yoga ayuda a reducir el estrés e induce la relajación. Para entrar en la postura del niño, empieza por descender suavemente al suelo apoyándote en las manos y las rodillas. Una vez asentado sobre las manos y las rodillas, junta los pies de modo que los dedos gordos se toquen. Ahora empieza a echar el cuerpo hacia atrás hasta apoyar el peso en los talones, sintiendo que los empeines hacen presión contra el suelo. Mientras te acomodas en la postura, asegúrate de que las rodillas están aproximadamente en línea con las caderas y mantén los pies juntos bajo el peso de tu cuerpo.

A continuación, siéntate erguido, con la columna vertebral recta, e inspira y espira profundamente. Ahora, empieza a inclinarte hacia delante y extiende los brazos delante de ti todo lo que puedas en horizontal con el suelo. Mantén la parte inferior del cuerpo en la misma posición que tenía cuando estabas sentado erguido; empuja los isquiones contra los talones mientras sigues extendiendo los brazos al máximo y siente cómo la parte inferior (y tal vez también la superior) de los brazos toca el suelo.

Si te resulta difícil o incómodo mantener los isquiones presionados contra los talones, puedes colocar una manta o una almohada en el pliegue de las rodillas, lo que te proporcionará un apoyo adicional. Deja que la cabeza descienda suavemente, y baja la frente hacia el suelo. Presiona con suavidad las palmas de las manos contra el suelo mientras sigues presionando los isquiones contra los pies (como en la siguiente fotografía).

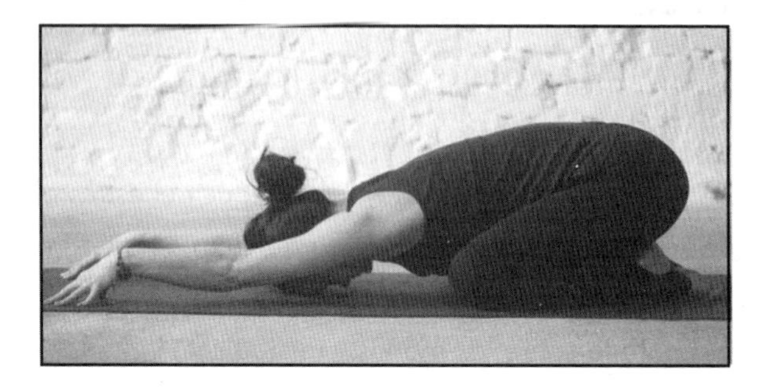

Empieza a respirar profundamente en esta posición y, mientras respiras, concéntrate en seguir haciendo presión con los isquiones y las palmas de las manos hacia abajo. Quédate así unos momentos, respirando profundamente, cuidando de que las espiraciones sobre todo sean largas y profundas.

Incorpora el movimiento

Para incorporar el movimiento a esta postura, empieza a hacer suavemente la transición de la postura del niño a la del perro mirando hacia arriba, siguiendo las instrucciones de la siguiente hoja de trabajo, «Postura del perro mirando hacia arriba». Una vez que hayas hecho la transición, puedes permanecer en la nueva postura unos instantes y luego volver lentamente a la del niño, y alternarlas unas cuantas veces.

Hoja de trabajo

Postura del perro mirando hacia arriba

Esta postura elemental de yoga ayuda a abrir el pecho y a reducir la tensión. Para entrar en la postura del perro mirando hacia arriba, empieza por bajar suavemente todo el cuerpo al suelo, con el estómago hacia abajo. Levanta la cabeza ligeramente, dobla los codos y apoya las manos firmemente en el suelo en línea con un punto medio entre el pecho y los hombros. Al hacer esto, cuida de que los codos y los brazos estén cerca de los costados del torso, y no alejados del cuerpo. Con las manos firmemente apoyadas en el suelo, empieza a empujar a través de las palmas y ve levantando del suelo la cabeza y el pecho mientras estiras poco a poco los brazos. No es necesario que los endereces completamente; la atención debe estar centrada en ensanchar el pecho, estirar la espalda y levantar la cabeza y el pecho hacia el cielo.

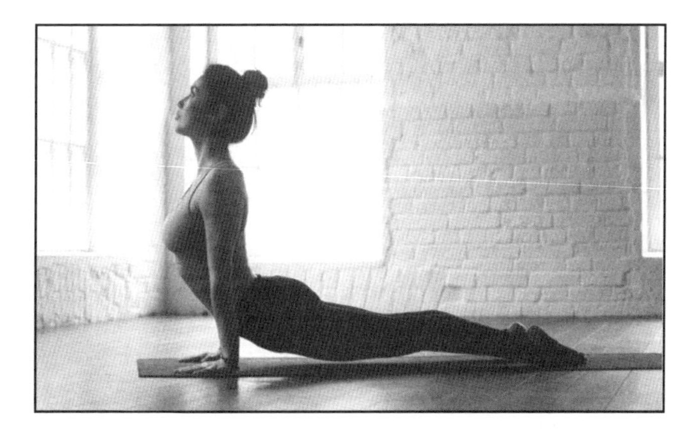

Mientras continúas levantando la cabeza y el pecho, con las palmas de las manos empujando contra el suelo, pon la atención en desplazar con suavidad las caderas hacia delante y, si es posible, haz un poco más de presión con las palmas de las manos para levantar despacio las caderas del suelo mientras estiras al máximo las piernas. Mantén esta posición y respira profundamente, dirigiendo la mirada hacia arriba.

Empieza a respirar profundamente sintiendo que el aire entra, recorre la postura y sale a través de ella y, mientras respiras, concéntrate en seguir presionando el suelo con las palmas de las manos y haciendo fuerza hacia arriba. Quédate así unos momentos y sigue respirando profundamente, cuidando de que las espiraciones sobre todo sean largas y profundas.

Incorpora el movimiento

Para incorporar el movimiento a la postura del perro mirando hacia arriba, empieza suavemente a hacer la transición de vuelta a la postura del niño. Mantén cada postura durante varias respiraciones antes de hacer la transición de una postura a otra.

Hoja de trabajo

Postura de la vaca/del gato

Estas posturas de yoga producen una respuesta calmante al alargar la columna vertebral y relajar la espalda, un lugar del cuerpo en el que habitualmente se acumulan las tensiones. Además, este ejercicio favorece la circulación entre los discos intervertebrales, lo que a su vez libera la tensión de la espalda y mejora la flexibilidad.

Antes de entrar en la postura de la vaca, inclina el cuerpo y ponte a gatas, con las palmas de las manos firmes en el suelo, los brazos rectos y las rodillas, la parte inferior de las piernas y los empeines en contacto con el suelo. En la medida de lo posible, distribuye equitativamente el peso entre las manos, las rodillas, la parte inferior de las piernas y los pies. Contrae suavemente los músculos abdominales para que el centro del cuerpo no quede laso. Asegúrate, además, de que los hombros estén perfectamente en línea con las muñecas y las caderas con las rodillas, mientras mantienes esta posición unos instantes. Desde esta posición, puedes entrar en la postura de la vaca o la del gato, y alternarlas, incorporando así el movimiento.

Postura de la vaca

Para hacer la postura de la vaca, empieza por inspirar y deja que el estómago se afloje y descienda mientras espiras y liberas la tensión de los músculos abdominales. A la vez, levanta la cabeza, la mirada y el pecho, y visualiza cómo simultáneamente levantas el coxis (como en la fotografía).

Comienza a respirar profundamente en esta posición y, mientras respiras, concéntrate en seguir estirando la cabeza, el pecho y el coxis hacia arriba. Quédate así unos momentos, respirando profundamente y cuidando sobre todo de que las espiraciones sean lentas y profundas.

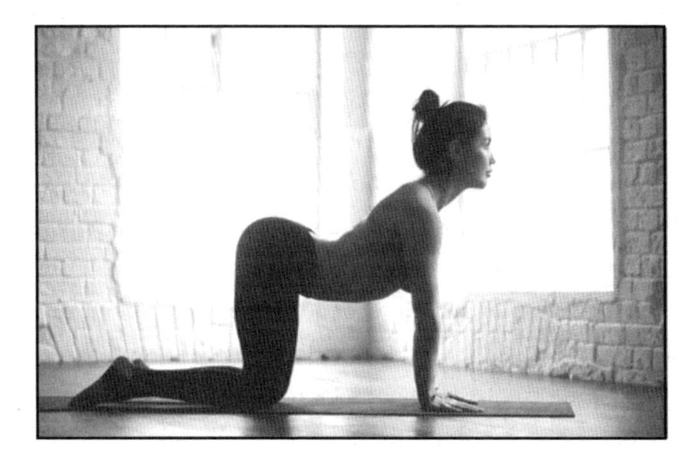

Postura del gato

Para pasar de la postura de la vaca a la del gato, inspira una vez más estando en la postura de la vaca y, al empezar a espirar, ve contrayendo los músculos abdominales, tirando del abdomen hacia dentro. Pasa por la posición neutra que adoptaste al principio de esta práctica y sigue contrayendo los músculos abdominales. Ahora arquea con suavidad la columna vertebral y baja el coxis, y al mismo tiempo baja la cabeza y mira hacia abajo, dejando que la barbilla entre en contacto con el pecho. Con la columna vertebral todavía arqueada, respira profundamente en esta posición unos instantes, cuidando de que las espiraciones sobre todo sean largas y profundas.

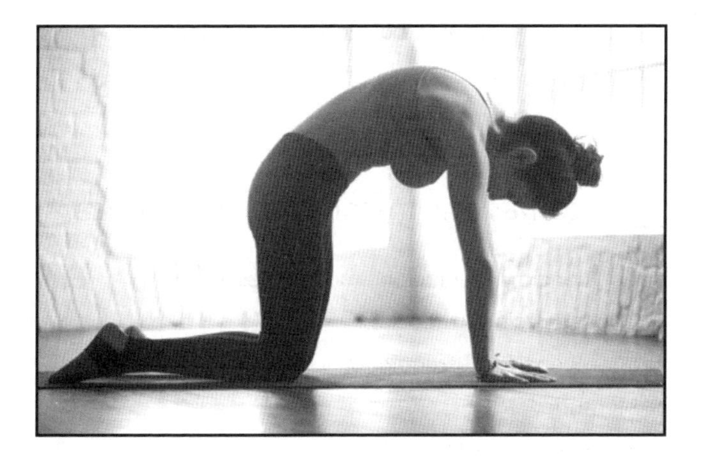

Para incorporar el movimiento, fluye entre la postura de la vaca y la del gato con cada respiración, pasando a la de la vaca al inspirar, y haciendo la transición a la del gato al espirar. Continúa este movimiento durante varias respiraciones.

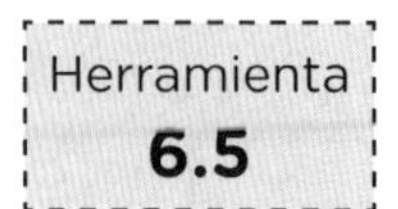

Posturas y movimientos que aportan seguridad

Síntomas que mejoran con la práctica

- Conciencia y regulación emocionales.
- Concentración y atención.
- Interocepción desregulada.
- Memoria.
- Respuesta de estrés.
- Alerta psicofisiológica y síntomas de reactividad habituales en el TEPT según el DSM-5®.

Las posturas y los movimientos afianzadores ayudan a los clientes a dirigir la atención hacia el interior del cuerpo con delicadeza y con la sensación de que están a salvo al hacerlo. A muchos de ellos, el trauma les ha creado el sentimiento de que el cuerpo es peligroso, de modo que con frecuencia evitan relacionarse con él, lo cual intensifica la desconexión entre mente y cuerpo. Y esto es así particularmente en el caso de quienes han sufrido un trauma físico (por un acto de violencia, una agresión sexual, etc.). Para curar el trauma, es necesario reintegrar cuerpo y mente, y una forma de favorecer esa integración es ayudando a los clientes a volver a «entrar» en su cuerpo de forma segura y controlada.

Las siguientes posturas y movimientos afianzadores son una manera de que se reconecten con su cuerpo sintiéndose protegidos y a salvo de cualquier peligro. Cada una de estas posturas, y de los movimientos que las acompañan, puede practicarse con los clientes en el contexto de la psicoterapia, en un espacio reducido y sin necesidad de ningún instrumento en particular.

CONSEJOS PARA LAS POSTURAS Y LOS MOVIMIENTOS QUE APORTAN SEGURIDAD

- Durante la práctica de estos ejercicios, se puede prestar simultáneamente atención a la respiración, que consistirá en inspiraciones y espiraciones largas, lentas y uniformes.
- Se recomienda también que el cliente imagine que, al inspirar, el aire entra y recorre las posturas y los movimientos mientras los realiza y, al espirar, el aire sale a través de ellos.
- Si se considera oportuno, estas técnicas pueden utilizarse conjuntamente con técnicas cognitivas (de arriba abajo), incluidos los métodos de terapia centrados en el trauma. Por ejemplo, mientras el cliente está en una postura afianzadora, se le puede pedir que acceda a información relativa a un recuerdo traumático. Mientras lo hace y comenta algún aspecto del recuerdo, permanece en la postura y continúa concentrándose en hacer presión hacia abajo con los pies o la pelvis (u otras zonas del cuerpo conectadas con el suelo).
- Si inesperadamente acude al cliente un recuerdo angustioso, puede permanecer en la postura de seguridad o cambiar a una postura de conexión a tierra, colocando para ello los pies en el suelo y presionando hacia abajo, como hacia el interior de la tierra.

HALLAZGOS DESTACADOS DE LAS INVESTIGACIONES

- Reducción del estrés y de la carga alostática (o desgaste del cuerpo debido al estrés) (Streeter *et al.*, 2012).
- Mayor capacidad de concentración (Kerr *et al.*, 2011).
- Aumento del volumen de varias áreas cerebrales, como el hipocampo (Hariprasad *et al.*, 2013), la corteza prefrontal dorsolateral (Wei *et al.*, 2013) y la ínsula (Villemure *et al.*, 2014).

Hoja de trabajo

Postura para relajar el psoas

El músculo psoas

El músculo psoas, formado por el psoas mayor y menor, conecta las piernas con la parte delantera de la columna vertebral y la parte superior del torso con la pelvis. Su función es estabilizar y descomprimir la columna vertebral, y ayudarnos a caminar erguidos y a mantener una postura saludable. La tensión crónica, o una lesión en el psoas (que es una consecuencia habitual tras haber sufrido abusos sexuales, concretamente, y un trauma en general), puede provocar dolor en la zona lumbar. Si la situación traumática se prolonga, la persona puede desarrollar además dolor en el cuello y en los hombros.

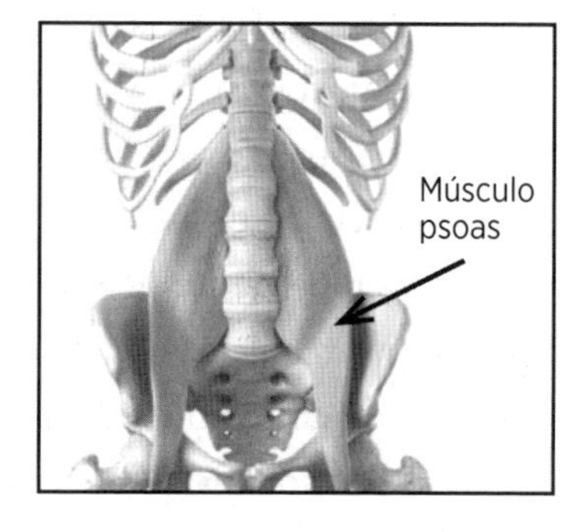

Un hecho importante es que el psoas participa en las experiencias traumáticas y en que estas queden registradas en el cuerpo. Trabajar con esta zona puede ayudar, por tanto, a recuperarse del trauma, así como a liberar la energía traumática estancada en esta región. Como afirma el experto en el tratamiento del trauma David Berceli (2005, p. 14), «en la especie humana, podemos considerar que los psoas son los músculos de lucha o huida». Y es que una función específica de estos músculos es cuidar de que estemos preparados y protegidos cuando ocurra algo sumamente estresante o traumático.

El psoas contiene el mayor número de «nervios de lucha o huida» (del sistema nervioso simpático) de todo el cuerpo, que se activan durante las experiencias traumáticas y producen una fuerte tensión en esta zona. En otras palabras, cuando se produce un trauma o una fuerte respuesta de estrés, el psoas se tensa, y la tensión puede permanecer hasta mucho después de finalizada la situación traumática. Uno de los objetivos, por tanto, del tratamiento del trauma enfocado en el cuerpo es liberar la tensión enquistada en el psoas, para que el cliente pueda entrar en un estado más relajado y recupere la sensación de seguridad con respecto a su cuerpo.

Postura para relajar el psoas

Para hacer esta postura, puedes tumbarte y apoyar la parte inferior de las piernas y los pies en una silla, como muestra la figura. Al adoptar esta posición, asegúrate de que la zona lumbar esté presionada contra el suelo y deja que los brazos descansen a los lados, con las palmas de las manos hacia arriba. A continuación, siente cómo los flexores de la cadera (músculos psoas e ilíaco principalmente) empiezan a distenderse a medida que los fémures (el hueso del muslo) se relajan hasta la articulación de las caderas.

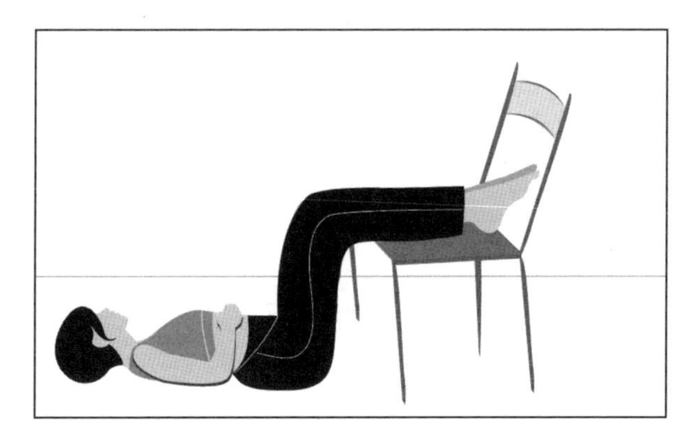

Empieza a respirar profundamente en esta posición y, mientras respiras, concéntrate en la sensación de que los fémures se relajan hasta la articulación de las caderas, lo que liberará cualquier tensión que haya en el psoas. Quédate así unos momentos mientras continúas haciendo respiraciones largas y profundas, imaginando que, con cada respiración, el aire entra en los flexores de las caderas colmándolos de relajación y sanación.

Incorpora el movimiento

Para incorporar movimiento a esta postura, acércate con suavidad una rodilla hacia el pecho agarrando la parte inferior de la pierna con los brazos y tirando suavemente de ella hacia el pecho. Respira profundamente en esta posición unos instantes antes de soltar la pierna y volver a apoyarla en la silla, y ahora repite el movimiento con la otra pierna. Continúa de tres a cinco minutos, cambiando de pierna después de unas cuantas respiraciones.

Hoja de trabajo

Postura de estiramiento hacia delante

Para sanarse del trauma, es importante sentir que el cuerpo es un lugar seguro, un espacio protegido en el que refugiarse cuando uno se siente angustiado. Esta postura crea una sensación de «replegarse sobre uno mismo» y favorece el sentimiento de seguridad y protección. Muchas personas tienen tendencia a encogerse y hacerse un ovillo cuando están extremadamente estresadas o disgustadas. Buscar refugio en nuestro cuerpo es una respuesta natural al estrés que nos hace sentirnos protegidos y reconfortados. Es también una forma de calmarnos a nosotros mismos.

Para hacer la postura de estiramiento hacia delante, empieza por sentarte erguido en una silla, con los pies apoyados en el suelo, en línea con los hombros o incluso un poco más separados, la columna vertebral bien estirada y los brazos descansando a los lados del cuerpo. Comienza a inspirar lentamente y, mientras lo haces, extiende los brazos hacia los lados y sigue levantándolos hasta rozar las orejas. Con los brazos estirados en esta posición, empieza a espirar muy lentamente y, al hacerlo, inclina el torso hacia delante manteniendo la columna vertebral lo más recta posible.

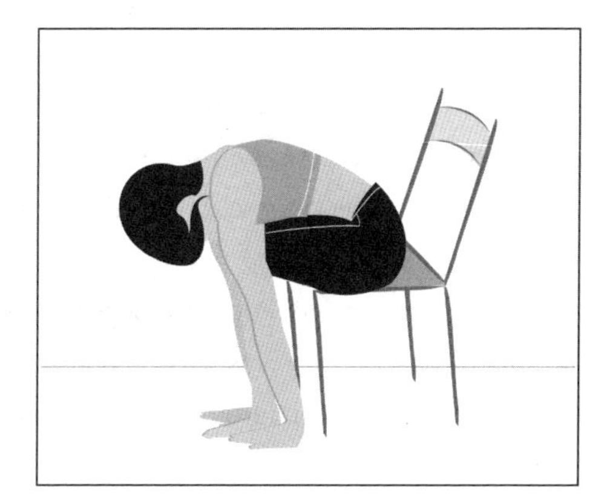

Continúa inclinándote lentamente hacia delante mientras espiras y acerca el abdomen y el pecho a los muslos hasta que el abdomen quede apoyado en ellos. No te obligues a estirarte más de lo que te resulte cómodo y asegúrate de que, mientras el abdomen está apoyado en los muslos, la presión no es tan fuerte que te impida respirar con fluidez. Deja que los brazos se relajen a los lados y empieza a respirar lentamente, alargando las inspiraciones y las espiraciones, mientras mantienes la postura.

Sigue respirando en esta posición y, al inspirar, endereza la columna vertebral un poco, justo lo necesario para dejar espacio y que el aire pueda entrar en el diafragma. Con cada espiración, estírate ligeramente hacia abajo arqueando la espalda a medida que el aire sale del diafragma.

Cómo incorporar movimiento

Para incorporar movimiento, puedes pasar lentamente, al compás de la respiración, de la postura de estiramiento hacia delante a la posición sentada con la espalda erguida. Empieza por sentarte erguido y pasa a la postura de estiramiento hacia delante siguiendo las instrucciones anteriores. Una vez que estés en la postura de estiramiento hacia delante, comienza a inspirar lentamente mientras extiendes los brazos hacia los lados, enderezas un poco la columna vertebral y empiezas a levantar el torso. Mientras lo levantas, estira los brazos hacia arriba de modo que rocen las orejas. Cuando termines de inspirar, adopta una posición sentada erguida. Ahora, cuando empieces a espirar, vuelve lentamente a la postura de estiramiento hacia delante. Puedes ir pasando de una postura a la otra durante unos momentos, inspirando para adoptar la posición sentada erguido y espirando para doblar el cuerpo y hacer la postura de estiramiento hacia delante.

Herramienta 6.6

Meditación caminando

Síntomas que mejoran con la práctica

- Conciencia y regulación emocionales.
- Concentración y atención.
- Interocepción desregulada.
- Memoria.
- Respuesta de estrés.
- Alerta psicofisiológica y síntomas de reactividad habituales en el TEPT según el DSM-5®.

Meditar caminando es una manera eficaz de mantener momento a momento la conciencia del cuerpo y del entorno, de activar las áreas cerebrales del pensamiento y de reducir la activación del sistema nervioso autónomo. Además, meditar caminando puede ayudar a los clientes a integrar la conciencia exterior e interior, al fortalecer, por un lado, la conexión con el cuerpo y, por otro, la percepción consciente del entorno. Meditar caminando despacio favorece, concretamente, la conciencia propioceptiva (el sentido del equilibrio), mientras que meditar caminando deprisa favorece la interocepción (la conciencia de la respiración, por ejemplo) y la conciencia del entorno.

CONSEJOS PARA MEDITAR CAMINANDO

- Siempre que sea posible, se recomienda que la meditación caminando se realice al aire libre en un entorno de naturaleza.
- Si se hace en grupo, asegúrate de que cada individuo tenga suficiente espacio personal mientras camina.

- Durante esta práctica, la atención puede enfocarse en la respiración, el cuerpo, el entorno o los tres a la vez.
- Si se considera oportuno, la meditación caminando puede practicarse conjuntamente con técnicas cognitivas (de arriba abajo), incluidos los métodos de terapia centrados en el trauma. Por ejemplo, mientras el cliente enfoca la atención en algo externo (un árbol, una flor, etc.), se le puede pedir que acceda a información relativa a un recuerdo traumático. Mientras lo hace, está firmemente enraizado en el entorno, lo cual puede reducir la tendencia a la disociación.

HALLAZGOS DESTACADOS DE LAS INVESTIGACIONES

- Reducción del estrés y de la carga alostática (o desgaste del cuerpo debido al estrés) (Streeter *et al.*, 2012).
- Mayor capacidad de concentración (Kerr *et al.*, 2011).
- Aumento del volumen de varias áreas cerebrales, entre ellas el hipocampo (Hariprasad *et al.*, 2013), la corteza prefrontal dorsolateral (Wei *et al.*, 2013) y la ínsula (Villemure *et al.*, 2014).

Hoja de trabajo

Meditación caminando a paso lento

El objetivo de caminar con lentitud durante esta meditación es dividir en pasos el proceso de caminar, para percibir atentamente lo que se siente al dar cada paso. Para empezar, busca un lugar donde te sientas tranquilo sabiendo que nada va a interferir en la meditación. No tiene por qué ser un espacio extenso; de hecho, basta un lugar en el que puedas caminar aproximadamente diez pasos antes de darte la vuelta y caminar en la dirección opuesta. Ten en cuenta, sin embargo, que caminar muy lentamente puede hacerte perder el equilibrio. Por eso, para tu tranquilidad, puedes empezar la práctica cerca de una pared en la que puedas apoyar la mano para equilibrarte, hasta que te habitúes al ritmo lento y te sientas lo suficientemente seguro como para bajarla y mantener el equilibrio.

Una vez que estés de pie, con la columna vertebral recta y los brazos relajados a los lados, empieza a caminar dirigiendo todo el peso del cuerpo al pie derecho y poniéndolo en tierra, y al mismo tiempo ve levantando lentamente del suelo el pie izquierdo. Con la atención enfocada todo lo posible en los pies y en la sensación de equilibrio, sigue levantando el pie izquierdo y llévalo hacia delante. Ve bajándolo suavemente para colocarlo delante del pie derecho, en línea con él, empezando por el talón. Cuando el talón esté en contacto con el suelo, deja que se coloque firmemente en el suelo toda la planta del pie.

A continuación, desplaza el peso del cuerpo un poco hacia delante y distribúyelo entre los dos pies por igual. Ahora, desplaza la mayor parte del peso hacia el pie izquierdo y, una vez que esté bien asentado, empieza a levantar del suelo lentamente el pie derecho. De nuevo, enfocando todo lo posible la atención en los pies y en la sensación de equilibrio, lleva el pie derecho poco a poco hacia delante. Empieza a bajarlo suavemente hacia el suelo para ponerlo delante del pie izquierdo, en línea con él, colocando en el suelo primero el talón. Una vez que el talón haga contacto con el suelo, deja que toda la planta del pie se asiente en el suelo firmemente. Desplaza el peso ligeramente hacia delante y distribúyelo por igual entre los dos pies.

Repite este proceso a lo largo del camino que hayas elegido y, cuando llegues al final, gira lentamente ciento ochenta grados y empieza el proceso de nuevo para volver al punto de partida. Sigue caminando muy lentamente y prestando la máxima atención a las sensaciones asociadas a cada movimiento. Practica esta meditación durante aproximadamente diez minutos. Cuando la mente divague, felicítate por haberte dado cuenta; reconoce la presencia del pensamiento al que tu mente se ha sumado, déjalo ir y vuelve a enfocar la atención en las sensaciones de cada movimiento.

Hoja de trabajo

Meditación caminando a paso rápido

Los objetivos de meditar caminando a paso rápido son notar la sensación del aire al entrar en el cuerpo y al salir de él, así como conectar con el entorno y con las percepciones sensoriales que produce: vistas, olores y sonidos. Antes de empezar la meditación, elige un camino largo, de tierra o asfaltado, preferiblemente en un entorno natural. Los caminos que discurren entre árboles, flores y agua, en los que hay pájaros y quizá incluso algún otro animal, son los mejores, pues todo ello enriquece la conexión con la naturaleza.

Para hacer esta meditación a paso rápido, empieza caminando lentamente por el sendero que hayas elegido. Si lo deseas, puedes empezar la práctica con una breve meditación a paso lento, y luego acelerar gradualmente el paso hasta alcanzar el ritmo que te resulte cómodo.

Enfoca la atención en tu interior

Cuando empieces a caminar, dirige la atención hacia dentro y enfócala en la respiración; nota las sensaciones que te produce a medida que aceleras poco a poco el ritmo. Respira por la nariz, y date cuenta de la sensación del aire al entrar en las fosas nasales, bajar por la garganta y llegar al diafragma. Quizá notes el frescor del aire al entrar en la nariz. Al espirar, date cuenta de cómo se comprime el abdomen cuando el aire sale del diafragma y fluye de nuevo hacia arriba y de cómo al salir por las fosas nasales, el aire está más caliente que cuando entró. Continúa caminando a paso ligero, consciente de la respiración durante unos momentos, inspirando y espirando plenamente de una manera cómoda. Nota cómo, a medida que el paso se hace más rápido, la intensidad de la respiración crece también.

Céntrate en el exterior

Después de centrarte en la respiración durante unos instantes, empieza a trasladar la atención al entorno y toma conciencia de las vistas, los sonidos y los olores que te rodean, siguiendo estas instrucciones:

1. **Vistas**: empieza a percibir conscientemente tu entorno girando la cabeza hacia la izquierda, observando lo que pueda haber a ese lado y luego dirigiendo lentamente la mirada hacia la derecha hasta donde te resulte cómodo y observando todo lo que encuentres en ese recorrido. Cuando veas un árbol, por ejemplo, dite mentalmente: «Estoy viendo un árbol a mi izquierda». Cada vez que la mirada capte un objeto del entorno, enfoca la atención en él un instante y dite mentalmente lo que ves.
2. **Sonidos**: a continuación, mientras sigues caminando, presta atención a cualquier sonido que pueda haber: el piar de los pájaros, el crujir de las hojas, el sonido de tus pies al entrar en contacto con el suelo o de tu respiración. Dite mentalmente lo que oyes: «Estoy oyendo el roce de los pies en la tierra mientras camino», por ejemplo.
3. **Olores**: por último, dedica un momento a conectar con los olores que puedan llegarte mientras caminas. Los olores pueden ser más difíciles de identificar; si te cuesta identificar un determinado olor, simplemente dite a ti mismo: «Estoy captando un olor en este momento».

La meditación a paso rápido puede durar solo diez minutos, o mucho más, dependiendo de las preferencias de cada cual en el momento.

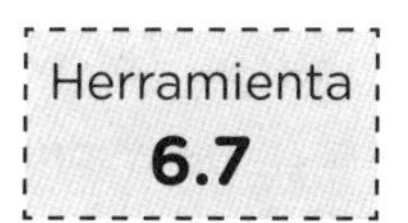

Beneficios del ejercicio físico

Síntomas que mejoran con la práctica

- Concentración y atención.
- Memoria.
- Respuesta de estrés.
- Alerta psicofisiológica y síntomas de reactividad habituales en el TEPT según el DSM-5®.

El ejercicio físico es beneficioso para la salud física y psicológica, y, por sus efectos en el cerebro, puede ser especialmente recomendable para personas que han tenido experiencias traumáticas. Dos beneficios notables que obtenemos del ejercicio son: (1) reducción del estrés, debido en parte a la mayor variabilidad de la frecuencia cardíaca (en la página 153 encontrarás una explicación de la VFC), y (2) aumento de la activación y el volumen del centro cerebral de la memoria (el hipocampo).

Los individuos que sufren de ansiedad o síntomas postraumáticos tienen altamente activada la respuesta de estrés (el sistema nervioso simpático). Esto significa que se activan áreas subcorticales del cerebro como la amígdala (centro cerebral del miedo), lo cual embota las áreas cerebrales del pensamiento y pone en marcha la respuesta corporal de estrés (a través del eje hipotalámico-hipofisario-adrenal, HHA). Cuando esto ocurre, se desencadenan cientos de reacciones psicofisiológicas y bioquímicas, entre ellas la secreción de cortisol, que, con el tiempo, agotan y trastornan el cerebro y el resto del cuerpo. Este nivel tan alto de estrés puede tener multitud de consecuencias serias para la salud física y psicológica.

Además, quienes padecen ansiedad o síntomas postraumáticos suelen tener problemas de memoria, lo cual se explica en parte por los déficits que sufre el centro cerebral de la memoria, el hipocampo. Esto está directamente relacionado con la respuesta de estrés que se describía en el párrafo anterior, ya que el hipocampo está repleto de receptores de cortisol. La secreción de cortisol en momentos de gran estrés (lo cual es muy frecuente cuando existen síntomas postraumáticos o ansiedad general) inunda los receptores de cortisol del hipocampo, y esto da lugar a una desactivación significativa del hipocampo e incluso, con el tiempo, a una reducción de su volumen.

Dado que el hipocampo desempeña un papel fundamental en la memoria, las personas que han sufrido traumas o que experimentan ansiedad o estrés prolongado suelen quejarse de problemas de memoria. Esa deficiente activación del hipocampo es también la razón de que los recuerdos relacionados con el trauma tiendan a revivirse, en lugar de recordarse. El hipocampo es el encargado de ponerles el sello cronológico a los sucesos, pero cuando está dañado o poco activado, no es capaz de hacerlo, y los sucesos pasados se experimentan como si estuvieran ocurriendo en el presente.

El ejercicio físico no solo ayuda a reducir la respuesta de estrés y a silenciar el centro cerebral del miedo, sino que favorece el crecimiento de *neuronas totalmente nuevas* en el centro cerebral de la memoria, pues contribuye a la producción del factor neurotrófico derivado del cerebro (BDNF, por sus siglas en inglés) (Wrann *et al.*, 2013). El BDNF es una proteína que se encuentra en el cerebro y que actúa sobre las células madre del hipocampo y ayuda a generar nuevas neuronas.

CONSEJOS PARA HACER EJERCICIO FÍSICO

- Asegúrate de que los clientes hayan consultado a su médico antes de empezar cualquier programa de ejercicios.

- Pídeles que se sometan a reconocimientos físicos anuales para garantizar que tienen el grado de salud física necesario para hacer ejercicio.
- Aconséjalos que contemplen la posibilidad de hacer ejercicio con otra persona si les cuesta atenerse al plan de ejercicio que han programado.
- Anímalos a mantener una dieta saludable cuando sea posible, ya que esto contribuirá a aumentar la producción del BDNF todavía más.

HALLAZGOS DESTACADOS DE LAS INVESTIGACIONES

- Disminución de la depresión (Craft y Perna, 2004).
- Aumento de la producción del BDNF (Sleiman *et al.*, 2016).
- Neurogénesis (generación de nuevas neuronas) en el hipocampo (Erickson *et al.*, 2011).
- Aumento de la variabilidad de la frecuencia cardíaca, lo que indica una disminución del estrés (Routledge *et al.*, 2010).

Hoja de trabajo

Beneficios del ejercicio físico

Oímos hablar tan a menudo de lo conveniente que es hacer ejercicio que ni prestamos atención a la frase. Sin embargo, hay muchas razones de peso para que te plantees hacer ejercicio como una forma de mejorar los síntomas postraumáticos, siempre, eso sí, que tu médico lo considere oportuno. Concretamente, el ejercicio físico tiene dos efectos beneficiosos para el cerebro, que pueden atenuar los síntomas postraumáticos: (1) por un lado, reduce el estrés y la activación del centro cerebral del miedo (la amígdala) y (2) por otro, fortalece y desarrolla el centro cerebral de la memoria (el hipocampo).

1. **Reduce el estrés y calma el centro cerebral del miedo (amígdala):** los individuos que sufren de ansiedad o síntomas postraumáticos experimentan un alto nivel de miedo y de estrés, debido a la activación del centro cerebral del miedo (puedes consultar la figura de la página 27). Cuando este centro del miedo se dispara, inicia la respuesta de estrés en todo el cuerpo, y forma parte de ella la secreción de una importante hormona del estrés, el cortisol. El cortisol inunda el cerebro y el resto del cuerpo, y contribuye a crear la sensación de «estar estresado», ¡y el ejercicio puede calmar esa sensación! Quienes hacen ejercicio gozan de menos estrés y una menor activación del «cerebro del miedo».
2. **Fortalece el centro cerebral de la memoria (hipocampo):** además, quienes sufren de ansiedad o síntomas postraumáticos tienen a menudo problemas de memoria, y esto se debe a que el centro cerebral de la memoria, el hipocampo (puedes consultar la figura de la página 27) ha dejado de funcionar

correctamente. Lo que ocurre es que el centro de la memoria se desactiva, y de hecho empieza a encogerse y debilitarse en situaciones de estrés intenso o prolongado. La razón es que el cortisol secretado durante la respuesta de estrés inunda el hipocampo. Esto, a su vez, significa que puede hacerse muy difícil aprender y recordar cosas, y que, en ocasiones, algunos sucesos muy dolorosos del pasado se experimentan como si estuvieran ocurriendo en el presente. Sin embargo, el ejercicio físico puede resolver estos errores del centro de la memoria, ya que se ha visto que previene la degeneración neuronal del hipocampo y, además, genera en él nuevas neuronas.

Por tanto, hacer ejercicio no solo ayuda a reducir la respuesta de estrés y a silenciar el centro cerebral del miedo, ¡sino que a la vez favorece la generación de *neuronas completamente nuevas* en el centro de la memoria!

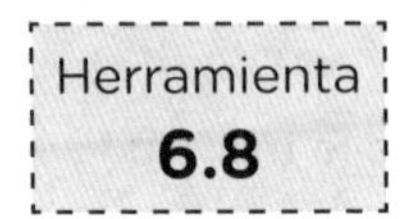

Otras prácticas de movimiento

En este capítulo se han descrito varias técnicas y posturas basadas en el movimiento que pueden llevarse a cabo durante una sesión típica de psicoterapia. Sin embargo, hay otras técnicas de movimiento que también puede ser beneficioso incorporar al tratamiento del trauma como tarea para que los clientes hagan en su tiempo libre, o incluso durante la sesión (como el *tapping*, técnica de liberación emocional, o las técnicas sensoriomotoras).

Otras prácticas de movimiento que puedes tener en cuenta, además de las que se han explicado hasta ahora, y que pueden servirte de orientación son:*

- **Yoga.** Encontrarás una explicación de los diferentes tipos de yoga en www.healthline.com/health/fitness-exercises/types-of-yoga#2.
- **Taichí.** Para obtener información sobre los efectos del taichí en el estrés, puedes entrar en: www.mayoclinic.org/healthy-lifestyle/stress-management/in-depth/tai-chi/art-20045184.
- ***Qigong.*** Encontrarás información detallada sobre esta práctica en el sitio web del Instituto de Qigong: www.qigonginstitute.org/category/4/getting-started.
- **Aikido** (u otros tipos de defensa personal o artes marciales). Encontrarás información sobre el propósito del aikido en el sitio web de la Asociación de Aikido de Estados Unidos: www.aaa-aikido.com/about-aikido.
- **Danza.** Para entender con detalle cómo puede ayudar en el tratamiento del trauma, visita el sitio web de la doctora Jamie Marich

* N. de la T.: Todas las referencias son de sitios web en inglés, pero en Internet puede encontrarse abundante información en castellano sobre cualquiera de las técnicas.

sobre «*Dancing Mindfulness*» (*Mindfulness* aplicado a la danza) en www.dancingmindfulness.com.

- **Técnicas de *tapping*** (como la técnica de liberación emocional o las técnicas de *tapping* meridiano), un conjunto de prácticas psicosensoriales cuyo objetivo es romper el vínculo entre los recuerdos del trauma y la angustia que los acompaña haciendo uso de la distracción y el tacto. Encontrarás más información en www.eft-alive.com/eft-therapy.html.
- **Técnicas Havening®**. Para saber cómo pueden ayudar a sanar el trauma las técnicas *havening*, entra en www.havening.org/about-havening/faqs.
- **Psicoterapia sensoriomotriz.** Encontrarás una introducción a estas técnicas en www.sensorimotorpsychotherapy.org/articles.html.

Hoja de trabajo

Otras prácticas de movimiento

Son muchas las prácticas basadas en el movimiento que pueden ser enormemente beneficiosas para quienes sufren las secuelas de un trauma. Si alguna de las prácticas que se sugieren no es de tu agrado, no te preocupes; ¡hay toda una diversidad de maneras de incorporar el movimiento a tu vida (y quizá incluso a tu terapia) que, además de saludables, te resulten estimulantes e incluso divertidas! A continuación te propongo algunas de las que puedes tener en cuenta. Como en el caso de cualquier otro ejercicio físico, antes de empezar, asegúrate de que tu médico aprueba que las practiques. Algunas prácticas basadas en el movimiento con las que los clientes suelen disfrutar son las siguientes:

- Dar **un paseo** o salir a correr (no tiene por qué ser de forma vigorosa).
- **Yoga.** Encontrarás una explicación de los diferentes tipos de yoga en www.healthline.com/health/fitness-exercises/types-of-yoga#2.
- **Taichí.** Para obtener información sobre los efectos del taichí en el estrés, puedes entrar en www.mayoclinic.org/healthy-lifestyle/stress-management/in-depth/tai-chi/art-20045184.
- ***Qigong.*** Encontrarás información detallada sobre esta práctica en el sitio web del Instituto de Qigong: www. qigonginstitute.org/category/4/getting-started.
- **Aikido** (u otros tipos de defensa personal o artes marciales). Encontrarás información sobre el propósito del aikido en el sitio web de la Asociación de Aikido de Estados Unidos: www. aaa-aikido.com/about-aikido.

- **Danza.** Para entender con detalle cómo puede ayudar en el tratamiento del trauma, visita el sitio web de la doctora Jamie Marich sobre «*Dancing Mindfulness*» (*Mindfulness* aplicado a la danza) en www.dancingmindfulness.com.

TERCERA PARTE

Herramientas «de arriba abajo»

7

Meditaciones

Las meditaciones contienen habitualmente elementos de abajo arriba (con base corporal) y de arriba abajo (cognitivos), pero se consideran ejercicios de arriba abajo porque exigen una intensa monitorización, conciencia y atención cognitivas prioritariamente. Aunque el aspecto corporal de la meditación puede tener un efecto de abajo arriba en el cerebro, y modificar la activación de zonas subcorticales como la amígdala, sus principales efectos provienen, sin lugar a dudas, de una acción de arriba abajo. Concretamente, las meditaciones son un modo eficaz de fortalecer las áreas corticales del pensamiento, como la corteza prefrontal y la corteza cingulada.

La definición de lo que es la «meditación» ha variado mucho a lo largo del tiempo, dependiendo de cada cultura y tradición. De hecho, ¡hay más de cien definiciones distintas de esta práctica! La falta de consenso es debida en parte a que se hayan documentado innumerables modos de práctica meditativa (bastantes más de mil), lo cual hace que sea muy difícil dar una única definición que describa adecuadamente todas las distintas técnicas. En el contexto de este cuaderno de trabajo, entenderemos la meditación como una serie de prácticas dirigidas a adiestrar la mente para que pueda centrarse en una o más experiencias, sensaciones, emociones, pensamientos o estímulos externos.

EL CEREBRO BAJO LOS EFECTOS DE LA MEDITACIÓN

Las meditaciones pueden modificar el cerebro de diversas maneras, dependiendo de la práctica de que se trate. Sin embargo, hay ciertos cambios que la meditación en general tiende a inducir, y algunos de ellos son particularmente importantes para los clientes que sufren síntomas postraumáticos:

1. **Centro del miedo (amígdala)**: menor activación del centro cerebral del miedo. La desactivación de esta área atenúa la reactividad ante los desencadenantes del trauma y reduce la activación básica del centro cerebral del miedo. La meditación regula y reduce la activación de la amígdala «de arriba abajo», al aumentar la activación de zonas corticales como la corteza prefrontal y la corteza cingulada, así como la conectividad entre estas zonas y la amígdala. Esta regulación descendente se traduce en una disminución de la alerta psicofisiológica y de síntomas de reactividad como la hipervigilancia, la sensación de estar en guardia, etc.
2. **Centro de la memoria (hipocampo)**: mayor activación del centro cerebral de la memoria. Esta activación le recuerda al individuo que está a salvo en el momento presente, y contribuye a extinguir las reacciones de miedo cuando surgen los desencadenantes del trauma. La mayor capacidad del individuo para controlar los recuerdos negativos hará disminuir, posiblemente, su tendencia a la evitación, habitual en el TEPT.
3. **Centro del pensamiento (corteza prefrontal)**: mayor activación de la corteza prefrontal, lo que se traduce en mejor atención y capacidad para resolver problemas y tomar decisiones. Una corteza prefrontal fuerte puede ayudar a las personas traumatizadas a mantener la presencia de ánimo en situaciones estresantes o frente a los desencadenantes del trauma, así como a evaluar,

reformular o cambiar los patrones de pensamiento negativos que alimentan o exacerban los síntomas habituales en el TEPT.

4. **Centro de autorregulación (corteza cingulada)**: mayor activación de la corteza cingulada, lo que da lugar a una mejor regulación del pensamiento y las emociones y a la capacidad para supervisar los conflictos. La activación del cíngulo puede ayudar a los individuos traumatizados a responder con más serenidad a los estímulos y situaciones reactivadores del trauma, así como a reducir la intensidad de las emociones negativas cuando es necesario.
5. **Conectividad**: se ha demostrado que la meditación mejora la conectividad entre áreas cerebrales fundamentales (como entre la corteza cerebral y el hipocampo, o los ganglios basales, el tálamo y la corteza prefrontal), lo cual mejora la integración y el funcionamiento del cerebro.

Hoja de trabajo

Qué es la meditación

La forma de definir la meditación ha variado mucho a lo largo del tiempo, dependiendo de las culturas y tradiciones. De hecho, ¡es probable que haya más de cien definiciones diferentes de esta práctica! Para el propósito de este cuaderno de trabajo, definiremos la meditación como un conjunto de prácticas que adiestran la mente para que pueda centrarse en una o más experiencias, sensaciones, emociones, pensamientos o estímulos externos. Algunas meditaciones consisten en enfocar la atención en un solo objeto o experiencia, mientras que otras nos invitan simplemente a observar nuestra atención y verla desplazarse de un pensamiento a otro (en la herramienta 7.1 encontrarás una descripción de distintos tipos de meditaciones).

Las meditaciones contienen por lo general elementos de abajo arriba (con base corporal) y de arriba abajo (cognitivos), pero aquí están clasificadas como ejercicios de arriba abajo por la intensa determinación y atención cognitivas que requieren. Las meditaciones se pueden considerar un tipo de terapia cognitiva.

Millones de personas practican la meditación en el mundo, y lo hacen por razones diversas; una de ellas es que parece ser un medio de aumentar el bienestar interior. La siguiente hoja de trabajo, «Tu cerebro bajo los efectos de la meditación», indica algunos cambios cerebrales importantes que se han asociado con la meditación, cada uno de los cuales mejora la salud mental de quienes meditan.

Hoja de trabajo

Tu cerebro bajo los efectos de la meditación

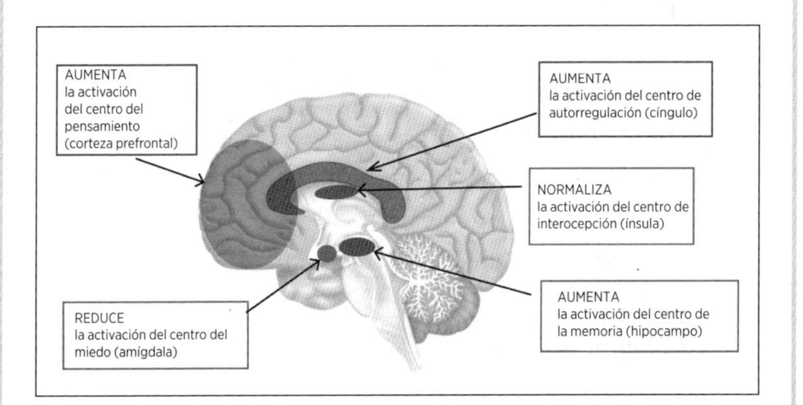

La meditación produce **cinco** cambios importantes en el cerebro:

1. **Una menor activación del centro cerebral del miedo (amígdala):**
   - Reduce la intensidad con que reaccionas a los desencadenantes del trauma.
   - Reduce la respuesta de estrés y aumenta la respuesta de relajación.
   - Relaja la hipervigilancia y la sensación de «estar siempre en guardia».

2. **Una mayor activación del centro cerebral de la memoria (hipocampo) y un aumento de volumen:**
   - Desarrollan el sentimiento de seguridad.
   - Reducen el miedo, en especial ante los desencadenantes del trauma.

- Hacen que los recuerdos traumáticos se experimenten como sucesos del pasado, en lugar de que los revivas como si estuvieran ocurriendo en el presente.
- Aumentan la capacidad para afrontar los recuerdos negativos.

3. **Una mayor activación del centro cerebral del pensamiento (corteza prefrontal):**
   - Permite pensar con claridad y mejora la capacidad para resolver problemas y tomar decisiones.
   - Mejora la concentración y la atención.

4. **Una mayor activación del centro cerebral de autorregulación (cíngulo):**
   - Mejora la regulación de las emociones.
   - Mejora la capacidad para darse cuenta de cuándo divaga la mente durante las prácticas de *mindfulness* o en otros momentos en que se requiere concentración.
   - Mejora la capacidad para responder con serenidad a los desencadenantes del trauma.
   - Mejora la capacidad para controlar los pensamientos angustiosos.

5. **Una mayor conectividad entre zonas fundamentales del cerebro:**
   - Mejora la integración y el funcionamiento cerebrales.
   - Acelera la comunicación entre áreas cerebrales clave.

Herramienta 7.1

Tipos de meditación

Se han descrito más de mil prácticas de meditación, que pueden clasificarse de muchas maneras distintas. Aquí las dividiremos en dos categorías principales: meditaciones de conciencia abierta y meditaciones de concentración, que en algunos casos reciben también el nombre de «prácticas de monitorización abierta» y «prácticas de atención enfocada» respectivamente (Schmalzl, Powers y Blom, 2015).

MEDITACIONES DE CONCIENCIA ABIERTA

Las meditaciones de conciencia abierta son prácticas en las que el individuo permite que su atención se desplace dentro de un marco o ámbito específico (o varios), como podría ser el cuerpo, las emociones, los pensamientos o el entorno. Por ejemplo, en una meditación de conciencia abierta, la persona puede establecer la intención de estar atenta al cuerpo, y, dentro de ese ámbito o marco que es el cuerpo, deja que su atención se dirija a cualquier zona corporal que la atraiga.

En las prácticas de conciencia abierta, no tratamos de mantener la atención en una zona específica del cuerpo (como los pies o el corazón), sino que el objetivo es permitir que la atención se desplace a cualquier parte del cuerpo y simplemente darnos cuenta de a dónde va. Cuando la persona se da cuenta de que su atención se ha desviado a un ámbito distinto (porque se ha dejado llevar por el pensamiento), vuelve a dirigir con suavidad la atención al ámbito original (el cuerpo, en este caso).

MEDITACIONES DE CONCENTRACIÓN

En las prácticas de concentración, el objetivo es enfocar la atención únicamente y por completo en un determinado estímulo o experiencia. En las prácticas de meditación avanzadas, es posible que la práctica consista en dividir la atención entre dos estímulos o experiencias.

Por ejemplo, se le puede pedir a una persona que enfoque el sesenta por ciento de su atención en una zona concreta del cuerpo y el cuarenta por ciento de la atención en un pensamiento determinado. Pero habitualmente, en las prácticas de concentración, el objetivo es mantener la atención enfocada en una sola experiencia, pensamiento, emoción o zona corporal. Cuando la mente divaga, nos damos cuenta de ello y redirigimos suavemente la atención hacia el estímulo o experiencia original.

Este cuaderno de trabajo presenta cuatro meditaciones de conciencia abierta, cuatro meditaciones de concentración y dos meditaciones que contiene elementos de ambos tipos, y que puede ser beneficiosa para los clientes que sufren síntomas postraumáticos. Dada la gran variedad de prácticas de meditación posibles, es recomendable enseñarles al menos dos meditaciones de distinto tipo para que se hagan una idea de lo diversas que pueden ser las técnicas. A menudo, los clientes creen de entrada que experimentarán lo mismo al practicar cualquier forma de meditación. Sin embargo, posiblemente las diferentes prácticas generen en ellos experiencias muy distintas, algunas de las cuales serán de su gusto y otras tal vez no.

Hoja de trabajo

Meditaciones de conciencia abierta y meditaciones de concentración

Las meditaciones pueden clasificarse en dos categorías principales: meditaciones de conciencia abierta y meditaciones de concentración. La diferencia más clara entre estos tipos de práctica es que en las meditaciones de concentración *enfocarás la atención en un único objeto*, mientras que en las meditaciones de conciencia abierta *dejarás que la atención se desplace a múltiples objetos*. He aquí un poco más de información sobre estas dos técnicas:

Meditaciones de conciencia abierta

Las meditaciones de conciencia abierta son prácticas en las que dejamos que la atención se desplace dentro de un determinado ámbito o marco (o varios), como podría ser el cuerpo, las emociones, los pensamientos o el entorno. Por ejemplo, en una meditación de conciencia abierta, puedes establecer tu intención de prestar atención al cuerpo, y, dentro de ese ámbito que es el cuerpo, dejar que tu atención se desplace a cualquier zona corporal que la atraiga. En esta práctica de conciencia abierta, no se trata de mantener la atención en una zona específica del cuerpo (como los pies, o el corazón), sino que el objetivo es dejar que la atención vaya a cualquier parte del cuerpo y simplemente seguirla, ser conscientes en todo momento de cada movimiento de la atención.

Meditaciones de concentración

En los ejercicios de concentración, el objetivo es mantener la atención enfocada en una sola experiencia, pensamiento, emoción o zona del cuerpo. Cuando la mente divaga, nos damos cuenta de ello y redirigimos suavemente la atención a ese estímulo o experiencia original. Si en un ejercicio de meditación concentrada queremos tomar conciencia de diversas zonas del cuerpo, lo haremos de una en una, en secuencias distintas. En cada secuencia, ¡la atención estará enfocada en una sola zona (por ejemplo, el pie derecho)!

Herramienta 7.2

Meditación de «ver pasar los trenes» (conciencia abierta)

Síntomas que mejoran con la práctica

- Concentración.
- Regulación emocional.
- Memoria.
- Alerta psicofisiológica y síntomas de reactividad habituales en el TEPT según el DSM-5®.

«Ver pasar los trenes» es un ejercicio de meditación que consiste en volvernos hacia dentro y observar los pensamientos que entran en la mente, cruzan y se van, como si fueran trenes que entran en la estación, se detienen, o no, y luego se van.

El objetivo principal de esta meditación es observar e identificar esos trenes de pensamiento sin «subirnos» a ellos. Cuando nos sumergimos por completo en un pensamiento, se produce una fusión cognitiva: el pensamiento, las emociones que nos provoca ese pensamiento y nuestro sentido de identidad se fusionan. Cuando tiene lugar esa fusión cognitiva, no es posible examinar ni controlar los pensamientos angustiosos porque se experimentan como parte del yo, se considera que son verdad, y a menudo esto les añade una fuerte carga emocional. Esto, a su vez, puede ser origen de rumiación obsesiva, ansiedad y sufrimiento.

Una manera de evitar que los pensamientos nos arrastren es practicar la «defusión cognitiva», que consiste en observar e identificar los pensamientos como un mero observador. La persona puede entonces decidir si desea interactuar intencionadamente o no con un pensamiento dado, y cómo desea hacerlo. Ser capaz de observar con desapego la presencia de un pensamiento le permite decirse a sí misma, por ejemplo: «Ahí está otra vez ese pensamiento de que no voy a aprobar el examen».

Al hacer un ejercicio de defusión cognitiva, como la meditación de «ver pasar los trenes», el objetivo es simplemente observar e identificar los pensamientos sin darles credibilidad ni interactuar con ellos. Aunque posteriormente quizá queramos examinar cierto pensamiento o actuar de algún modo con respecto a él, durante el ejercicio de meditación el objetivo es únicamente observarlo, sin interactuar con él en ningún sentido. En esta modalidad de práctica meditativa, a la fusión cognitiva se la denomina «subirse a un tren de pensamiento», y a los practicantes se les enseña a «saltar del tren» (defusión cognitiva) cuando se dan cuenta de que se está produciendo la fusión.

CONSEJOS PARA LA MEDITACIÓN DE «VER PASAR LOS TRENES»

- Dado que esta técnica incorpora la visualización mental intencionada de ciertas imágenes, es menos probable que interfieran imágenes no deseadas, ya que esa visualización intencionada reducirá la posibilidad de que aparezcan. No obstante, si un cliente tiene tendencia a disociarse o experimenta la intrusión de imágenes traumáticas, puede practicar esta meditación con los ojos abiertos, mirando relajadamente hacia abajo a un punto estático.
- Como terapeuta, es recomendable que normalices la posible «fusión» del cliente con sus pensamientos cuando se «suba a ellos» en lugar de observarlos. Explícale que, cuando suceda, el objetivo es darse cuenta de la fusión, soltarse del pensamiento y volver a adoptar la postura de observador, limitándose a advertir el pensamiento que esté presente y a identificarlo.
- Si a un cliente le resulta difícil imaginar los pensamientos como trenes, puede visualizarlos como coches, nubes o cualquier cosa que pueda imaginarse que le cruza la mente.

- Este ejercicio puede practicarse durante períodos de tiempo breves (de cinco a diez minutos) varias veces al día.

HALLAZGOS DESTACADOS DE LAS INVESTIGACIONES

- Aumento de la creatividad y del pensamiento divergente, que es la capacidad de generar nuevas ideas (Colzato *et al.*, 2012).
- Notable alivio del dolor (Zeidan *et al.*, 2012).
- Mejora de la conciencia corporal (Holzel *et al.*, 2011).
- Reducción del consumo de sustancias psicoactivas (Simpson *et al.*, 2007).

Hoja de trabajo

Meditación de «ver pasar los trenes» (conciencia abierta)

¿Alguna vez te has sumergido hasta tal punto en pensamientos ansiosos o negativos que eras incapaz de controlar los sentimientos que te provocaban? Es en esos casos cuando la meditación de «ver pasar los trenes» puede ayudarte a recuperar el control. Esta práctica consiste en observar los pensamientos que fluyen por la mente, que entran, pasan por ella y se van, imaginándolos como trenes. El objetivo principal de este ejercicio de adiestramiento cerebral es observar e identificar esos trenes de pensamiento sin «subirte» a ellos y dejarte llevar. Sigue estas instrucciones para practicar la meditación de «ver pasar los trenes»:

Empieza por cerrar los ojos, dirigir tu atención hacia dentro y enfocarla en la respiración. Inspira y espira profundamente un par de veces, manteniendo la atención en la respiración durante unos instantes.

A continuación, traslada poco a poco la atención a tu mente, y date cuenta de cualquier pensamiento que entre, pase por tu mente y se vaya. Mientras observas los pensamientos, empieza a visualizarlos como trenes: cada tren representa un pensamiento. Imagina que estás de pie, a unos seis metros de distancia de esos trenes de pensamiento, viéndolos llegar, pasar y marcharse como un simple observador. Tal vez adviertas que pasa por tu mente un tren de pensamiento, o quizá varios. Algunos pasarán rápidamente, otros más despacio, y tal vez algunos se detengan unos momentos o parezcan dar vueltas sobre sí mismos.

Como observador curioso de estos trenes, tu papel no es el de conductor, ni el de pasajero, y por lo tanto no intentas detenerlos, acelerarlos ni interactuar con ellos de ninguna manera. Lo único que haces cada vez que tomas conciencia de un tren de pensamiento es identificarlo con una sola frase. Por ejemplo, puedes decirte a ti mismo mentalmente: «Ahí está ese tren de pensamiento sobre [...]», o «Este tren de pensamiento se llama [...]». Tu trabajo consiste en observar los trenes, dejarlos entrar, pasar y salir, cada uno a su ritmo. Continúa observando y nombrando los trenes de pensamiento a medida que te haces consciente de ellos. Cuando notes que te has «subido» a uno de los trenes, y te has convertido en pasajero o en conductor en lugar de ser un mero observador curioso, felicítate por haberte dado cuenta, reconoce la presencia de ese tren de pensamiento, simplemente salta del tren y retoma tu postura de observador.

Sigue atento a los trenes durante unos minutos, observando e identificando cada uno que pasa, y si en algún momento te das cuenta de que te has subido a un tren de pensamiento y te has dejado llevar, «salta del tren».

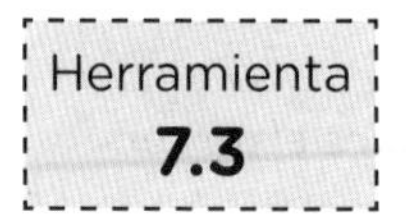

Meditación de conexión mente-cuerpo (conciencia abierta)

Síntomas que mejoran con la práctica

- Concentración.
- Regulación emocional.
- Memoria.
- Alerta psicofisiológica y síntomas de reactividad habituales en el TEPT según el DSM-5®.

Meditar en la conexión mente-cuerpo es un ejercicio de conciencia abierta en el que el individuo permite que su atención se desplace, sucesivamente, dentro de uno de estos tres ámbitos: el cuerpo, las emociones y los pensamientos, limitándose a darse cuenta de hacia dónde se dirige la atención. La práctica empieza atendiendo a lo que sucede dentro del cuerpo; a continuación, se prestará atención a las emociones que pueda haber presentes, y, por último, se observarán los pensamientos (una práctica conocida como «ver pasar los trenes», que se describe en la herramienta anterior).

En este ejercicio, el objetivo no es centrarse intencionadamente en una sola experiencia o estímulo. La persona deja que la atención se desplace, y observa hacia dónde se dirige. Por ejemplo, mientras atiende al ámbito del cuerpo, quizá se dé cuenta de que su atención se dirige a las sensaciones de los pies, luego a las de los hombros, el cuello, las manos, etc. El objetivo es simplemente seguir los movimientos de la mente en cada uno de los tres ámbitos. Cuando la mente se desvía del ámbito previsto, o se fusiona con una experiencia distinta, la persona redirige suavemente la atención hacia el ámbito de su interés.

Una vez que haya observado con desapego lo que sucede dentro de cada uno de los tres ámbitos, atenderá a los tres simultáneamente. Ahora, prestará atención a cómo lo que observa en uno de los ámbitos (los pensamientos, digamos) está conectado con lo que ocurre en los otros dos (es decir, con las experiencias emocionales y las sensaciones físicas). Por ejemplo, alguien puede notar que, cuando tiene un pensamiento sobre un acontecimiento emocionante que tendrá lugar muy pronto, experimenta un cambio de la frecuencia cardíaca y nota la presencia de una emoción de felicidad. La conexión entre el cuerpo, las emociones y la mente se experimenta en tiempo real, poniendo de relieve la conexión mente-cuerpo.

CONSEJOS PARA LA MEDITACIÓN DE CONEXIÓN MENTE-CUERPO

- Si un cliente tiene tendencia a disociarse o experimenta la intrusión de imágenes traumáticas, puede practicar esta meditación con los ojos abiertos, mirando relajadamente hacia abajo a un punto estático.
- Como terapeuta, es recomendable que antes de la meditación le informes de que es natural que la mente divague y se aparte del ámbito de interés (puede que en lugar de atender al cuerpo se desplace a los pensamientos, por ejemplo).
- Este ejercicio puede practicarse durante breves períodos de tiempo (de cinco a diez minutos) varias veces al día.
- Los clientes que han experimentado un trauma en alguna parte del cuerpo, ya sea de carácter sexual o físico, a menudo manifiestan los síntomas del trauma al enfocar la atención en esa parte del cuerpo. Es recomendable explicarles que pueden detener el ejercicio, o saltarse ciertas zonas del cuerpo, si sienten malestar o inseguridad.

HALLAZGOS DESTACADOS DE LAS INVESTIGACIONES

- Aumento de la creatividad y del pensamiento divergente, que es la capacidad de generar nuevas ideas (Colzato *et al.*, 2012).
- Notable alivio del dolor (Zeidan *et al.*, 2012).
- Mejora de la conciencia corporal (Holzel *et al.*, 2011).
- Reducción del consumo de sustancias psicoactivas (Simpson *et al.*, 2007).

Hoja de trabajo

Meditación de conexión mente-cuerpo

1. *Empieza por cerrar los ojos (o mirar hacia abajo a un punto estático) y enfocar la atención en la respiración. Fíjate en sus cualidades y en las sensaciones que te produce. Inspira y espira, notando cómo el abdomen se eleva con cada inspiración y desciende con cada espiración. Sigue respirando atentamente unos momentos.*
2. *Conciencia corporal: ahora extiende esa percepción consciente de la respiración a todo el cuerpo, simplemente estando presente con todo tu cuerpo y notando cualquier sensación que surja. No juzgues las sensaciones; limítate a percibir lo que sea que ocurra en tu cuerpo. Tal vez sientas cierta relajación en alguna zona, o cierta tensión. Tal vez notes alguna incomodidad u otra sensación distinta. Permanece con esas experiencias un instante y deja que la atención se desplace a cualquier parte del cuerpo que la atraiga. A medida que haces el ejercicio, puedes detenerte u omitir ciertas zonas corporales si conectarte con ellas te provoca inseguridad o malestar.*
3. *Conciencia emocional: ahora, traslada suavemente tu atención a las emociones. Observa cualquier sentimiento que puedas estar experimentando, ya sea intenso o sutil. Una vez más, no juzgues esas emociones, simplemente adviértelas y acepta su presencia. Es posible que al conectar con las emociones adviertas la presencia de muchas emociones distintas y de distinto grado de intensidad. O puede que no notes ninguna emoción. Quédate así, con tus emociones, unos momentos.*

4. *Conciencia de los pensamientos: por último, traslada tu atención a tus pensamientos.*

    a. *Simplemente obsérvalos, sin apegarte a ninguno ni enredarte en ellos. Obsérvalos a medida que llegan, obsérvalos desplegarse y luego deja que se vayan sin tratar de alejarlos ni de aferrarte a ellos. Quédate observando tus pensamientos unos instantes.*
    b. *Mientras observas tus pensamientos, empieza a visualizarlos como trenes: cada tren representa un pensamiento. Si es posible, identifica o designa cada tren de pensamiento que pasa. Imagina que estás de pie, a unos seis metros de distancia observándolos. No eres el conductor de esos trenes, ni tampoco un pasajero ahora mismo. Tal vez adviertas que pasa por tu mente un tren de pensamiento, o quizá varios. Algunos pasarán muy rápido, otros más despacio, y tal vez algunos se detengan unos momentos. Todo es posible. Tu trabajo es observar esos trenes y dejarlos entrar, cruzar la mente y salir, cada uno a su ritmo.*
    c. *Si en algún momento notas que te has «subido» a uno de esos trenes, y te has dejado llevar por uno de esos pensamientos o te has fusionado con él, felicítate por haberte dado cuenta, reconoce el pensamiento que acabas de tener y luego «salta del tren» y retoma tu postura de observador.*

5. *Ahora, mientras sigues observando los trenes de pensamiento, expande poco a poco la conciencia para incluir tus emociones y tu cuerpo, de modo que empieces a notar cualquier*

emoción o sensación física conectada con los pensamientos. Puedes visualizarlas como un furgón de carga unido a los trenes de pensamiento. Simplemente observa la asociación entre los pensamientos, las emociones y las sensaciones físicas sin juzgar ninguno de ellos ni intentar cambiarlo. A medida que haces este ejercicio, quizá notes que ciertos pensamientos están asociados a ciertas sensaciones y experiencias emocionales, y que estos tres ámbitos (cuerpo, pensamientos y emociones) pueden interactuar.

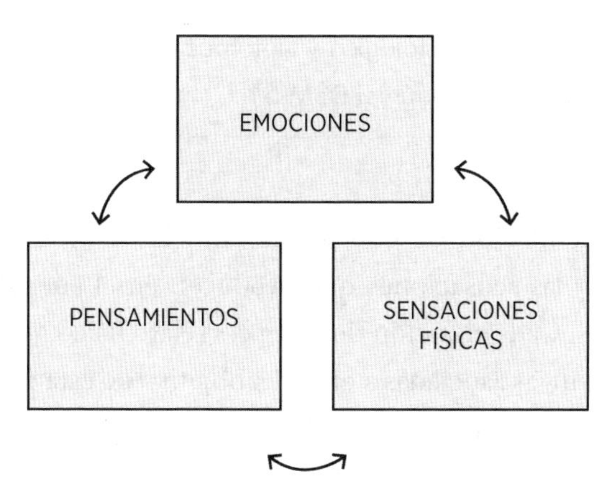

6. *Para terminar el ejercicio, vuelve a enfocar tu atención en la respiración y haz dos respiraciones diafragmáticas profundas antes de abrir los ojos y volver a estar conscientemente presente en la habitación.*

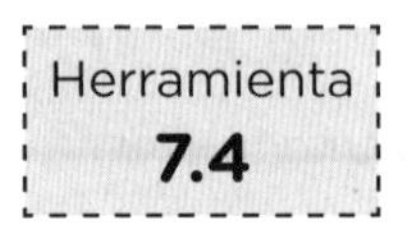

Meditación de conciencia emocional (conciencia abierta)

Síntomas que mejoran con la práctica

- Concentración.
- Regulación emocional.
- Conciencia corporal.
- Alerta psicofisiológica y síntomas de reactividad habituales en el TEPT según el DSM-5®.

La meditación de conciencia emocional ayuda a los clientes a aprender las sensaciones que producen en el cuerpo las distintas emociones. Cada emoción tiene un correlato físico, o sensaciones físicas específicas asociadas a ella, y el objetivo de esta práctica de conciencia abierta es que la persona note cómo experimenta cada una en su cuerpo. Esto se logra mediante una pequeña inducción de emociones, dirigida a provocar una determinada emoción de baja intensidad para que el individuo la perciba, la examine y la regule.

Además, esta práctica mejora la interocepción, que es la capacidad de sentir lo que ocurre dentro del cuerpo y de ser consciente de los estados y experiencias internos. Con una fuerte capacidad interoceptiva, la persona puede aprender a identificar las emociones a partir de las sensaciones físicas que le producen. Esto, a su vez, puede ayudarla a regular las emociones, ya que las sensaciones físicas pueden modificarse mediante ejercicios de abajo arriba. Aunque esta meditación se ha clasificado como una práctica principalmente de arriba abajo, contiene la parte de percepción corporal y de conexión con el cuerpo, que es un elemento de abajo arriba.

CONSEJOS PARA LA MEDITACIÓN DE CONCIENCIA EMOCIONAL

- Este ejercicio se puede hacer con los ojos abiertos, enfocando la mirada en un objeto estático, si el cliente tiene tendencia a disociarse o experimenta la intrusión de imágenes traumáticas.
- Se recomienda practicar este ejercicio con distintas emociones para que el cliente aprenda las sensaciones que produce en su cuerpo cada una de ellas. Sin embargo, no se recomienda pedirle que recuerde sucesos traumáticos durante este ejercicio, a menos que esté estabilizado y haya adquirido destreza en el empleo de técnicas de gestión de las emociones.
- Este ejercicio puede practicarse durante breves períodos de tiempo (de cinco a diez minutos) varias veces al día.

HALLAZGOS DESTACADOS DE LAS INVESTIGACIONES

- Aumento de la creatividad y del pensamiento divergente, que es la capacidad de generar nuevas ideas (Colzato *et al.*, 2012).
- Notable alivio del dolor (Zeidan *et al.*, 2012).
- Mejora de la conciencia corporal (Holzel *et al.*, 2011).
- Reducción del consumo de sustancias psicoactivas (Simpson *et al.*, 2007).

Hoja de trabajo

Meditación de conciencia emocional

La meditación de conciencia emocional te ayuda a saber cómo experimentas en tu cuerpo las diversas emociones. Para ello, se trata de que recuerdes situaciones pasadas y de inducir así emociones con un bajo nivel de intensidad, lo que te permitirá darte cuenta de cómo se manifiestan en el cuerpo. Antes de empezar la meditación de conciencia emocional, conviene que elijas las emociones con que te conectarás durante el ejercicio, así como las situaciones que recordarás para experimentarlas. Algunos ejemplos de emociones con las que puedes conectarte, y de recuerdos que las pueden inducir, son:

- **Felicidad**: un momento en el que hayas sentido alegría o felicidad en tu vida.
- **Orgullo**: un momento en el que te sentiste orgulloso de ti, o de alguien querido, por haber logrado un éxito.
- **Entusiasmo**: un momento de tu vida en el que te sentías contento y expectante por algo bueno que iba a ocurrir.
- **Satisfacción**: un momento de tu vida en el que te sentiste relajado, satisfecho y en paz.
- **Enfado**: un incidente que te hizo sentirte irritado, frustrado o enfadado.
- **Decepción**: un momento de tu vida en el que te sentiste defraudado.
- **Vergüenza**: un incidente que te hizo avergonzarte de ti o de otra persona.
- **Asco**: algo que en determinado momento te produjo asco o repulsión.

Para practicar la meditación de conciencia emocional, cierra los ojos, respira profundamente y conecta con la respiración unos instantes. A continuación, trae poco a poco a la memoria un momento de tu vida en el que sentiste la emoción que hayas decidido observar. Visualiza la situación o el momento con claridad en tu mente: qué sucedió, cuándo, dónde estabas, quién más estaba allí. Mientras se va creando en tu mente una imagen clara de la situación, empieza a percibir simultáneamente la emoción que sentiste en ese momento. Aunque es posible que ahora no la experimentes con la misma intensidad que entonces, probablemente seas capaz de experimentarla a un nivel de intensidad más bajo al recordar la situación.

Cuando consigas revivir la emoción que experimentaste en el pasado, sigue conectado con ese recuerdo unos instantes y deja que la emoción se intensifique un poco. A continuación, suéltate suavemente de ese recuerdo emocional, o, en otras palabras, deja de enfocar intencionadamente tu atención en él. En su lugar, con los ojos todavía cerrados, desplaza ahora tu atención a tu cuerpo y empieza a notar cualquier sensación física que esté produciendo en él esa emoción que experimentas.

Mientras exploras el cuerpo, deja que la atención se dirija a cualquier parte de él que la atraiga, y simplemente toma conciencia de cualquier sensación o experiencia que notes mientras experimentas esa emoción. Quizá notes cambios en el ritmo cardíaco, sensaciones en el abdomen, cambios de temperatura en el cuerpo o sentimientos de pesadez o ligereza. Todas las sensaciones son legítimas y dignas de percibirse en esta práctica. Mientras exploras el cuerpo, adopta el papel de científico curioso, no el de juez, y mantente receptivo a cualquier sensación física que se manifieste.

Si te resulta difícil detectar alguna sensación concreta en el cuerpo mientras mantienes una conciencia abierta, en la que dejas que tu atención se desplace libremente a distintas zonas corporales, puedes establecer la intención de explorar el cuerpo por zonas, empezando por los pies y subiendo lentamente hacia la cabeza.

Repite este proceso con emociones diferentes, y observa las sensaciones que cada una de ellas produce en tu cuerpo. Si es posible, haz una pausa después de percibir las sensaciones con que se manifiesta en él cada emoción y anota lo que has experimentado. Por ejemplo, durante una experiencia de miedo, es posible que notes un hormigueo, falta de aire, sensación de calor, etc., sensaciones físicas que serán sustancialmente distintas de las asociadas a otras emociones, como la satisfacción.

Herramienta 7.5

Meditación de expansión (conciencia abierta)

Síntomas que mejoran con la práctica

- Concentración.
- Regulación emocional.
- Memoria.
- Alerta psicofisiológica y síntomas de reactividad habituales en el TEPT según el DSM-5®.

La meditación de expansión es un tipo de meditación de atención plena en la que el objetivo es que el cliente expanda su conciencia desde la respiración a todo el cuerpo, y luego a las emociones, los pensamientos y el entorno. Mientras lo hace, observa hacia dónde se dirige su atención. Al igual que en la meditación de conexión mente-cuerpo, el cliente deja que la atención se desplace hacia donde algo la atraiga, y él simplemente observa hacia dónde viaja la mente.

Observar la atención puede ser particularmente difícil en una técnica como la meditación de expansión, en la que la conciencia se expande tanto que acaba por no tener límites, lo que significa que la atención se desplaza entre múltiples ámbitos, experiencias y estímulos. Mantener una conciencia tan abierta puede conducir fácilmente a la inmersión en una diversidad de experiencias, es decir, a la «fusión» con ellas. Debes indicarle al cliente que, cuando advierta que se ha sumergido en una experiencia o estímulo concretos, se felicite por haberse dado cuenta de la inmersión, reconozca la experiencia en la que se ha sumido, se suelte de ella y regrese a un estado de conciencia expandida en el que seguirá observando cómo su atención se desplaza entre experiencias, ámbitos y estímulos.

CONSEJOS PARA LA MEDITACIÓN DE EXPANSIÓN

- Dado que esta técnica incorpora la visualización mental intencionada de ciertas imágenes, es menos probable que interfieran imágenes indeseadas relacionadas con sucesos traumáticos, ya que esta visualización intencionada reducirá la posibilidad de que aparezcan. No obstante, si un cliente tiene tendencia a disociarse o experimenta la intrusión de imágenes traumáticas, puede practicar esta meditación con los ojos abiertos, mirando relajadamente hacia abajo a un punto estático.
- Si expandir la conciencia le resulta abrumador, como terapeuta es recomendable que apliques a esta práctica la dosificación, de modo que vaya expandiendo su conciencia a nuevos ámbitos poco a poco. Si, por ejemplo, el cliente está enfocado en el cuerpo, conviene que no expanda de inmediato la conciencia a las emociones, y que no la expanda a los pensamientos o al entorno hasta que se sienta cómodo y seguro estando en contacto con su cuerpo.
- Este ejercicio se puede practicar durante breves períodos de tiempo (de cinco a diez minutos) varias veces al día.

HALLAZGOS DESTACADOS DE LAS INVESTIGACIONES

- Aumento de la creatividad y del pensamiento divergente, que es la capacidad de generar nuevas ideas (Colzato *et al.*, 2012).
- Notable alivio del dolor (Zeidan *et al.*, 2012).
- Mejora de la conciencia corporal (Holzel *et al.*, 2011).
- Reducción del consumo de sustancias psicoactivas (Simpson *et al.*, 2007).

Hoja de trabajo

Meditación de expansión

En la meditación de expansión, el objetivo es expandir gradualmente la conciencia desde la respiración a todo el cuerpo y luego seguir expandiéndola hasta abarcar las experiencias emocionales, los pensamientos y la conciencia del entorno.

Empieza el ejercicio cerrando con suavidad los ojos. Si no te resulta cómodo, mira relajadamente hacia abajo, hacia un objeto estático. Con los ojos ahora cerrados (o enfocados en el objeto), comienza a inspirar larga y profundamente con el diafragma, y luego a espirar lenta y completamente. Mantén la atención enfocada en la respiración unos instantes, simplemente notando las sensaciones físicas al inspirar y al espirar.

Mientras mantienes la atención enfocada en la respiración, imagina que aparece una burbuja amarilla brillante que envuelve el proceso entero de la respiración, que la contiene y la realza. Esa burbuja amarilla es el alcance de tu conciencia, y, en este momento, la conciencia tiene la amplitud de la respiración, es decir, la respiración es lo único en lo que está enfocada en este momento.

A continuación, empieza a dilatar y expandir lentamente tu burbuja amarilla de conciencia, deja que se expanda hacia fuera hasta abarcar tu torso entero. Visualízala, amarilla brillante, abarcando todo el torso, lo que significa que tu atención se ha expandido, y ahora contiene el torso entero además de la respiración. Mientras haces esto, continúa inspirando y espirando profundamente con el diafragma, y mantén unos instantes la conciencia enfocada en tu torso y en la respiración.

Ahora ve expandiendo tu conciencia más allá del torso, a todo el cuerpo, desde el cuello hacia abajo, imaginando que la burbuja amarilla de conciencia se expande para abarcar todo tu cuerpo excepto la cabeza. Deja que la atención se desplace a donde quiera, dentro de la burbuja de conciencia.

En este ejercicio, no estás tratando de forzar la atención a enfocarse en un solo lugar; simplemente deja que se desplace a donde algo la atraiga dentro de la burbuja y observa a dónde va. Mientras mantienes la atención puesta en el cuerpo, observa hacia dónde va la mente y qué notas en esas experiencias. Quédate así un momento.

Conectado aún con el cuerpo, imagina que la burbuja amarilla se expande un poco hacia arriba hasta abarcar la cabeza. Ahora que todo tu cuerpo está contenido en la burbuja de conciencia, deja que incluya las sensaciones físicas de la cara y de la cabeza.

Además, puedes empezar a expandir tu conciencia y a notar cualquier pensamiento o emoción que haya presentes. Los pensamientos y las emociones pueden experimentarse en cualquier zona del cuerpo; abre la conciencia a estos ámbitos y observa hacia dónde fluye tu atención, y si hay alguna parte de tu cuerpo en que se plasmen esos pensamientos y emociones. Permanece así unos instantes, dejando que la atención se desplace hacia cualquier sensación física, emoción o pensamiento que haya.

Finalmente, con los ojos todavía cerrados (o enfocados en un objeto), empieza a expandir la conciencia hacia tu entorno. Imagina que tu burbuja amarilla de conciencia ha crecido hasta abarcar no solo tu cuerpo, sino también el espacio que lo rodea, y que se sigue expandiendo hasta abarcar tu entorno inmediato. Aunque no estés mirando tu entorno, tal vez experimentes algunos de sus aspectos, como los sonidos y las sensaciones que te producen.

Dedica un momento a percibir cualquier sonido que te llegue, simplemente conectando con él y observando su cualidad. También puedes notar las sensaciones que los objetos externos producen en la piel; por ejemplo, la suavidad de la silla, la firmeza del suelo que está en contacto con tus pies o la sensación que te produce en la mano un anillo.

Con la conciencia plenamente expandida, quédate así unos instantes, dejando que la atención se desplace hacia cualquier experiencia interna, sensación externa, emoción, pensamiento o aspecto de tu entorno que la atraiga. Y mientras se desplaza, simplemente sigue su trayectoria y percibe a dónde va. Tras mantener esta postura de conciencia plenamente abierta unos instantes, vuelve a enfocarte en la respiración e inspira y espira profundamente con el diafragma dos veces antes de abrir los ojos y volver a estar conscientemente presente en la habitación.

Herramienta 7.6

Meditación enfocada (concentración)

Síntomas que mejoran con la práctica

- Concentración.
- Regulación emocional.
- Memoria.
- Alerta psicofisiológica y síntomas de reactividad habituales en el TEPT según el DSM-5®.

En la meditación enfocada, el objetivo es centrar toda la atención en una sola palabra o frase (un mantra o afirmación) que se repite continuamente. Pertenece al tipo de meditaciones que mejoran la capacidad de concentración, ya que tener la atención restringida a un solo estímulo impide que surjan pensamientos que nos distraigan. Aunque es una técnica de concentración difícil de practicar incluso durante un tiempo breve, numerosos estudios han demostrado su eficacia para reducir el estrés y mejorar la concentración y el bienestar general.

CONSEJOS PARA LA MEDITACIÓN ENFOCADA

- Si un cliente tiene tendencia a disociarse o experimenta la intrusión de imágenes traumáticas, puede practicar esta meditación con los ojos abiertos, mirando relajadamente hacia abajo a un punto estático.
- Este ejercicio se puede practicar durante breves períodos de tiempo (de cinco a diez minutos) varias veces al día.

- Si es posible, anima a los clientes a que empiecen a crearse el hábito de redirigir la atención de vuelta a la afirmación, o al mantra, si la mente divaga durante la meditación enfocada.

HALLAZGOS DESTACADOS DE LAS INVESTIGACIONES

- Notable alivio del dolor (Zeidan *et al.*, 2012).
- Mejora de la conciencia corporal (Holzel *et al.*, 2011).
- Reducción del consumo de sustancias psicoactivas (Simpson *et al.*, 2007).
- Reducción de los síntomas de TEPT (en los cuatro ámbitos descritos en el DSM-IV®; Rosenthal *et al.*, 2011).

Hoja de trabajo

Mantras y afirmaciones

En la meditación enfocada, el objetivo es simplemente centrar la atención en la repetición de una palabra o frase que tú elijas. Conviene que sea una palabra, frase o afirmación que te ayude a contrarrestar el estrés o a apartar la mente de pensamientos negativos insistentes (o rumiación).

Al escoger la afirmación, palabra o frase, que puede considerarse un mantra, únicamente ten en cuenta que sea positiva y signifique algo para ti. Lo ideal es que sea inspiradora, motivadora y calmante. Algunas personas eligen mantras espirituales o religiosos, aunque no es imprescindible que sea así. Puedes optar por cualquier palabra o frase que quieras como tu mantra o afirmación, pero aquí hay algunos ejemplos que quizá te den una idea de cuál sería más adecuada en tu caso:

- Calma.
- Paz.
- Respira.
- Soy fuerte.
- Soy un superviviente.
- Puedo hacerlo.
- Me espera un futuro brillante.
- Puedo hacer cualquier cosa que me proponga.
- Dios es mi refugio y mi fuerza.

Quédate un momento en silencio para pensar en la que te gustaría elegir como mantra o afirmación. ¡Podrás cambiarla luego si se te ocurre otra mejor!

Hoja de trabajo

Meditación enfocada

En la meditación enfocada, el objetivo es mantener centrada la atención en una sola palabra, frase o afirmación, un mantra, y en repetirla durante toda la práctica.

Para practicarla, sigue estos pasos:

1. Elige primero un mantra o afirmación que repetirás durante esta meditación.
2. Siéntate con la espalda recta y las manos en el regazo. Cierra los ojos o busca un punto en el suelo en el que concentrarte y desplaza suavemente tu atención a la respiración, notando simplemente lo que sientes al inspirar y al espirar, así como las cualidades de la respiración.
3. En un susurro, dite a ti mismo el mantra o la afirmación. Repítelo en silencio una y otra vez, continuamente durante aproximadamente un minuto.
4. Haz una pausa en la repetición del mantra o afirmación y vuelve a centrarte en la respiración durante aproximadamente otro minuto. Cuando se acerque el final del minuto, sigue enfocado en la respiración mientras dejas que el mantra vuelva poco a poco a tu mente.
5. Enfoca la atención de nuevo en el mantra o afirmación y empieza a repetirlo. Si te das cuenta de que otro pensamiento ha entrado en tu conciencia, felicítate por ser consciente de ello, acepta la presencia de ese pensamiento y luego vuelve a centrarte en el mantra. Continúa repitiéndolo durante aproximadamente treinta segundos y, con el tiempo, ve aumentando la duración de la práctica hasta tres o cinco minutos.

6. Sigue alternando la respiración atenta y la meditación enfocada en el mantra, y termina con dos o tres ciclos adicionales de respiración durante un minuto, seguidos de tres minutos de meditación enfocada.
7. Al final de estos ciclos, vuelve a centrarte en la respiración y haz dos respiraciones largas, lentas y profundas con el diafragma antes de abrir los ojos y volver a estar conscientemente presente en la habitación.

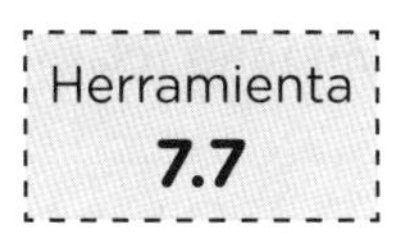

Meditación de visualización (concentración)

Síntomas que mejoran con la práctica

- Concentración.
- Regulación emocional.
- Memoria.
- Alerta psicofisiológica y síntomas de reactividad habituales en el TEPT según el DSM-5®.

La meditación de visualización tiene en común con la meditación enfocada que el objetivo en ambas prácticas es centrar toda la atención en un solo estímulo. Sin embargo, en lugar de una palabra, afirmación o mantra, en la meditación de visualización la atención se enfoca en un estímulo u objeto imaginado y se mantiene en él.

Al igual que en la Meditación Trascendental®, este ejercicio mejora la capacidad de concentración y, al restringir la atención a la visualización de un solo estímulo, evita que surjan pensamientos que nos distraigan. Los estímulos que se visualizan pueden ser una flor, un corazón que late, el océano, la imagen de un ser querido o un determinado paisaje.

CONSEJOS PARA LA MEDITACIÓN DE VISUALIZACIÓN

- Dado que esta técnica incorpora la visualización mental intencionada de una imagen, es menos probable que interfieran imágenes indeseadas relacionadas con sucesos traumáticos, ya que esta visualización intencionada reducirá la posibilidad de que aparezcan. No obstante, si un cliente tiene tendencia a disociarse o experimenta la intrusión de imágenes traumáticas, puede practicar esta meditación con los ojos abiertos, mirando relajadamente hacia abajo a un punto estático.

- Este ejercicio se puede practicar durante breves períodos de tiempo (de cinco a diez minutos) varias veces al día.
- Si es posible, anima a los clientes a que empiecen a crearse el hábito de redirigir la atención de vuelta al estímulo visual imaginado si la mente divaga durante la meditación.

HALLAZGOS DESTACADOS DE LAS INVESTIGACIONES

- Notable alivio del dolor (Zeidan *et al.*, 2012).
- Mejora de la conciencia corporal (Holzel *et al.*, 2011).
- Reducción del consumo de sustancias psicoactivas (Simpson *et al.*, 2007).

Hoja de trabajo

Meditación de visualización

En la meditación de visualización, el objetivo es mantener centrada la atención en un solo objeto o imagen que visualices mentalmente. Para practicarla, sigue estos pasos:

1. Empieza por elegir la imagen del objeto o estímulo visual en que enfocarás la atención con los ojos cerrados durante toda la meditación. Si no te sientes cómodo cerrando los ojos, elige un objeto estático de tu entorno en el que puedas centrar la atención durante esta práctica.
2. Siéntate con la espalda recta y las manos en el regazo. Cierra los ojos con suavidad y trae a la mente una imagen del estímulo u objeto que quieres visualizar, o enfócalos en el objeto externo.
3. Mantén la atención enfocada en la imagen y visualiza el objeto lo mejor que puedas. Si lo deseas, en un susurro, puedes decirte a ti mismo lo que estás visualizando y repetir la palabra durante la práctica si eso te ayuda a mantener la atención en el objeto que visualizas. Mantén la atención enfocada en él durante aproximadamente un minuto.
4. A continuación, si quieres puedes descansar de la visualización unos instantes y dirigir la atención a la respiración y a las sensaciones que notas al inspirar y al espirar. Al cabo de un minuto más o menos, vuelve a traer a la mente poco a poco la imagen del objeto que estabas visualizando.
5. Ahora, enfoca la atención de nuevo en el objeto visualizado y concéntrate de nuevo en esa imagen únicamente. Si alguna otra imagen o pensamiento entra en el campo de tu atención, felicítate por haberte dado cuenta, acepta su presencia y vuelve

a centrarte en el objeto de tu visualización. Continúa enfocado en la imagen de ese objeto durante aproximadamente tres minutos.

6. Sigue alternando breves periodos de respiración atenta con períodos de visualización y termina con dos o tres ciclos adicionales de respiración atenta durante un minuto, seguidos de tres minutos de meditación de visualización.
7. Al finalizar estos ciclos, vuelve a enfocarte en la respiración y haz dos respiraciones largas, lentas y profundas con el diafragma antes de abrir los ojos y volver a estar conscientemente presente en la habitación.

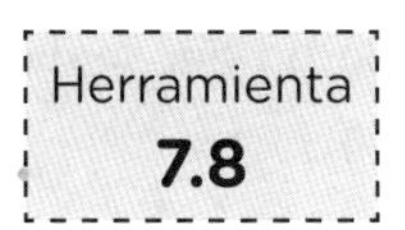

Meditación para conectar con la propia fuerza (concentración)

Síntomas que mejoran con la práctica

- Concentración.
- Regulación emocional.
- Memoria.
- Alerta psicofisiológica y síntomas de reactividad habituales en el TEPT según el DSM-5®.

La meditación para conectar con la propia fuerza tiene en común con la meditación enfocada que el objetivo es centrar toda la atención en un solo estímulo. En esta práctica, sin embargo, el objeto de concentración es un lugar del cuerpo que el cliente ha identificado como una zona de fuerza en el ejercicio que se describe en el capítulo cinco, herramienta 5.7: escaneo en busca de fuerza. Puede ser cualquier lugar del cuerpo que le dé una sensación de apoyo, solidez o seguridad. En la herramienta 5.7, el objetivo es detectar la fuerza, o los recursos, en diversas zonas del cuerpo. Si un cliente ya ha hecho esa exploración, posiblemente sepa en qué lugar del cuerpo experimenta esas sensaciones. En esta práctica, se trata de que conecte con ese lugar, experimente la fuerza o seguridad que le transmite esa zona del cuerpo y permanezca enfocado en ella durante toda la meditación.

CONSEJOS PARA CONECTAR CON LA PROPIA FUERZA

- Si un cliente tiene tendencia a disociarse o experimenta la intrusión de imágenes traumáticas, puede practicar esta meditación con los ojos abiertos, mirando relajadamente hacia abajo a algún estímulo, preferiblemente a la zona del cuerpo que le da una sensación de fuerza.

- Este ejercicio se puede practicar durante breves períodos de tiempo (de cinco a diez minutos) varias veces al día.
- Si es posible, anima a los clientes a que empiecen a crearse el hábito de redirigir la atención de vuelta a la afirmación, o al mantra, si la mente divaga durante la meditación para conectar con la propia fuerza.

HALLAZGOS DESTACADOS DE LAS INVESTIGACIONES

- Notable alivio del dolor (Zeidan *et al.*, 2012).
- Mejora de la conciencia corporal (Holzel *et al.*, 2011).
- Reducción del consumo de sustancias psicoactivas (Simpson *et al.*, 2007).

Hoja de trabajo

Meditación para conectar con la propia fuerza

En la meditación para conectar con la propia fuerza, el objetivo es identificar una zona del cuerpo que te transmita una sensación de fuerza o seguridad y enfocar la atención en ella.

Para practicarla, sigue estos pasos:

1. Empieza por localizar una zona del cuerpo que te haga sentirte seguro, respaldado y fuerte.
2. Una vez que hayas identificado esa zona, cierra los ojos y enfoca la atención en ella. Si no te sientes cómodo cerrando los ojos, puedes dejarlos abiertos y, si es posible, dirigir la mirada a esa zona del cuerpo que te transmite fuerza. Si no es posible, puedes elegir un objeto estático de tu entorno en el que enfocar la mirada durante la práctica.
3. Con los ojos cerrados, empieza a sentir esa zona del cuerpo y conecta mentalmente con ella. Si es una zona accesible desde el exterior, también puedes colocar la mano sobre ella (un hombro, por ejemplo).
4. Ahora, mientras sientes ese lugar del cuerpo, simplemente enfoca en él tu atención y nota cualquier sensación que haya. Mantente enfocado en él durante aproximadamente un minuto.
5. A continuación, puedes hacer una pausa si lo deseas y trasladar tu atención a la respiración unos instantes y notar simplemente las sensaciones al inspirar y al espirar. Al cabo de un minuto aproximadamente, empieza a dirigir la atención de nuevo a la zona de fuerza.

6. Mantén la atención nuevamente en esa zona del cuerpo penetrando en la sensación de fuerza y seguridad que te da. Si alguna otra imagen o pensamiento entra en el campo de tu atención, felicítate por haberte dado cuenta, acepta su presencia y vuelve a enfocar la atención en el cuerpo. Sigue enfocado en esa zona durante aproximadamente tres minutos.
7. Continúa alternando breves periodos de respiración atenta con períodos de meditación y finalmente haz dos o tres ciclos adicionales de respiración atenta durante un minuto seguidos de tres minutos de meditación en la propia fuerza.
8. Al finalizar estos ciclos, céntrate una vez más en la respiración y haz dos respiraciones largas, lentas y profundas con el diafragma antes de abrir los ojos y volver a estar conscientemente presente en la habitación.

Herramienta **7.9**

Meditación de compasión hacia uno mismo (concentración)

Síntomas que mejoran con la práctica

- Concentración.
- Regulación emocional.
- Memoria.
- Alerta psicofisiológica y síntomas de reactividad habituales en el TEPT según el DSM-5®.

En la meditación de compasión hacia uno mismo, la persona enfoca su atención en una zona del cuerpo que le genera inseguridad, molestias o dolor. Para muchos individuos que sufren síntomas postraumáticos, ciertas partes del cuerpo son motivo de inseguridad o angustia. El objetivo de esta meditación es dirigir la atención a una zona corporal que le provoque una sensación angustiosa y enviar compasión a esa zona. Esta conexión compasiva con el cuerpo puede poner fin al impulso de evitar la relación con el cuerpo y con el yo, aumentar la interocepción (la capacidad para penetrar en los estados internos) y reducir la autocrítica.

CONSEJOS PARA PRACTICAR LA COMPASIÓN HACIA UNO MISMO

- Si un cliente tiene tendencia a disociarse o experimenta la intrusión de imágenes traumáticas, puede practicar esta meditación con los ojos abiertos, mirando relajadamente hacia abajo a algún estímulo, preferiblemente a la zona del cuerpo afectada.

- Este ejercicio se puede practicar durante breves períodos de tiempo (de cinco a diez minutos) varias veces al día.
- Si es posible, anima a los clientes a que traten de crearse el hábito de redirigir la atención nuevamente a la zona del cuerpo que les genera angustia cada vez que la mente divague durante la meditación de compasión hacia uno mismo.

HALLAZGOS DESTACADOS DE LAS INVESTIGACIONES

- Notable alivio del dolor (Zeidan *et al.*, 2012).
- Mejora de la conciencia corporal (Holzel *et al.*, 2011).
- Reducción del consumo de sustancias psicoactivas (Simpson *et al.*, 2007).
- Mayor compasión hacia uno mismo (Weibel, 2008; Wong, 2011).

Hoja de trabajo

Meditación de compasión hacia uno mismo

El objetivo de la meditación de compasión hacia uno mismo es que tomes conciencia de una zona del cuerpo que te transmita una sensación de inseguridad, molestia o dolor, y a continuación envíes compasión a esa zona, al tiempo que aprendes a relajarla. Enviar compasión a esas áreas del cuerpo puede hacer que te sientas más seguro y relajado, así como mejorar tu relación con el cuerpo.

Para practicar la meditación de compasión hacia uno mismo, sigue estos pasos:

1. *En primer lugar, identifica el punto o zona del cuerpo que te produzca una sensación de angustia, inseguridad o dolor, o que te cause algún otro tipo de malestar. Esta será la zona con la que te conectarás durante la práctica.*
2. *Una vez que hayas identificado la zona, cierra los ojos y haz varias respiraciones profundas con el diafragma, notando lo que sientes al inspirar y al espirar.*
3. *Enfocado aún en las respiraciones largas y profundas, empieza a trasladar tu atención a la zona del cuerpo que te incomoda. Imagina que diriges la respiración hacia esa zona y que el aire puro entra en ella y la calma. Quédate así un momento, respirando relajación a través de esa zona del cuerpo afligida. Imagina que el aire fluye a través de ella al inspirar y que vuelve a fluir a través de ella en la dirección contraria al espirar. Mientras lo haces, imagina que estás calmando y reconfortando esa zona.*

4. *Continúa respirando paz y relajación a través de esa zona del cuerpo e invítate a considerar la posibilidad de enviarle amor o compasión. Pregúntate, por ejemplo: «¿Podría enviarle compasión y amor a esta zona de mi cuerpo a pesar de lo que he experimentado en ella?».*
5. *Con la atención enfocada en la zona afligida, invítate a enviarle sentimientos de compasión, amor o gratitud a esa zona de tu cuerpo. Por ejemplo, mientras respiras a través de ella, puedes repetir: «Vas a estar bien», «Estoy agradecido por tu presencia», «Eres una parte sagrada de mí» o «Estás a salvo en este momento». La afirmación que elijas repetir no es tan importante como la intención y el sentimiento con que lo hagas. Escoge cualquier afirmación que te despierte un sentimiento de amor, gratitud o compasión.*
6. *Mantén tu atención en esa zona del cuerpo y respira relajación a través de ella al tiempo que le envías repetidamente compasión o amor. Si sientes que la angustia crece al centrarte en esa zona, mantén el sentimiento de compasión mientras experimentas la angustia, sigue calmando tu cuerpo mientras reconoces la presencia del malestar y continúa respirando relajación a través de esa zona con amor. Si la angustia es demasiado intensa, permítete detenerte simplemente y enfócate en la respiración durante un minuto; luego, vuelve a enfocar suavemente la atención en la zona angustiada. Repite esto hasta que notes que la angustia disminuye.*
7. *Permanece así con el cuerpo durante unos momentos más y después vuelve a centrarte en la respiración, y haz dos respiraciones largas, lentas y profundas con el diafragma antes de abrir los ojos y volver a estar conscientemente presente en la habitación.*

Herramienta
7.10

Meditaciones alternas (conciencia abierta/ concentración)

Síntomas que mejoran con la práctica

- Concentración.
- Regulación emocional.
- Memoria.
- Alerta psicofisiológica y síntomas de reactividad habituales en el TEPT según el DSM-5®.

Como se ha comentado anteriormente en este capítulo, los ejercicios de conciencia abierta y de concentración desarrollan diferentes habilidades: las meditaciones de conciencia abierta enseñan a observar, pero sin restringir la atención, le muestran a la persona a ser consciente simplemente de hacia dónde se desplaza la atención, mientras que las meditaciones de concentración enseñan a mantener la atención enfocada en una sola experiencia, pensamiento, emoción, estímulo o zona del cuerpo. Cuando la mente divaga, el individuo dirige su atención de nuevo al objeto o experiencia en la que está meditando.

El ejercicio de meditaciones alternas tiene como objetivo combinar las prácticas de conciencia abierta y de concentración en una misma sesión. Es una forma de meditación que Chade-Meng Tan describe en el libro *Busca en tu interior: Mejora la productividad, la creatividad y la felicidad* (2012). En él, explica Tan (uno de los primeros ingenieros de Google, que introdujo el *mindfulness* en la compañía) que alternar distintos tipos de meditación es una magnífica forma de desarrollar con rapidez tanto la conciencia abierta como la concentración. Se trata de alternar ejercicios de concentración y de conciencia abierta, practicando cada uno de ellos durante breves períodos de tiempo (cinco minutos o menos).

CONSEJOS PARA PRACTICAR MEDITACIONES ALTERNAS

- Si un cliente tiene tendencia a disociarse o experimenta la intrusión de imágenes traumáticas, puede practicar esta meditación con los ojos abiertos, mirando relajadamente hacia abajo a algún estímulo (si en el ejercicio se ha identificado una zona del cuerpo que provoque una sensación de angustia, lo ideal es que dirija la mirada a esa zona).
- Se recomienda alternar las meditaciones de conciencia abierta y de concentración cada poco tiempo (entre dos y cinco minutos).
- También se recomienda poner algún tipo de alarma o temporizador que señale el momento de finalizar una meditación y pasar a la otra.

HALLAZGOS DESTACADOS DE LAS INVESTIGACIONES

- Notable alivio del dolor (Zeidan *et al.*, 2012).
- Mejora de la conciencia corporal (Holzel *et al.*, 2011).
- Reducción del consumo de sustancias psicoactivas (Simpson *et al.*, 2007).
- Mayor compasión hacia uno mismo (Weibel, 2008; Wong, 2011).

Hoja de trabajo

Meditaciones alternas

El objetivo de las meditaciones alternas es combinar las prácticas de conciencia abierta y de concentración en una misma sesión, cambiando de una a otra al cabo de breves periodos de tiempo.

Para ello, selecciona una meditación de conciencia abierta y otra de concentración entre las incluidas en este capítulo. Ahora, se trata de que practiques un tipo de meditación entre dos y cinco minutos y, al finalizar ese tiempo, pases al otro tipo de meditación y la practiques también entre dos y cinco minutos, y así sucesivamente, hasta completar al menos dos ciclos de alternancia. Antes de empezar, es recomendable poner un temporizador o alarma que suene repetidamente cada varios minutos y te indique que es el momento de cambiar de meditación.

Si durante el ejercicio te parece que una de las meditaciones que has elegido es más adecuada para prácticas más largas (de más de cinco minutos), prueba con una combinación de meditaciones distinta, hasta descubrir qué técnicas te resultan más apropiadas para practicar las meditaciones alternas.

Herramienta 7.11

Meditación de compasión y gratitud (conciencia abierta/concentración)

Síntomas que mejoran con la práctica

- Concentración.
- Regulación emocional.
- Memoria.
- Interocepción desregulada.
- Autocrítica.
- Alerta psicofisiológica y síntomas de reactividad habituales en el TEPT según el DSM-5®.

La meditación de compasión y gratitud (también conocida como «meditación de amor incondicional» cuando su único componente es la compasión) contiene elementos de conciencia abierta y de concentración, y su objetivo es cultivar activamente la compasión y la gratitud. Para ello, el practicante se envía expresiones de buenos deseos, compasión y gratitud (Stahl y Goldstein, 2010) y seguidamente las envía a otras personas, a animales e incluso a la naturaleza (Wong, 2011).

Este tipo de meditación suele contener afirmaciones relacionadas con el cultivo de la compasión que se repetirán durante el ejercicio, como: «Te deseo paz... Te deseo salud...». Hay muchas variantes de este tipo de meditaciones (incluidas casi todas las formas de oración), y es recomendable que los clientes se sientan libres de ajustar el lenguaje y los aspectos prioritarios de la meditación según lo consideren necesario, a fin de conseguir el objetivo, que es cultivar la compasión y la gratitud.

CONSEJOS PARA LA MEDITACIÓN DE COMPASIÓN Y GRATITUD

- Si un cliente tiene tendencia a disociarse o experimenta la intrusión de imágenes traumáticas, puede practicar esta meditación con los ojos abiertos, mirando relajadamente hacia abajo a algún estímulo.
- Se recomienda practicar esta meditación durante breves periodos de tiempo (de cinco a diez minutos).
- Si lo desean, los clientes pueden sustituir las palabras de la meditación por otras que concuerden más con sus valores, creencias o prácticas religiosas.

HALLAZGOS DESTACADOS DE LAS INVESTIGACIONES

- Notable alivio del dolor (Zeidan *et al.*, 2012).
- Mejora de la conciencia corporal (Holzel *et al.*, 2011).
- Reducción del consumo de sustancias psicoactivas (Simpson *et al.*, 2007).
- Mayor compasión hacia uno mismo (Weibel, 2008; Wong, 2011).
- Disminución de la depresión (Fredrickson, 2008).
- Disminución de la ira (Hofmann, Grossman y Hinton, 2011).

Hoja de trabajo

Meditación de compasión y gratitud

En la meditación de compasión y gratitud, los objetivos son despertar la compasión hacia uno mismo y hacia los demás, y aumentar los sentimientos de gratitud. Para hacerla, sigue estas instrucciones. Sentado cómodamente con la espalda recta, o tumbado, cierra los ojos y dirige la atención a la respiración. Observa lo que sientes al inspirar y al espirar, y haz unas cuantas respiraciones profundas centrándote solo en la sensación de respirar.

1. Gratitud y compasión hacia ti mismo

Empieza a expandir tu conciencia más allá de la respiración hasta abarcar todo el cuerpo. Puedes imaginar tu conciencia como un gran círculo amarillo brillante que se expande desde tu abdomen, en el que se aloja la respiración, hasta la totalidad de tu cuerpo (incluida la cabeza). Visualizando la imagen de tu cuerpo entero contenido en el círculo de luz, afirma lo siguiente:

Este soy yo.
Estoy agradecido por este cuerpo.
Estoy agradecido por esta mente.
Estoy agradecido por este espíritu.
Me comporto en la vida lo mejor que puedo.
Que mi cuerpo, mi mente y mi espíritu estén sanos.
Que mi cuerpo, mi mente y mi espíritu estén seguros.
Que mi cuerpo, mi mente y mi espíritu reciban respeto y amor.
Que sepa honrarme a mí mismo.
Que sepa amarme a mí mismo.

Permanece unos instantes quieto sintiendo estas intenciones. Luego repítelas teniendo en mente a un amigo o a otro ser querido. Puedes repetirlas dirigidas a otras dos o tres personas distintas.

2. Gratitud y compasión hacia los seres queridos

A continuación, expande el círculo de conciencia amarillo brillante más allá de ti e incluye en él a un ser querido o amigo cercano. Imaginando el círculo de conciencia expandido y a este individuo dentro de él, dile mentalmente lo siguiente:

Ese eres tú.
Estoy agradecido por tu cuerpo.
Estoy agradecido por tu mente.
Estoy agradecido por tu espíritu.
Sé que te comportas en la vida lo mejor que puedes.
Que tu cuerpo, tu mente y tu espíritu estén sanos.
Que tu cuerpo, tu mente y tu espíritu estén seguros.
Que tu cuerpo, tu mente y tu espíritu reciban respeto y amor.
Te honro.
Te quiero.

Permanece quieto con estas intenciones unos instantes. Luego repítelas dos o tres veces más teniendo en mente a otros dos o tres seres queridos.

3. Gratitud y compasión hacia otras personas que sean de tu agrado

A continuación, expande el círculo de conciencia amarillo brillante más allá de tus seres queridos para incluir a una persona conocida que sea de tu agrado. Imaginando el círculo de conciencia expandido y a esa persona dentro de él, dile mentalmente lo siguiente:

Ese eres tú.
Estoy agradecido por tu cuerpo.
Estoy agradecido por tu mente.
Estoy agradecido por tu espíritu.
Sé que te comportas en la vida lo mejor que puedes.
Que tu cuerpo, tu mente y tu espíritu estén sanos.
Que tu cuerpo, tu mente y tu espíritu estén seguros.
Que tu cuerpo, tu mente y tu espíritu reciban respeto y amor.
Te honro.
Te aprecio.

Permanece quieto con estas intenciones unos instantes. Luego repítelas dos o tres veces más teniendo en mente a otras dos o tres personas que sean de tu agrado.

4. Gratitud y compasión hacia personas con las que te resulta difícil relacionarte

Ahora expande el círculo de conciencia amarillo brillante más allá de tus conocidos y de tus seres queridos para incluir en él a alguien con quien te cueste relacionarte. Imaginando el círculo de conciencia expandido y a esa persona dentro de él, dile mentalmente lo siguiente:

Ese eres tú.
Estoy agradecido por tu cuerpo.
Estoy agradecido por tu mente.
Estoy agradecido por tu espíritu.
Sé que te comportas en la vida lo mejor que puedes.
Que tu cuerpo, tu mente y tu espíritu estén sanos.
Que tu cuerpo, tu mente y tu espíritu estén seguros.
Que tu cuerpo, tu mente y tu espíritu reciban respeto y amor.
Que yo sea capaz de entenderte mejor.
Que sienta compasión por ti.
Te respeto.

Permanece quieto con estas intenciones unos instantes. Luego repítelas dos o tres veces más teniendo en mente a otras dos o tres personas con las que te resulte difícil relacionarte.

8

Herramientas cognitivas

Las herramientas cognitivas son, principalmente, técnicas de arriba abajo que utilizan la mente para modificar el cerebro. En concreto, son eficaces para fortalecer las áreas corticales superiores del cerebro, como las de la corteza prefrontal. Generalmente se recomienda empezar a trabajar con estas técnicas en la terapia una vez que el cliente domina las técnicas de abajo arriba (con base corporal). La razón es que la activación subcortical característica de la sintomatología postraumática inhibe las áreas corticales que deben estar operativas para que las técnicas cognitivas sean eficaces, y las técnicas de abajo arriba son capaces precisamente de frenar esa activación subcortical.

EL CEREBRO BAJO LOS EFECTOS DE LAS TÉCNICAS COGNITIVAS

Las herramientas cognitivas cambian el cerebro de **tres** maneras principales, que ayudan a los clientes a reducir y gestionar los síntomas postraumáticos:

1. **Cerebro pensante (área central de la corteza prefrontal)**: aumentan la activación de áreas centrales específicas de la corteza prefrontal, denominadas corteza prefrontal ventromedial (CPFvm). La activación de la CPFvm mejora en el cliente la conciencia de sí mismo, la autorregulación y la regulación de las emociones. El fortalecimiento de esta área ayuda concretamente a evaluar mejor las situaciones de riesgo, a reflexionar sobre los sucesos pasados (lo cual es necesario para la reestructuración cognitiva) y a extinguir los sentimientos de miedo relacionados con los desencadenantes del trauma.
2. **Cerebro pensante (áreas laterales de la corteza prefrontal)**: aumentan la activación de las regiones laterales de la corteza prefrontal, denominadas corteza prefrontal dorsolateral (CPFdl). El fortalecimiento de la CPFdl se asocia con una mejora de la atención, la memoria operativa, la empatía, la relación con los demás y una evolución postraumática favorable. En el contexto del TEPT, la activación de la CPFdl puede mejorar la concentración, reducir los sentimientos de aislamiento y aumentar la capacidad para conectar y relacionarse con los demás.
3. **Centro de autorregulación (cíngulo)**: aumentan la activación del centro cerebral de autorregulación, que participa en la regulación del pensamiento y las emociones y en la toma de decisiones.

TERAPIAS COGNITIVAS DE PROBADA EFICACIA PARA EL TEPT

Este capítulo presenta herramientas cognitivas que pueden incorporarse al tratamiento del trauma por su capacidad para modificar el cerebro. No obstante, conviene mencionar que, si bien la mayoría de las terapias utilizadas para tratar el TEPT, o el trauma en general, no están expresamente respaldadas por investigaciones neurocientíficas, otros tipos de estudios han demostrado que pueden ser de gran eficacia para algunos individuos. Las herramientas cognitivas que se presentan en este libro no pretenden sustituir a los tratamientos empíricos del TEPT; por el contrario, son técnicas que pueden incorporarse a la terapia para el tratamiento del trauma y utilizarse conjuntamente con los más diversos métodos.

Muchos tratamientos empíricos para tratar el TEPT ya incluyen elementos cognitivos, entre ellos la terapia de desensibilización y reprocesamiento por medio de movimientos oculares (EMDR), la terapia de procesamiento cognitivo (TPC), la terapia cognitivo conductual centrada en el trauma (TCC-CT), las técnicas de inoculación de estrés (IE), la terapia de exposición prolongada (EP) y otros tipos de terapias cognitivo conductuales (TCC). Si bien la mayoría de estas terapias se centran en el trauma, lo cual significa que ayudan al cliente a gestionar los pensamientos y recuerdos relacionados con la experiencia traumática en sí, otras (como la inoculación de estrés y las terapias cognitivo conductuales) tratan de desarrollar las capacidades del cliente en general, y la gestión de pensamientos en particular, sin centrarse en el trauma expresamente, pero pueden ser eficaces para tratarlo.

Hoja de trabajo

Herramientas cognitivas

Las herramientas cognitivas son, principalmente, técnicas de arriba abajo. En ellas, utilizamos los pensamientos para modificar el cerebro, a diferencia de lo que hacemos en las técnicas de abajo arriba, en las que usamos el cuerpo para modificar el cerebro. Los ejercicios de arriba abajo son muy eficaces para fortalecer las áreas pensantes superiores del cerebro, y, cuando estas áreas están activadas, nos resulta más fácil pensar con claridad, concentrarnos, regular los pensamientos y las emociones, y también conectar con los demás. Se recomienda empezar a practicar estas técnicas una vez que se dominan las técnicas de abajo arriba (con base corporal).

Las herramientas cognitivas producen **tres** cambios importantes en el cerebro:

1. **Una mayor activación del centro cerebral del pensamiento (corteza prefrontal ventromedial):**
    - Mejora la conciencia de uno mismo.
    - Mejora la autorregulación.
    - Mejora la capacidad para hacer desaparecer el miedo.

2. **Una mayor activación del centro cerebral del pensamiento (corteza prefrontal dorsolateral):**
    - Mejora la concentración y la atención.
    - Mejora la conciencia e «inteligencia» sociales.
    - Mejora la empatía y la capacidad para conectar con los demás.

3. **Una mayor activación del centro cerebral de autorregulación (cíngulo):**
   - Mejora la regulación de las emociones y la autorregulación.
   - Mejora la capacidad para tomar decisiones.

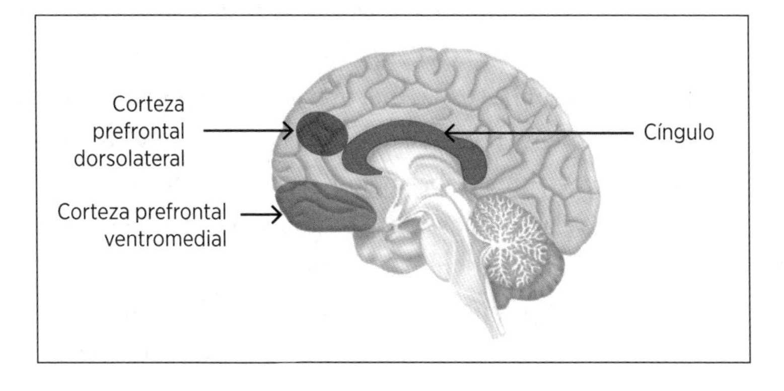

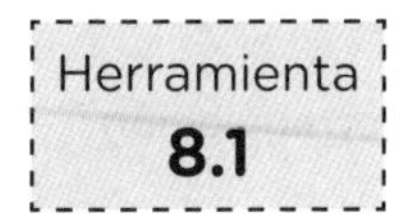

Herramientas cognitivas centradas en el trauma (CT) y no centradas en el trauma (NCT)

Podemos dividir las herramientas cognitivas en dos categorías: las que están centradas en el trauma (CT) y las que no (NCT). Las herramientas centradas en el trauma son las que trabajan con los pensamientos y recuerdos directamente relacionados con el trauma, mientras que las no centradas en el trauma trabajan con los pensamientos en un sentido más amplio (relacionados con el trauma o no). Las herramientas NCT enseñan a los clientes a tomar conciencia de los pensamientos y a gestionarlos, mientras que las herramientas CT les enseñan a considerar, gestionar o procesar los recuerdos o pensamientos relacionados con el trauma de una manera más específica.

En este cuaderno de trabajo se explican solo las herramientas NCT. Las técnicas que se describen pueden utilizarse para trabajar con pensamientos y recuerdos relacionados con el trauma si se desea, pero no necesariamente tiene por qué ser así; las instrucciones que se dan no incluyen el trabajo específico con el trauma. Muchas de las herramientas cognitivas NCT incluidas en este libro son técnicas de «revalorización cognitiva», un tipo de estrategia para la regulación de las emociones que ha sido objeto de numerosos estudios neurocientíficos y que se puede definir como «cambiar la forma de entender o considerar un estímulo con el fin de cambiar su impacto afectivo» (Buhle *et al.*, 2014).

La cuestión de si un cliente necesita, o incluso de si le beneficiaría o no, trabajar con herramientas CT es bastante controvertida. Este libro parte de la base de que no todos los clientes que sufren síntomas postraumáticos necesitan hacer un trabajo específicamente centrado en el trauma. Por tanto, aunque reconoce el valor de las intervenciones empíricas centradas en el trauma, las herramientas que describe son de carácter más general. Los estudios han demostrado que las herramientas cognitivas NCT pueden activar áreas cerebrales de importancia fundamental para la recuperación postraumática. Para poder hacer un trabajo centrado en el trauma, es recomendable que los profesionales clínicos adquieran formación en las terapias EMDR (de desensibilización y reprocesamiento por medio de movimientos oculares), TCC-CT (cognitivo conductual centrada en el trauma), TPC (de procesamiento cognitivo), EP (de exposición prolongada) u otro tipo de protocolos de probada eficacia.

Hoja de trabajo

Herramientas cognitivas centradas en el trauma (CT) y no centradas en el trauma (NCT)

Las herramientas cognitivas que aprendes a utilizar en la terapia pueden ser de dos tipos: técnicas centradas en el trauma (CT) o no centradas en el trauma (NCT). Las herramientas centradas en el trauma son aquellas en las que tu terapeuta y tú trabajáis con pensamientos y recuerdos relacionados con el trauma, mientras que las no centradas en el trauma te enseñan a trabajar con los pensamientos y a gestionarlos en un sentido más amplio.

Por ejemplo, las herramientas NCT pueden enseñarte a tomar conciencia de los pensamientos angustiosos y a regularlos, mientras que el propósito de las herramientas CT es ayudarte a gestionar y procesar los recuerdos relacionados directamente con los sucesos traumáticos. Las herramientas NCT fortalecen el cerebro, pero sin tener que hablar específicamente del trauma.

A algunas personas, la idea de tener que remover los recuerdos de un suceso traumático les resulta, comprensiblemente, aterradora y les crea ansiedad. Puede que incluso tenga en ellas un efecto retraumatizante, si recordar el suceso traumático les hace revivirlo. Debes saber, sin embargo, que no todas las terapias requieren necesariamente entrar en los recuerdos relacionados con el trauma del pasado.

A algunas personas les resulta enormemente útil hacerlo, en el contexto de una relación terapéutica cercana y de confianza, pero no para todo el mundo será igual de beneficiosa una terapia centrada en el trauma. Por eso es recomendable que mantengas un diálogo

permanente con tu terapeuta sobre tus preferencias, necesidades, el plan de tratamiento y tus avances. Esta colaboración continua entre tu terapeuta y tú le hará ver si un método centrado en el trauma podría beneficiarte y, si es así, qué tipo de intervención CT sería la mejor.

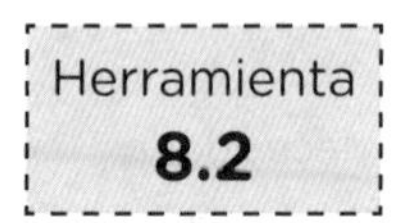

Desde la perspectiva de un tercero

Síntomas que mejoran con la práctica

- Concentración.
- Alteraciones cognitivas y síntomas anímicos habituales en el TEPT según el DSM-5®.
- Respuesta de estrés.
- Alerta psicofisiológica y síntomas de reactividad habituales en el TEPT según el DSM-5®.

El ejercicio llamado «desde la perspectiva de un tercero» consiste en reevaluar un suceso o disputa reciente que haya provocado en el cliente emociones negativas. El propósito de este ejercicio es hacer que recuerde, observe y procese ese conflicto o suceso de una manera más equilibrada y productiva que reduzca las emociones negativas y mejore su capacidad para regular las emociones. Se ha demostrado que esta práctica mejora la calidad de las relaciones y reduce los enfrentamientos de pareja. Se ha visto asimismo que algunos ejercicios de reevaluación cognitiva similares a este fortalecen las áreas cerebrales que participan en la regulación cognitiva y de las emociones.

CONSEJOS PARA ADOPTAR LA PERSPECTIVA DE UN TERCERO

- Si es posible, se recomienda que los clientes hagan este ejercicio poco después del suceso o conflicto angustioso.
- Anímalos a que sean pacientes consigo mismos si les cuesta mantener la perspectiva de un tercero, ya que a la mayoría de la gente puede resultarle bastante difícil hacerlo.

- Incluso aunque un cliente no sea capaz de aceptar la perspectiva de un tercero, se recomienda que practique este ejercicio cognitivo. A menudo es necesaria una práctica continuada para que la perspectiva de un cliente cambie. El simple hecho de pasar por el proceso de reevaluación cognitiva modifica el cerebro; ¡no es imprescindible aceptar esa nueva perspectiva para que el cerebro experimente un cambio saludable!
- Recomienda a los clientes que practiquen este ejercicio con frecuencia, ya que con la práctica les resultará cada vez más fácil adoptar una perspectiva neutral.

HALLAZGOS DESTACADOS DE LAS INVESTIGACIONES

- Mejor relación conyugal y reducción de la angustia derivada del conflicto (Finkel *et al.*, 2013).
- Mejor regulación de las emociones (Finkel et a., 2013).
- Menos síntomas de depresión tras experimentar sucesos estresantes (Troy *et al.*, 2010).

[Adaptado de los métodos descritos en Finkel, E. J., Slotter, E. B., Luchies, L. B., Walton, G. M. y Gross, J. J. (2013). «A brief intervention to promote conflict reappraisal preserves marital quality over time». *Psychological Science*, 24 (8)].

Hoja de trabajo

Desde la perspectiva de un tercero

Para practicar el ejercicio, sigue estos pasos:

1. Dedica unos cinco minutos a escribir un resumen de un reciente suceso o discusión que sea para ti motivo de angustia. Céntrate solo en los hechos: describe lo que se dijo y se hizo, y no tu interpretación o tus impresiones de lo ocurrido.
2. Ahora piensa en el incidente desde la perspectiva neutral de un tercero, alguien que quiere lo mejor para cada una de las partes implicadas. ¿Quién podría ser ese tercero? Lo ideal es que imagines a alguien a quien respetas, a quien consideras cabal y justo, alguien quizá a quien conoces o conociste en el pasado. Dedica aproximadamente diez minutos a escribir lo que ese tercero diría sobre la situación o discusión angustiosa. Algunas preguntas que puedes hacerte para escribir son:
    a. ¿Qué pensaría esa persona sobre la situación?
    b. ¿Qué me diría?
    c. ¿Qué consejo me daría?
    d. ¿Qué aspectos positivos podría verle a esta situación?
    e. ¿Qué haría para tranquilizarme y apoyarme, manteniéndose a la vez neutral?

3. Una vez terminado el ejercicio, plantéate lo siguiente:
    a. ¿Qué obstáculos has encontrado al intentar adoptar la perspectiva de un tercero?
    b. ¿Hay relaciones importantes en tu vida que ganarían si de vez en cuando adoptaras la perspectiva de un tercero?

c. ¿Has aprendido algo que te hará más fácil adoptar la perspectiva de un tercero en el futuro?
d. ¿Crees que adoptar esa perspectiva durante los desacuerdos que surjan en tus relaciones reduciría la angustia derivada de ellos?

4. Tarea para después de la sesión:
    a. Diariamente durante la próxima semana, repasa la perspectiva de un tercero que has escrito. Dedícale aproximadamente cinco minutos cada día.
    b. Durante la próxima semana, haz lo posible por adoptar la perspectiva de un tercero cuando te encuentres en mitad de un conflicto o experimentes emociones negativas hacia alguien cercano.

Herramienta 8.3

Amplía tu perspectiva

Síntomas que mejoran con la práctica

- Concentración.
- Alteraciones cognitivas y síntomas anímicos habituales en el TEPT según el DSM-5®.
- Respuesta de estrés.
- Alerta psicofisiológica y síntomas de reactividad habituales en el TEPT según el DSM-5®.

Amplia tu perspectiva enseña a los clientes a reevaluar los incidentes angustiosos incorporando a la percepción que tienen de ellos información adicional que reduzca la angustia que sienten al recordarlos. Esa información puede incluir hechos sobre el suceso (quién estaba presente, cuándo tuvo lugar, etc.) así como especulaciones u opiniones. Las especulaciones pueden aportar información sobre el estado de ánimo o las circunstancias en que se encontraba alguien implicado en el suceso angustioso, por ejemplo, o sobre otros factores ajenos al cliente que puedan haber influido en la forma en que ocurrió o se interpretó el suceso.

En las siguientes páginas se presenta un ejemplo práctico de esta técnica, así como un formulario con espacios en blanco para que los clientes puedan practicar estos ejercicios.

CONSEJOS PARA AMPLIAR TU PERSPECTIVA

- Si es posible, se recomienda que los clientes hagan este ejercicio poco después del suceso o conflicto angustioso.

- Anímalos a añadir información del suceso angustioso que sea objetivamente verdad y que puedan «creerse».
- Es recomendable que los clientes practiquen este ejercicio con frecuencia, ya que la práctica les ayudará a avanzar y es necesaria para producir cambios en las redes neuronales.

HALLAZGOS DESTACADOS DE LAS INVESTIGACIONES

- Mejor regulación de las emociones (Gross, 2010).
- Menos síntomas de depresión tras experimentar sucesos estresantes (Troy *et al.*, 2010).
- Menos sentimientos de ira y más emociones positivas (Mauss *et al.*, 2007).

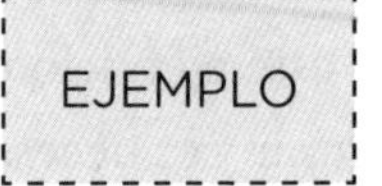

Amplía tu perspectiva

¿Alguna vez te has sentido angustiado por los pensamientos que tenías sobre algo que había sucedido, pero te esforzabas por pensar en ello de forma diferente? Ampliar tu perspectiva te ayudará a hacer precisamente eso: pensar de forma diferente en algún suceso angustioso para que puedas empezar a sentirte de forma diferente (menos angustiado) también tú. Esto se consigue incorporando información adicional que puede aliviar las emociones negativas sobre lo que te ha sucedido. He aquí un ejemplo de cómo podrías poner en práctica esta técnica:

1. **Escribe unas cuantas frases sobre algo angustioso que haya ocurrido recientemente con otra persona. Sé específico al relatar los hechos: qué sucedió exactamente, quién estaba allí, dónde tuvo lugar y cuándo. Abstente por ahora de hacer especulaciones sobre qué lo provocó o de interpretar lo ocurrido.**

La semana pasada estaba haciendo cola en el supermercado, y había delante de mí una mujer con cuatro niños que corrían de un lado a otro, discutiendo entre ellos y pidiendo caramelos y golpeándome el carro. No respetaban el espacio de nadie, y la madre no hacía nada por controlarlos. De hecho, estaba allí de pie sin inmutarse, como si no fuera con ella. Finalmente, al cabo de varios minutos, la fila fue avanzando y me libré de ellos, pero estuve de mal humor toda la tarde.

2. **A continuación, escribe algunas frases sobre por qué ocurrió aquello que te puso de mal humor y cómo interpretas la causa y el significado de lo ocurrido.**

Ocurrió porque la madre era una vaga que no tenía ganas de controlar a sus hijos. Fue muy desconsiderada, le traía sin cuidado que molestaran a los demás. ¡Por eso se convierten luego los niños en adultos maleducados! Es responsabilidad de los padres disciplinar a sus hijos, y no dejar que se desboquen y que sean los demás los que tengan que aguantarlos.

3. **Identifica al «protagonista», o «protagonistas», del suceso además de ti. ¿Quién o quiénes provocaron el suceso en tu opinión? Haz una lista.**

La mujer del supermercado. En realidad, no era culpa de los niños, sino de esa mujer, su madre.

4. **Ahora, vuelve a los dos primeros pasos y relee la descripción de los hechos que has escrito, así como tus interpretaciones de lo ocurrido. Cuando piensas de esta manera en el suceso, y en los principales personajes implicados, ¿qué sientes? ¿Qué emociones sentiste en aquel momento?**

Me siento enfadado, ¡y en aquel momento estaba más enfadado todavía! Sentí que me estaban faltando al respeto.

5. **Con el suceso todavía en mente, imagina ahora que eres tú la protagonista (o uno de los protagonistas) del suceso. Fingiendo por un momento que esa persona eres tú, empieza a**

especular sobre por qué pudo haber actuado de aquella manera. Enumera al menos cinco explicaciones del comportamiento de la protagonista que no den una mala imagen de ella ni insinúen intenciones maliciosas hacia los demás. Ahora no se trata de hechos sino de especulaciones, o neutrales o positivas, sobre la posible causa del comportamiento de otra persona.

a. *Quizá se acababa de enterar de que alguien de su familia tenía cáncer y estaba sumida en sus pensamientos.*
b. *Tal vez un par de los niños no eran suyos, sino amigos de sus hijos, y por eso no sentía que ella fuera quién para llamarlos al orden.*
c. *Puede que se encargara ella sola de los niños el día entero y estuviera agotada y no tuviera fuerzas para controlar la situación.*
d. *Quizá hacía lo posible por ignorar el mal comportamiento de sus hijos para ver si se cansaban, ya que había comprobado que gritarles solo empeoraba las cosas, y su terapeuta le había dicho que tratara de ignorarlos durante un tiempo cuando se comportaran así.*
e. *Es posible que acabara de tener una cita en la que había recibido una noticia muy triste que la había dejado desolada.*

6. **Imagina que la protagonista hubiera estado pasando, de hecho, por cualquiera de las situaciones que acabas de enumerar. ¿Qué sientes, ahora que tienes una perspectiva más amplia y nueva información?**

Me parece que sigue sin haber excusa para que alguien actúe así, pero estoy menos enfadado con ella. Pensar que tal vez acababa de ocurrirle algo doloroso me despierta un sentimiento de compasión. Si solo estaba tratando de ignorar el mal comportamiento de sus hijos para ver si aprendían, no siento tanta compasión hacia ella, pero si acababa de recibir una noticia muy triste, entonces siento empatía y compasión por ella.

Conclusión: Nuestra interpretación de por qué suceden las cosas tiene una influencia decisiva en cómo reaccionamos a ellas. No son los acontecimientos en sí lo que nos «hace» sentirnos mal o bien; es la forma en la que pensamos en ellos lo que nos crea sufrimiento o alegría. Este ejercicio de reevaluación cognitiva amplía nuestra perspectiva y nos permite ponernos en el lugar de los demás para imaginar las razones que pueden motivar sus comportamientos. El objetivo no es excusar esos comportamientos, ¡sino sentirnos menos angustiados por ellos y sufrir menos! Ten en cuenta que, aunque la reevaluación cognitiva se basa en puras especulaciones, TODAS las interpretaciones que hacemos en nuestra vida son especulativas, y rara vez conocemos toda la verdad sobre un suceso o circunstancia.

Formulario

Amplía tu perspectiva

¿Alguna vez te has sentido angustiado por los pensamientos que tenías sobre algo que había sucedido, pero te esforzabas por pensar en ello de forma diferente? Ampliar tu perspectiva te ayudará a hacer precisamente eso: pensar de forma diferente en algún suceso angustioso para que puedas empezar a sentirte de forma diferente (menos angustiado) también tú. Esto se consigue incorporando información adicional que puede aliviar las emociones negativas sobre lo que te ha sucedido. Si es posible, haz el ejercicio poco después de la experiencia angustiosa y practica esta técnica con frecuencia.

1. **Escribe unas cuantas frases sobre algo angustioso que haya ocurrido recientemente con otra persona. Sé específico al relatar los hechos: qué sucedió exactamente, quién estaba allí, dónde tuvo lugar y cuándo. Abstente por ahora de hacer especulaciones sobre qué lo provocó o de interpretar lo ocurrido.**

2. **A continuación, escribe algunas frases sobre por qué ocurrió y sobre cómo interpretas la causa y el significado de lo ocurrido.**

3. **Identifica al «protagonista», o «protagonistas», del suceso además de ti. ¿Quién o quiénes provocaron el suceso en tu opinión? Haz una lista.**

4. **Ahora, vuelve a los dos primeros pasos y relee la descripción de los hechos que has escrito, así como tus interpretaciones de lo ocurrido. Cuando piensas de esta manera en el suceso, y en los principales personajes implicados, ¿qué sientes? ¿Qué emociones sentiste en aquel momento?**

5. **Con el suceso todavía en mente, imagina ahora que eres tú el protagonista (o uno de los protagonistas) del suceso. Fingiendo por un momento que esa persona eres tú, empieza a especular sobre por qué pudo haber actuado de aquella manera. Enumera al menos cinco explicaciones del comportamiento del protagonista que no den una mala imagen de él ni insinúen intenciones maliciosas hacia los demás. Ahora no se trata de hechos sino de especulaciones, o neutrales o positivas, sobre la posible causa del comportamiento de otra persona.**

6. **Imagina que el protagonista hubiera estado pasando, de hecho, por cualquiera de las situaciones que acabas de enumerar. ¿Qué sientes, ahora que tienes una perspectiva más amplia y nueva información?**

Conclusión: Nuestra interpretación de por qué suceden las cosas tiene una influencia decisiva en cómo reaccionamos a ellas. No son los acontecimientos en sí lo que nos «hace» sentirnos mal o bien; es la forma en la que pensamos en ellos lo que nos crea sufrimiento o alegría. Este ejercicio de reevaluación cognitiva amplía nuestra perspectiva y nos permite ponernos en el lugar de los demás para imaginar las razones que pueden motivar sus comportamientos. El objetivo no es excusar esos comportamientos, ¡sino sentirnos menos angustiados por ellos y sufrir menos! Ten en cuenta que, aunque la reevaluación cognitiva se basa en puras especulaciones, TODAS las interpretaciones que hacemos en nuestra vida son especulativas, y rara vez conocemos toda la verdad sobre un suceso o circunstancia.

Herramienta **8.4**

Recuérdate en el pasado

Síntomas que mejoran con la práctica

- Concentración.
- Alteraciones cognitivas y síntomas anímicos habituales en el TEPT según el DSM-5®.
- Respuesta de estrés.
- Alerta psicofisiológica y síntomas de reactividad habituales en el TEPT según el DSM-5®.

Una de las razones por las que las decepciones, los desengaños y los acontecimientos desalentadores pueden resultar tan intensamente angustiosos es que la persona suele creer que nunca los superará. *En el momento*, se siente desolada, pero cree además que la angustia, o las consecuencias devastadoras de lo ocurrido, durarán para siempre, lo cual intensifica la reacción emocional que experimenta. Recuérdate en el pasado es una técnica muy útil porque enseña a los clientes a reevaluar los sucesos angustiosos, los miedos o las decepciones recordando los factores de estrés y las decepciones del pasado y evaluando en qué medida afectan en la actualidad a su vida.

En general, no somos muy diestros en anticipar cómo afectarán los acontecimientos presentes a nuestro estado emocional futuro. La capacidad para predecir qué consecuencias tendrá para nosotros más adelante algo que acaba de ocurrir se denomina «previsión afectiva» (Wilson y Gilbert, 2003), ¡y los estudios han demostrado que a los seres humanos no se nos da muy bien! De hecho, tendemos a exagerarlo todo: lo bien que nos harán sentirnos en el futuro algunos acontecimientos estupendos (como ganar la lotería) y lo mal que nos harán sentirnos en el futuro los sucesos frustrantes (como no haber sido capaces de conseguir el trabajo soñado).

Cuando alguien exagera las repercusiones terribles que algo tendrá en el futuro, esto le crea más sufrimiento en el presente. El propósito de este ejercicio es que el cliente se dé cuenta de lo difícil que resulta recordar factores de estrés cotidianos incluso de cinco años atrás, así como lo raro que es que los factores de estrés afecten a la vida de una persona durante años. Puede ser para el cliente una revelación descubrir las pocas probabilidades que hay de que los factores de estrés presentes actualmente en su vida tengan repercusiones duraderas.

CONSEJOS PARA RECORDARSE EN EL PASADO

- Se recomienda practicar este ejercicio siempre que se experimente una fuerte ansiedad o decepción por algo angustioso que ha sucedido o que se cree que podría suceder.
- Se trata en principio de un ejercicio escrito, pero también puede practicarse como ejercicio formal de *mindfulness*. En este último caso, pídele al cliente que cierre los ojos y visualice alguna imagen de sí mismo en el pasado.

HALLAZGOS DESTACADOS DE LAS INVESTIGACIONES

- Mejor regulación de las emociones (Gross, 2010).
- Menos síntomas de depresión tras experimentar sucesos estresantes (Troy *et al.*, 2010).
- Menos sentimientos de ira y más emociones positivas (Mauss *et al.*, 2007).

EJEMPLO

Recuérdate en el pasado

Una de las razones por las que las decepciones, los desengaños y las experiencias desalentadoras nos resultan a veces tan intensamente angustiosos es que solemos creer que nunca los superaremos. Nos sentimos desolados en el momento, pero creemos además que la angustia durará para siempre, ¡lo cual nos hace sentirnos todavía peor!

Recuérdate en el pasado te invita a volver la vista atrás a momentos angustiosos, miedos o decepciones lejanos y a pensar en si siguen (¡o no!) teniendo un efecto en tu vida actual. Es recomendable que practiques este ejercicio cuando experimentes una fuerte ansiedad o decepción por algo que ha sucedido recientemente o que te preocupa que pueda suceder. Aquí tienes un ejemplo de cómo puedes hacerlo:

1. **Escribe unas cuantas frases sobre algo angustioso o decepcionante que haya ocurrido recientemente. Podría tratarse de una actividad en la que no has conseguido el éxito o los resultados que esperabas, y quizá como consecuencia te sientes abatido, decepcionado y preocupado por las repercusiones que tendrá en el futuro. Escribe únicamente los hechos de esta situación: lo que sucedió, dónde estabas, cuándo sucedió y quién más estaba implicado.**

Hace aproximadamente un mes presenté una solicitud para un trabajo, cerca de casa, que era el trabajo con el que siempre había soñado. Durante las últimas semanas he pasado por varias rondas de entrevistas con los directivos de la empresa, las fui superando todas pero no he recibido ninguna oferta. Me he esforzado mucho por conseguir ese puesto; en realidad llevo preparándome para ese trabajo desde hace diez años, y he fracasado.

2. **Cuando piensas en la situación, ¿qué sientes?**

Siento decepción, desesperanza, y temo por lo que será de mi carrera en el futuro.

3. **¿Qué te dice la mente sobre las repercusiones que tendrá esta situación en tu futuro?**

Este trabajo era fundamental para convertirme en el tipo de profesional que siempre he querido ser. Tengo miedo de quedarme para siempre en mi trabajo actual y de no progresar nunca para poder hacer algo importante o que signifique algo para mí. Incluso aunque se me presentara otra oportunidad como esta, probablemente tampoco entonces lo conseguiré, y me quedaré aburrida y estancada donde estoy ahora.

4. **Ahora, apártate un poco del momento presente e intenta conectar con algún recuerdo de la persona que eras en el pasado. Concretamente, intenta recordarte a ti misma hace cinco años en este mismo mes. ¿Dónde vivías entonces? ¿Qué personas eran importantes en tu vida? ¿Dónde trabajabas o estudiabas? ¿Qué hacías en tu tiempo libre? Conéctate por un momento con esa tú del pasado. Sé lo más concreta que puedas.**

Este mismo mes hace cinco años vivía en Oklahoma City. Sí, ahora me acuerdo, me habían dado una beca para un curso de formación que había empezado hacía poco. A la vez, estaba haciendo los preparativos para la boda, que sería dentro de unos meses, y disfrutaba mucho estando con mi novio. Tenía dos perros, y el pelo mucho más largo que ahora. También veía casi a diario a mis amigos. De esto no me acuerdo bien, pero, siendo el mes de octubre, supongo que estaría además preparándome para Halloween

5. **A continuación, pensando todavía en la persona que eras y en cómo era tu vida hace cinco años este mismo mes, trata de recordar qué te inquietaba en el día a día en aquella época y qué cosas te preocupaban seriamente o te generaban conflicto. ¿Qué miedos tenías? ¿Cuáles eran tus principales motivos de estrés?**

Hace cinco años este mismo mes, acababa de empezar el curso de formación para el que me habían dado una beca, y tenía que terminarlo para poder ejercer mi profesión. No recuerdo mucho de este mes en particular hace cinco años, pero creo que me sentía bajo una gran presión por aprobar el examen final y porque el proyecto de fin de carrera me estaba llevando mucho más tiempo de lo previsto. No recuerdo los detalles de todo esto, pero sé que eran las principales cosas que estaban ocurriendo en mi vida en esos momentos. Lo que sí recuerdo es que me aterraba la idea de no aprobar el examen, porque, si suspendía, significaba que iba a tener que repetirlo al cabo de unos meses, y eso habría sido desastroso.

6. **Puede que te hayas dado cuenta de que no era fácil completar estos dos últimos pasos. Si has conseguido identificar cuáles**

eran tus motivos de estrés hace cinco años, hazte la siguientes preguntas: «¿Siguen formando parte de mi día a día las circunstancias que entonces me estresaban? ¿Qué pasó con ellas? ¿Se resolvieron?». Si es así, ¿cómo fue? ¿Sigue afectándote el resultado que tuvieron aquellas circunstancias?

Terminé el proyecto que me provocaba tanta tensión. No recuerdo cuándo, pero lo terminé. Me presenté al examen final en diciembre y lo aprobé. Estaba nerviosa, pero lo hice bien. Si no lo hubiera aprobado, supongo que habría pasado por la angustia de tener que estudiar más y volver a presentarme, pero probablemente lo habría aprobado para ahora. Las cosas que entonces me angustiaban ahora no tienen ninguna importancia. De hecho, nunca pienso en ellas, ¡estoy demasiado ocupada preocupándome por otras cosas!

Conclusión: Quizá te des cuenta de que solo aquellos motivos de estrés muy intensos siguen teniendo algún efecto en ti al cabo de cinco años. E incluso los motivos de preocupación verdaderamente importantes, y que sigues recordando, te afectan por lo general bastante menos cinco años después que en su momento. La excepción pueden ser las experiencias traumáticas, que, por estar codificadas en el cerebro, tal vez parezca que apenas han «envejecido». Aparte de las experiencias traumáticas, la mayoría de los factores de estrés, incluso los más intensos, se resuelven con el tiempo y no siguen influyendo en nuestra vida durante años. Bien, pues al igual que los factores de estrés de hace cinco años son hoy mucho menos relevantes que entonces, tus factores de estrés actuales también serán probablemente mucho menos relevantes para ti dentro de un tiempo. Recuérdalo cuando te veas magnificar las posibles repercusiones que tendrán en tu futuro las circunstancias que hoy son para ti motivo de angustia.

Formulario

Recuérdate en el pasado

Una de las razones por las que los desengaños, las decepciones y las experiencias desalentadoras nos resultan a veces tan angustiosos es que solemos creer que nunca los superaremos. Nos sentimos desolados ahora, y creemos además que la angustia durará para siempre, ¡lo cual nos hace sentirnos aún peor!
Recuérdate en el pasado te da la posibilidad de volver la vista atrás a momentos angustiosos, miedos o decepciones lejanos en el tiempo y a pensar en si siguen (¡o no!) teniendo un efecto en tu vida actual. Es recomendable que practiques este ejercicio cuando experimentes una fuerte ansiedad o decepción por algo que ha sucedido recientemente o que te preocupa que pueda suceder.

1. **Escribe unas cuantas frases sobre algo angustioso o decepcionante que haya ocurrido recientemente. Podría tratarse de una actividad en la que no has conseguido el éxito o los resultados que esperabas, y quizá como consecuencia te sientes abatido, decepcionado y preocupado por las repercusiones que tendrá en el futuro. Escribe únicamente los hechos de esta situación: lo que sucedió, dónde estabas, cuándo sucedió y quién más estaba implicado.**

2. **Cuando piensas en la situación, ¿qué sientes?**

3. ¿Qué te dice la mente sobre las repercusiones que tendrá esta situación en tu futuro?

4. Ahora, apártate un poco del momento presente e intenta conectar con algún recuerdo de la persona que eras en el pasado. Concretamente, intenta recordarte a ti mismo hace cinco años en este mismo mes. ¿Dónde vivías entonces? ¿Qué personas eran importantes en tu vida? ¿Dónde trabajabas o estudiabas? ¿Qué hacías en tu tiempo libre? Conéctate por un momento con ese tú pasado. Sé lo más concreto que puedas.

5. A continuación, pensando todavía en la persona que eras y en cómo era tu vida hace cinco años este mismo mes, trata de recordar qué te inquietaba en el día a día en aquella época y qué cosas te preocupaban seriamente o te generaban conflicto. ¿Qué miedos tenías? ¿Cuáles eran tus principales motivos de estrés?

6. **Puede que te hayas dado cuenta de que no era fácil completar estos dos últimos pasos. Si has conseguido identificar cuáles eran tus motivos de estrés hace cinco años, hazte la siguiente pregunta: «¿Siguen formando parte de mi día a día las circunstancias que entonces me estresaban? ¿Qué pasó con ellas? ¿Se resolvieron?». Si es así, ¿cómo fue? ¿Sigue afectándote el resultado que tuvieron aquellas circunstancias?**

Conclusión: Quizá te des cuenta de que solo aquellos motivos de estrés muy intensos siguen teniendo algún efecto en ti al cabo de cinco años. E incluso los motivos de preocupación verdaderamente importantes, y que sigues recordando, te afectan por lo general bastante menos cinco años después que en su momento. La excepción pueden ser las experiencias traumáticas, que, por estar codificadas en el cerebro, tal vez parezca que apenas han «envejecido». Aparte de los sucesos traumáticos, la mayoría de los factores de estrés, incluso los más intensos, se resuelven con el tiempo y no siguen influyendo en nuestra vida durante años. Bien, pues al igual que los factores de estrés de hace cinco años son hoy mucho menos relevantes que entonces, tus factores de estrés actuales también serán probablemente mucho menos relevantes para ti dentro de un tiempo. Recuérdalo cuando te veas magnificar las posibles repercusiones que tendrán en tu futuro las circunstancias que hoy son para ti motivo de angustia.

Herramienta 8.5

En comunicación con tu yo futuro

Síntomas que mejoran con la práctica

- Concentración.
- Alteraciones cognitivas y síntomas anímicos habituales en el TEPT según el DSM-5®.
- Respuesta de estrés.
- Alerta psicofisiológica y síntomas de reactividad habituales en el TEPT según el DSM-5®.

En comunicación con tu yo futuro enseña a los clientes a reevaluar los sucesos angustiosos, miedos o decepciones imaginando sus repercusiones en el tiempo desde la perspectiva de un yo futuro. Como se explica en la herramienta 8.4, una de las razones por las que las decepciones, los desengaños y las experiencias desestabilizadoras pueden resultar tan intensamente angustiosos es el convencimiento de que sus consecuencias afectarán interminablemente a todos los aspectos de nuestra vida.

Sin embargo, los estudios han demostrado que los seres humanos no somos muy intuitivos a la hora de predecir cómo nos afectarán emocionalmente en el futuro los acontecimientos actuales (Wilson y Gilbert, 2003), y tendemos a exagerar el posible impacto que tendrán las actuales experiencias negativas. El propósito de este ejercicio es que el cliente imagine cómo será su vida al cabo de unos años (¡y cómo se sentirá!), para lo cual conectará con su yo futuro, que puede aportarle una perspectiva compasiva de su situación actual.

CONSEJOS PARA LA COMUNICACIÓN CON TU YO FUTURO

- Se recomienda que los clientes practiquen este ejercicio siempre que experimenten una fuerte ansiedad o decepción por algo angustioso que ha sucedido o que creen que podría suceder.
- Este es en principio un ejercicio escrito, pero también puede practicarse como ejercicio formal de *mindfulness*. En este último caso, pídele al cliente que cierre los ojos y visualice una imagen de sí mismo en el futuro.

HALLAZGOS DESTACADOS DE LAS INVESTIGACIONES

- Mejor regulación de las emociones (Gross, 2010).
- Menos síntomas de depresión tras experimentar sucesos estresantes (Troy *et al.*, 2010).
- Menos sentimientos de ira y más emociones positivas (Mauss *et al.*, 2007).

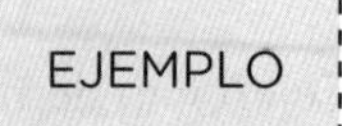

En comunicación con tu yo futuro

Una de las razones de que las experiencias tristes nos resulten a veces tan devastadoras es que solemos creer que el dolor durará mucho tiempo. Nos sentimos hundidos ahora, y creemos además que esa angustia continuará indefinidamente, ¡lo cual nos hace sentirnos todavía peor! En comunicación con tu yo futuro te da la posibilidad de pensar de una forma nueva en los sucesos angustiosos al contemplarlos desde la perspectiva de tu yo futuro, que puede darte un punto de vista compasivo sobre tu situación actual. Es recomendable que practiques este ejercicio cuando experimentes una fuerte ansiedad o decepción por algo que haya sucedido recientemente o que te preocupa que pueda suceder. Este es un ejemplo de cómo puedes hacer el ejercicio:

1. **Escribe unas cuantas frases sobre algo angustioso o decepcionante que haya ocurrido recientemente. Podría tratarse de una actividad en la que no has conseguido el éxito o los resultados que esperabas, y quizá como consecuencia te sientes abatido, decepcionado y preocupado por las repercusiones que tendrá en el futuro. Escribe únicamente los hechos de esta situación: lo que sucedió, dónde estabas, cuándo sucedió y quién más estaba implicado.**

Hace aproximadamente un mes presenté una solicitud para un trabajo, cerca de casa, que era el trabajo con el que siempre había soñado. Durante las últimas semanas he pasado por varias rondas de entrevistas con los directivos de la empresa, las fui superando todas pero no he recibido ninguna oferta. Me he esforzado mucho por conseguir ese puesto; en realidad llevo preparándome para ese trabajo desde hace diez años, y he fracasado.

2. **Cuando piensas en lo sucedido, ¿qué sientes?**

Siento decepción, desesperanza, y temo por lo que será de mi carrera en el futuro.

3. **¿Qué te dice la mente sobre las repercusiones que tendrá este suceso en tu futuro?**

Este trabajo era fundamental para convertirme en el tipo de profesional que siempre he querido ser. Tengo miedo de quedarme en mi trabajo actual para siempre y de no progresar nunca para poder hacer algo importante o que signifique algo para mí. Incluso aunque se me presentara otra oportunidad como esta, probablemente tampoco entonces lo conseguiré, y me quedaré aburrida y estancada donde estoy ahora.

4. **Ahora, apártate un poco del momento presente e intenta imaginarte, e imaginar tu vida, dentro de cinco años. ¿Dónde vivirás? ¿Qué personas serán importantes en tu vida dentro de cinco años? ¿Qué aspecto tendrás? ¿En qué estarás trabajando? ¿A qué dedicarás tu tiempo libre? Intenta imaginar la persona que serás dentro de cinco años con la mayor claridad posible.**

Dentro de cinco años, seguiré viviendo aquí, en Kansas City, y mi hija tendrá cinco años. ¡Qué difícil imaginarla! Las personas más importantes de mi vida serán mi marido, mi hija y el resto de mi familia. Seguiré teniendo los mismos amigos, y quizá también algunos nuevos. Seguiré teniendo la misma profesión, pero no estoy segura de lo que estaré haciendo exactamente, eso dependerá de las oportunidades que se me presenten (y de las que me cree yo) de aquí a entonces. Físicamente, mi aspecto será similar al de ahora, pero supongo que pareceré algo mayor. Me imagino saludable y feliz en general.

5. **Mientras sigues imaginando a tu yo futura, a la que serás dentro de cinco años, piensa en cuáles serán tus motivos de inquietud cotidianos en ese momento. ¿Qué crees que te preocupará entonces? ¿Qué te ocupará la mente?**

Supongo que podría ser un motivo de estrés tratar de coordinar el horario escolar de mi hija con mi horario de trabajo, puesto que ella irá a la escuela en ese momento. También podría ser que estuviera estresada intentando expandir mi negocio y que me entristeciera un poco estar envejeciendo. Tal vez esté viviendo la crisis de la mediana edad.

6. **Los motivos de estrés que prevés para el futuro ¿son diferentes de los actuales? Cuando miras al futuro, ¿te parece probable que sigas preocupándote por las mismas cosas que te inquietan ahora? ¿El factor de estrés o la decepción que describías en el paso 1 seguirá afectándote de un modo sustancial dentro de cinco años?**

No puedo estar segura, pero dudo que no haber conseguido ese trabajo sea algo que me siga preocupando dentro de cinco años. Aunque nunca podré alegrarme de no haberlo conseguido, es poco probable que siga sufriendo por ello. Probablemente pasarán tantas cosas de aquí a entonces que eso será un recuerdo lejano.

Conclusión: Aunque las presiones y decepciones actuales puedan resultarnos angustiosas, es raro que esa angustia se prolongue durante meses, no digamos ya durante años. Nos infravaloramos, no nos damos cuenta de la capacidad que tenemos para recuperarnos de las decepciones y seguir adelante. Sin embargo, sabemos por los estudios psicológicos que ni siquiera las decepciones más angustiosas obstaculizarán al cabo de un tiempo nuestra capacidad para ser felices. Una forma de recordar que la mayoría de las adversidades actuales no van a determinar lo que será tu vida a medio o largo plazo es imaginarte en el futuro, pensar en cómo habrá cambiado tu vida para entonces, y aventurar cuáles podrían ser tus motivos de preocupación en ese momento.

Formulario

En comunicación con tu yo futuro

Una de las razones de que las circunstancias adversas nos resulten a veces tan desoladoras es que solemos creer que el dolor durará para siempre. Nos sentimos hundidos ahora, y creemos además que esa angustia se prolongará sin fin, ¡lo cual nos hace sentirnos todavía peor!

En comunicación con tu yo futuro te da la posibilidad de pensar de una forma nueva en las experiencias dolorosas al contemplarlas desde la perspectiva de tu yo futuro, que puede darte un punto de vista compasivo sobre tu situación actual. Es recomendable que practiques este ejercicio cuando experimentes una fuerte ansiedad o decepción por algo que haya sucedido recientemente o que te preocupa que pueda suceder.

1. **Escribe unas cuantas frases sobre algo angustioso o decepcionante que haya ocurrido recientemente. Podría tratarse de una actividad en la que no has conseguido el éxito o los resultados que esperabas, y quizá como consecuencia te sientes deprimido, decepcionado y preocupado por las repercusiones que tendrá en el futuro. Escribe únicamente los hechos de esta situación: lo que sucedió, dónde estabas, cuándo sucedió y quién más estaba implicado.**

2. **Cuando piensas en lo sucedido o en la actual situación, ¿qué sientes?**

3. **¿Qué te dice la mente sobre las repercusiones que tendrá ese suceso o situación en tu futuro?**

4. **Ahora, apártate un poco del momento presente e intenta imaginarte, e imaginar tu vida, dentro de cinco años. ¿Dónde vivirás? ¿Qué personas serán importantes en tu vida dentro de cinco años? ¿Qué aspecto tendrás? ¿En qué estarás trabajando? ¿A qué dedicarás tu tiempo libre? Intenta imaginar la persona que serás dentro de cinco años con la mayor claridad posible.**

5. **Mientras sigues imaginando a tu yo futuro, el que serás dentro de cinco años, piensa en cuáles serán tus motivos de inquietud cotidianos en ese momento. ¿Qué crees que te preocupará entonces? ¿Qué te ocupará la mente?**

6. **Los motivos de estrés que prevés para el futuro ¿son diferentes de los actuales? Cuando miras al futuro, ¿te parece probable que sigas preocupándote por las mismas cosas que te inquietan ahora? ¿El factor de estrés o la decepción que describías en el paso 1 seguirá afectándote de un modo sustancial dentro de cinco años?**

Conclusión: Aunque las presiones y decepciones actuales puedan resultarte angustiosas, es raro que esa angustia se prolongue durante meses, no digamos ya durante años. Nos infravaloramos, no nos damos cuenta de la capacidad que tenemos para recuperarnos de las decepciones y seguir adelante. Sin embargo, sabemos por los estudios psicológicos que ni siquiera las decepciones más desoladoras obstaculizarán al cabo de un tiempo nuestra capacidad para ser felices.

Herramienta
8.6

Evaluar el sentimiento de culpa

Síntomas que mejoran con la práctica

- Concentración.
- Alteraciones cognitivas y síntomas anímicos habituales en el TEPT según el DSM-5®.
- Respuesta de estrés.
- Alerta psicofisiológica y síntomas de reactividad habituales en el TEPT según el DSM-5®.

Una forma de recordar que la mayoría de las adversidades actuales no van a determinar lo que será tu vida a medio o largo plazo es imaginar tu yo futuro, pensar en cómo habrá cambiado tu vida para entonces, y aventurar cuáles podrían ser tus motivos de preocupación en ese momento.

Las dos herramientas siguientes, evaluar el sentimiento de culpa y encontrar un ápice de verdad, son ejercicios de reevaluación cognitiva que invitan a los clientes a plantearse qué función cumple el sentimiento de culpa en sus vidas y si podría estar relacionado con un deseo de control. Los clientes pueden reflexionar sobre la eficacia de ese sentimiento, así como sobre el precio que pagan por él. Seguidamente, en encontrar un ápice de verdad, tratarán de hallar la manera de atenuar su sentimiento de culpa.

CONSEJOS PARA EVALUAR EL SENTIMIENTO DE CULPA

- No es recomendable utilizar este ejercicio cuando existe en el cliente un sentimiento de daño moral. Por daño moral me refiero a su sufrimiento emocional por haber sido autor de un suceso traumático o no haber sido capaz de impedirlo. Se recomienda que lo practiquen aquellos clientes cuyo sentimiento de culpa se deriva de sucesos que principalmente (o al menos en parte) estaban fuera de su control.

- Es recomendable que estos clientes practiquen el ejercicio siempre que experimenten fuertes sentimientos de culpa relacionados con un suceso pasado.
- Anímalos a practicar esta técnica con regularidad, ya que es algo compleja y requiere práctica para ser eficaz.
- Puedes practicar esta técnica con clientes que experimenten sentimientos intensos de culpa relacionados con acontecimientos traumáticos. Ahora bien, es importante que estos clientes practiquen primero el ejercicio aplicándolo a sentimientos de culpa que no estén relacionados con sucesos traumáticos, y solo una vez que lo dominen, empiecen a aplicarlo a emociones relacionadas con un trauma.

HALLAZGOS DESTACADOS DE LAS INVESTIGACIONES

- Mejor regulación de las emociones (Gross, 2010).
- Menos síntomas de depresión tras experimentar sucesos estresantes (Troy *et al.*, 2010).
- Menos sentimientos de ira y más emociones positivas (Mauss *et al.*, 2007).

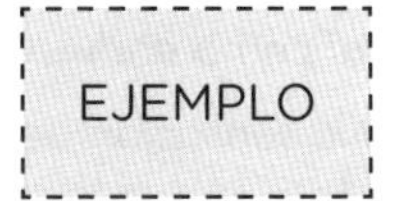

Evaluar el sentimiento de culpa

Este ejercicio te pide que reflexiones sobre cuál puede ser la razón de que experimentes un sentimiento de culpa, y si ese sentimiento podría estar relacionado con un deseo o necesidad de control. Este es un ejemplo de cómo podrías poner en práctica esta técnica:

1. **Escribe unas cuantas frases sobre un suceso o situación angustioso del que sueles culparte.**

Me culpo de que mi novio me haya dejado porque estábamos muy unidos. Me costó mucho confiar en él y, cuando al fin me abrí y le dejé entrar, no le gustó lo que vio y se apartó de mí, porque no valgo lo suficiente ni merezco el amor de nadie. Debería esforzarme más por ser mejor persona y triunfar en la vida para que alguien me quiera.

2. **El sentimiento de culpa puede tener una función evolutiva si nos ayuda a no cometer los mismos errores en el futuro. Si alguien se siente muy mal por algo que ha hecho, es poco probable que lo vuelva a hacer. Sentirnos culpables puede resultarnos útil si nos sirve para tomar decisiones más inteligentes en el futuro. Al examinar tu sentimiento de culpa, ¿crees que te resulta útil en este momento? ¿Cómo podría ayudarte a tener en el futuro un comportamiento más saludable y provechoso?**

Siento que de verdad es culpa mía que mi novio me haya dejado, pero no tengo ni idea de lo que puedo hacer en el futuro para valer lo suficiente como para que alguien me quiera. No sé en qué tendría que convertirme para que me aceptara de nuevo, ni cómo convertirme en esa persona para él. En realidad, no tengo la sensación de que sentirme culpable me esté ayudando a mejorar para futuras relaciones. Creo más bien que me hace querer cerrarme y no volver a confiar en nadie nunca más, lo cual probablemente no sea demasiado provechoso ni saludable.

3. **No obstante, el sentimiento de culpa puede tener también funciones no tan útiles. Por ejemplo, hay personas que experimentan un fuerte sentimiento de culpa como forma de aferrarse a una experiencia emocional o de evitar tener más experiencias emocionales. Un ejemplo es cuando alguien se siente culpable y obtiene de ello una sensación de control, ya que el sentimiento de culpa le evita la posibilidad de volver a encontrarse en una situación de impotencia. En tu caso, ¿el sentimiento de culpa funciona a tu favor o en tu contra? ¿Hay aspectos en que sentirte culpable no te esté beneficiando?**

Una situación frecuente que ilustra esto es la de quienes, tras sufrir una experiencia de violencia sexual, se culpan a sí mismos de la agresión. Su forma de interpretar lo ocurrido podría ser:
Si no hubiera bebido tanto esa noche, no me habrían violado. La culpa es mía, por haber ido sola a la fiesta, por haber subido luego a la habitación de aquel tipo y por haber estado, antes de eso, toda la noche bebiendo. Merecía que me pasara lo que me pasó, por haber sido tan idiota como para equivocarme en todo lo que decidí. Si no hubiera sido una irresponsable, no habría corrido ningún peligro, y mi vida no se habría ido al traste.
En este ejemplo, la mujer se culpa implacablemente de lo que sucedió, y cree que, si hubiera tomado decisiones distintas, no la habrían

agredido. Date cuenta de que, en esta línea de pensamiento, no se considera que el causante de la situación fuera el violador, lo cual resulta chocante hasta que entiendes la función que cumple en la vida de esta mujer culparse de lo ocurrido.

Desde su perspectiva, ella tenía el control de todo lo que ocurrió esa noche, incluido el comportamiento de la otra persona. Culparse a sí misma de lo ocurrido le permite mantener una fuerte sensación de control. Creer que ella fue la responsable de todo le evita sentirse indefensa, a merced de las circunstancias, sentir que puede correr algún peligro. Por el contrario, culpar de la violación al individuo que la agredió la hace sentirse indefensa, a merced de las circunstancias, y vivir a partir de ahora con miedo a que pueda volver a ocurrir algo así en el futuro. Si no fue ella la que provocó la agresión, significa que podría volver a sufrir experiencias traumáticas en el futuro, e imaginar eso puede ser aterrador.

En otras palabras, es posible que esta mujer se culpabilice de lo ocurrido como una forma de sentir que tiene el control sobre las situaciones y de evitar el sentimiento de impotencia. Este es un ejemplo de una posible función del sentimiento de culpa.

No es que tenga intrínsecamente nada de malo regular así las emociones y hacer estos malabarismos mentales; de hecho, hay cierta inteligencia y sofisticación en esta estrategia. Sin embargo, como se ha dicho antes, las interpretaciones de un suceso que dan lugar a un sentimiento de culpa pueden impedir que la persona se recupere y se cure de esa experiencia traumática. Aunque no es alentador sentirse indefenso, sin control de las circunstancias, vivir con un sentimiento de vergüenza y de culpa suele ser mucho más perjudicial.

4. **¿Cómo crees que puede estar influyendo tu sentimiento de culpa en que te recuperes de la decepción? ¿En este momento, cumple la función que se describe en el paso 2, o ha empezado a actuar en tu contra?**

Sigo sintiendo que es culpa mía que mi novio me haya dejado, pero ese sentimiento de culpa no me está ayudando sino todo lo contrario, me hace sentirme cada vez peor conmigo misma.

Formulario

Evalúa tu sentimiento de culpa

Este ejercicio te pide que reflexiones sobre cuál puede ser la razón de que experimentes un sentimiento de culpa, y si ese sentimiento podría estar relacionado con un deseo o necesidad de control.

1. **Escribe unas cuantas frases sobre un suceso o situación angustioso del que sueles culparte.**

2. **El sentimiento de culpa puede tener una función evolutiva si nos ayuda a no cometer los mismos errores en el futuro. Si alguien se siente muy mal por algo que ha hecho, es poco probable que lo vuelva a hacer. Sentirnos culpables puede resultarnos útil si nos ayuda a tomar decisiones más inteligentes en el futuro. Al examinar tu sentimiento de culpa, ¿crees que te resulta útil en este momento? ¿Cómo podría ayudarte a tener en el futuro un comportamiento más saludable y provechoso?**

3. **No obstante, el sentimiento de culpa puede tener también funciones no tan útiles. Por ejemplo, hay personas que experimentan un fuerte sentimiento de culpa como forma de aferrarse a una experiencia emocional o de evitar tener más experiencias emocionales. Un ejemplo es cuando alguien se siente culpable y obtiene de ello una sensación de control, ya que el sentimiento de culpa le evita la posibilidad de volver**

a encontrarse en una situación de impotencia. Sin embargo, esto puede hacerle quedarse «atrapado» en pensamientos y emociones angustiosos y autodestructivos, y entorpecer el proceso natural de recuperación.

En tu caso, ¿el sentimiento de culpa funciona a tu favor o en tu contra? ¿Hay aspectos en que sentirte culpable no te esté beneficiando?

4. ¿Cómo crees que puede estar influyendo tu sentimiento de culpa en que te recuperes de la decepción? En este momento, ¿cumple la función que se describe en el paso 2, o ha empezado a actuar en tu contra?

Herramienta 8.7

Encontrar un ápice de verdad

Síntomas que mejoran con la práctica

- Concentración.
- Alteraciones cognitivas y síntomas anímicos habituales en el TEPT según el DSM-5®.
- Respuesta de estrés.
- Alerta psicofisiológica y síntomas de reactividad habituales en el TEPT según el DSM-5®.

Encontrar un ápice de verdad es la segunda parte de un ejercicio de reevaluación cognitiva que invita a los clientes a reflexionar sobre la función de la culpa y sobre si tal vez albergar ese sentimiento puede estar relacionado con el deseo de control. Esto, así como el aspecto a veces eficaz del sentimiento de culpa, se describe en la herramienta anterior, evaluar el sentimiento de culpa. Esta herramienta, encontrar un ápice de verdad, propone formas de disminuir la culpa.

CONSEJOS PARA ENCONTRAR UN ÁPICE DE VERDAD

- No es recomendable utilizar este ejercicio cuando existe en el cliente un sentimiento de daño moral. Se recomienda que lo practiquen aquellos clientes cuyo sentimiento de culpa se deriva de sucesos que principalmente (o al menos en parte) estaban fuera de su control.
- Es recomendable que estos clientes practiquen el ejercicio siempre que experimenten fuertes sentimientos de culpa relacionados con un suceso pasado.

- Anímalos a practicar esta técnica con regularidad, ya que es algo compleja y requiere práctica para ser eficaz.
- Puedes practicar esta técnica con clientes que experimenten sentimientos intensos de culpa relacionados con acontecimientos traumáticos. Ahora bien, es importante que estos clientes practiquen primero el ejercicio aplicándolo a sentimientos de culpa que no estén relacionados con sucesos traumáticos, y solo una vez que lo dominen, empiecen a aplicarlo a emociones relacionadas con acontecimientos traumáticos.

HALLAZGOS DESTACADOS DE LAS INVESTIGACIONES

- Mejor regulación de las emociones (Gross, 2010).
- Menos síntomas de depresión tras experimentar sucesos estresantes (Troy *et al.*, 2010).
- Menos sentimientos de ira y más emociones positivas (Mauss *et al.*, 2007).

EJEMPLO

Encontrar un ápice de verdad

Encontrar un ápice de verdad es una técnica que te ayuda a examinar y comprender a fondo el sentimiento de culpa. Es recomendable que la pongas en práctica siempre que experimentes fuertes sentimientos de culpa relacionados con un suceso pasado. Este es un ejemplo de cómo hacer el ejercicio:

1. **Si crees que sentirte culpable puede estar influyendo negativamente en tu proceso de recuperación, quizá quieras reflexionar sobre ello. Para empezar, lee las siguientes afirmaciones y marca con un círculo las que puedan aplicarse a tu situación. Aunque no las consideres ciertas por entero, marca con un círculo aquellas en las que puede haber «un ápice de verdad» sobre tu situación y tu sentimiento de culpa.**

    - *Lo hice lo mejor que supe, en aquella situación/relación/contexto.*
    - *No puedo pensar en ninguna acción concreta que posiblemente hubiera cambiado el desenlace de aquella situación.*
    - *La situación era resultado de las decisiones y acciones de otras personas, además de las mías.*
    - *Cuando tomé las decisiones que tomé en aquella situación, no podía prever que el resultado sería el que fue, aunque quizá «hubiera debido preverlo».*
    - *Yo no quería que el resultado de aquella situación fuera el que acabó siendo, y no hice nada deliberadamente por que fuera así.*

- *Es posible que el resultado hubiera sido el mismo aunque se hubiera tratado de otra persona y no de mí.*
- *Tal vez el resultado hubiera sido el mismo incluso aunque hubiera hecho algunas cosas de otra manera (aunque no es muy probable).*
- *La culpa que siento no me está cambiando para bien.*
- *La culpa que siento me está haciendo un daño añadido sin que encuentre una razón de peso para ello.*
- *Puede que me esté culpando para castigarme.*
- *Quizá me culpe para protegerme y evitar que me ocurra nada malo en el futuro.*
- *Cuando me culpo, siento que tengo más control de mi vida.*

2. **Después de rodear con un círculo las afirmaciones con las que te identificas, examínalas en detalle y responde a las preguntas que hay al pie de estas líneas refiriéndolas a cada una de las afirmaciones, del mismo modo que en el siguiente ejemplo:**

En la afirmación: «La situación era resultado de las decisiones y acciones de otras personas, además de las mías», quizá haya un ápice de verdad.

- ¿Cuál es ese «ápice de verdad» que hay en esta afirmación, aunque no me la crea del todo? *Es una realidad que en la relación éramos dos, no era yo sola, y de hecho fue él quien puso fin a la relación.*
- ¿Qué pruebas hay de que esta afirmación sea en parte verdad? *Como he dicho, éramos dos en la relación, y él fue quien decidió que se había terminado, de manera que también él tuvo que ver en lo que pasó. Fue decisión suya, fue él quien se*

marchó, así que, aunque sigo pensando que la culpa es mía, veo que él intervino también.

- ¿Creería alguien cercano a mí, o alguien a quien le contara lo ocurrido, que hay un ápice de verdad en esta afirmación? (No es necesario que todo el mundo considere que la afirmación es cierta; basta con que pienses si alguien más estaría de acuerdo en que hay un ápice de verdad en ella). Si alguien estuviera de acuerdo en que esta afirmación tiene un ápice de verdad, ¿qué diría que es cierto? *Una de mis amigas me dijo que no creía que la ruptura fuera enteramente culpa mía. También me dijo que cree que acostumbro a culparme porque tengo muy baja autoestima, y comentó que yo siempre trataba de quitarle importancia a cómo manipulaba él las discusiones.*
- ¿Alguien más me ha hecho alguna vez un comentario que indique que en esta afirmación podría haber un ápice de verdad? *Mi terapeuta me ha animado a que examine cuál era la dinámica entre mi exnovio y yo, en lugar de simplemente echarme la culpa de todo.*

3. **Es recomendable que contestes a las preguntas 1 y 2 repetidamente, como parte de una práctica cognitiva regular.** Con el tiempo, tal vez notes que tu sentimiento de culpa ha empezado a disminuir. No ocurrirá de inmediato, y es probable que sigas sintiéndote culpable de ciertas cosas. Sin embargo, a medida que el sentimiento de culpa vaya disminuyendo, aunque solo sea un poco, tal vez empieces a procesar la situación de una manera más saludable y a recuperarte. El objetivo de esta práctica es reducir el sentimiento de culpa trabajando con seriedad y constancia, no erradicarlo rápidamente. Para motivarte a seguir

dedicándole tu energía, escribe un par de frases a continuación en las que expliques por qué es importante para ti indagar en ese sentimiento destructivo y cuál esperas que sea el resultado una vez que hayas hecho este ejercicio.

Quiero examinar y resolver ese sentimiento de culpa porque me temo que, si no lo hago, tal vez acabe eligiendo parejas que no sean las adecuadas, e inconscientemente sabotee cada relación. Quiero sentirme segura de mí misma y encontrar a alguien que me acepte y me quiera. Espero que cuando haya indagado a fondo en ese sentimiento de culpa sea capaz de soltarme de esta relación y ser libre para encontrar a la persona adecuada.

Formulario

Encuentra un ápice de verdad

Encontrar un ápice de verdad es una técnica que te ayuda a examinar y comprender el sentimiento de culpa. Es recomendable que la pongas en práctica siempre que experimentes fuertes sentimientos de culpa relacionados con un suceso pasado.

1. **Si crees que sentirte culpable puede estar influyendo negativamente en tu proceso de recuperación, quizá quieras reflexionar sobre ello. Para empezar, lee las siguientes afirmaciones y marca con un círculo las que puedan aplicarse a tu situación. Aunque no las consideres ciertas por entero, marca con un círculo aquellas en las que puede haber «un ápice de verdad» sobre tu situación y lo que sientes.**

   - Lo hice lo mejor que supe, en aquella situación/relación/contexto.
   - No puedo pensar en ninguna acción concreta que posiblemente hubiera cambiado el desenlace de aquella situación.
   - La situación era resultado de las decisiones y acciones de otras personas, además de las mías.
   - Cuando tomé las decisiones que tomé en aquella situación, no podía prever que el resultado sería el que fue, aunque quizá «hubiera debido preverlo».
   - Yo no quería que el resultado de aquella situación fuera el que acabó siendo, y no hice nada deliberadamente por que fuera así.
   - Es posible que el resultado hubiera sido el mismo aunque se hubiera tratado de otra persona y no de mí.

- Tal vez el resultado hubiera sido el mismo incluso aunque hubiera hecho algunas cosas de otra manera (aunque no es muy probable).
- La culpa que siento no me está cambiando para bien.
- La culpa que siento me está haciendo un daño añadido sin que encuentre una razón de peso para ello.
- Puede que me esté culpando para castigarme.
- Quizá me culpe para protegerme y evitar que me ocurra nada malo en el futuro.
- Cuando me culpo, siento que tengo más control de mi vida.

2. **Después de rodear con un círculo las afirmaciones con las que te identificas de algún modo, examínalas en detalle y responde a las siguientes preguntas refiriéndolas a cada afirmación:**

- ¿Cuál es ese «ápice de verdad» que hay en esta afirmación, aunque no me la crea del todo?
- ¿Qué pruebas hay de que esta afirmación sea en parte verdad?
- ¿Creería alguien cercano a mí, o alguien a quien le contara lo ocurrido, que hay un ápice de verdad en esta afirmación? (No es necesario que todo el mundo considere que la afirmación es cierta; basta con que pienses si alguien más estaría de acuerdo en que hay un ápice de verdad en ella). Si alguien estuviera de acuerdo en que esta afirmación tiene un ápice de verdad, ¿qué diría que es cierto?
- ¿Alguien más me ha hecho alguna vez un comentario que indique que en esta afirmación podría haber un ápice de verdad?

3. **Es recomendable que contestes a las preguntas 1 y 2 repetidamente, como parte de una práctica cognitiva regular.** Con el tiempo, tal vez notes que tu sentimiento de culpa ha empezado a disminuir. No ocurrirá de inmediato, y es probable que sigas sintiéndote culpable de ciertas cosas. Sin embargo, a medida que el sentimiento de culpa vaya disminuyendo, aunque solo sea un poco, tal vez empieces a procesar la situación de una manera más saludable y a recuperarte. El objetivo de esta práctica es reducir el sentimiento de culpa trabajando con seriedad y constancia, no erradicarlo rápidamente. Para motivarte a seguir dedicándole tu energía, escribe un par de frases a continuación en las que expliques por qué es importante para ti indagar en ese sentimiento destructivo y cuál esperas que sea el resultado una vez que hayas hecho este ejercicio.

Herramienta
8.8

Los cuatro treses

Síntomas que mejoran con la práctica

- Concentración.
- Alteraciones cognitivas y síntomas anímicos habituales en el TEPT según el DSM-5®.
- Respuesta de estrés.
- Alerta psicofisiológica y síntomas de reactividad habituales en el TEPT según el DSM-5®.

La herramienta llamada los cuatro treses es un ejercicio de reevaluación cognitiva y de psicología positiva que ayuda a los clientes a identificar posibles consecuencias positivas de sucesos y situaciones negativos. La ventaja que supone para ellos tener una perspectiva más amplia y positiva de los acontecimientos es que les ofrece la posibilidad de reconocer lo que actualmente va bien en sus vidas y de darse cuenta de que son ellos quienes contribuyen a que las cosas les vayan bien.

CONSEJOS PARA PRACTICAR LOS CUATRO TRESES

- Es recomendable que los clientes practiquen este ejercicio a diario, preferiblemente justo antes de acostarse para que puedan reflexionar sobre el día en conjunto y experimentar emociones positivas y de esperanza antes de dormir.
- Los clientes pueden incorporar este ejercicio a las prácticas de *mindfulness*, a la oración o a la meditación de amor incondicional.
- Esta práctica se puede adaptar para la terapia de pareja, de modo que cada parte de la pareja identifique las aportaciones positivas de la otra parte a la relación.

- No es recomendable que un cliente haga las dos primeras partes de este ejercicio (la identificación y la reevaluación cognitivas de acontecimientos no ideales) en el caso de que hace poco haya tenido una experiencia extremadamente estresante o traumática. Podría tener un efecto retraumatizante para él pedirle que haga una reestructuración cognitiva de los sucesos traumáticos antes de que los haya procesado y se sienta lo suficientemente estable y seguro.

HALLAZGOS DESTACADOS DE LAS INVESTIGACIONES

- Mejor regulación de las emociones (Gross, 2010).
- Menos síntomas de depresión tras experimentar sucesos estresantes (Troy *et al.*, 2010).
- Menos sentimientos de ira y más emociones positivas (Mauss *et al.*, 2007).

EJEMPLO

Los cuatro treses

Los cuatro treses es un ejercicio que te ayuda a identificar posibles consecuencias positivas de los sucesos y situaciones negativos, y a reconocer lo que actualmente va bien en tu vida y por qué. Aunque en principio esta herramienta se puede utilizar con cualquier experiencia negativa, no debes responder las dos primeras preguntas (identificación y reevaluación cognitivas de sucesos no ideales) en caso de que hace poco hayas tenido una experiencia extremadamente estresante o traumática. Este es un ejemplo de cómo puedes hacer el ejercicio.

1. **¿Qué tres cosas no ideales o no demasiado buenas te han ocurrido hoy? Enuméralas a continuación:**

    a. *Me han tratado con muy poca educación en un restaurante.*
    b. *Cuando he llegado a mi tienda favorita, estaba cerrada.*
    c. *No he recibido respuesta a un correo electrónico importante.*

2. **Ahora, piensa en tres posibles aspectos o consecuencias neutros o positivos de cada una de estas tres cosas no ideales.**

Aspectos o resultados neutros o positivos de la cosa no ideal n.° 1:

a. *A pesar de todo, he podido comerme un plato que me encanta.*
b. *La grosería del camarero no afecta realmente a ningún aspecto de mi vida.*
c. *Su comportamiento me ha recordado lo importante que es tratar bien a los demás, por lo que es probable que a partir de ahora esté más atenta a cómo interactúo con la gente.*

Aspectos o resultados neutros o positivos de la *cosa* no ideal n.º 2:

a. He llegado a casa antes de lo que pensaba, así que he podido pasar un poco más de tiempo con mis hijos.

b. He tomado nota del nuevo horario de cierre para que no me vuelva a pasar.

c. Aunque me ha decepcionado no poder comprarme nada, al menos no he hecho ninguna compra impulsiva, ¡y es algo que me pasa fácilmente cuando entro en esa tienda!

Aspectos o resultados neutros o positivos de la *cosa* no ideal n.º 3:

a. Es posible que reciba una respuesta mañana.

b. Que esa persona no me haya respondido al momento no significa que vaya a recibir de ella una respuesta negativa en ningún sentido.

c. He oído decir que a veces se toma con calma lo de responder a los correos. Si para mañana no he sabido nada de ella, puedo llamarla o pasarme por su oficina a primera hora, en lugar de utilizar el correo electrónico para comunicarme.

3. **A continuación, enumera tres cosas positivas que te hayan pasado hoy:**

   a. He avanzado en un proyecto en el trabajo.

   b. Después de cenar he pasado un rato muy agradable de relax con mi marido.

   c. Hacía un día precioso, así que he dado un largo paseo con mi perro.

4. **Por último, nombra tres formas en las que has contribuido a que sucediera cada una de esas tres cosas positivas. ¿Cuál ha sido tu intervención para que pasaran?**

Lo que he puesto de mi parte para que sucediera la *cosa* positiva n.º 1:

a. *Me he propuesto concentrarme en el proyecto y he cerrado el correo electrónico hasta el mediodía para no distraerme.*

b. *Cada vez que me daba cuenta de que estaba atascada en alguna parte del proyecto, respiraba profundamente y conseguía atravesar el malestar y enfocarla de otra manera.*

c. *He llegado al trabajo temprano para poder ponerme de inmediato con el proyecto.*

Lo que he puesto de mi parte para que sucediera la *cosa* positiva n.º 2:

a. *He decidido soltarme del estrés del trabajo y dedicarle un rato enteramente a mi marido.*

b. *Le he sugerido que viéramos juntos una película divertida esta noche.*

c. *No le he dicho nada cuando luego he visto que había dejado los platos a medio fregar.*

Lo que he puesto de mi parte para que sucediera la *cosa* positiva n.º 3:

a. *He dado prioridad a salir a pasear con el perro y he dejado otras cosas sin hacer.*

b. *Estaba atenta y receptiva a la naturaleza mientras paseábamos, y he hecho todo lo posible por estar presente en el momento.*

c. *He estado cariñosa con el perro antes y después del paseo, lo que probablemente me ha hecho disfrutar más de todo.*

Formulario

Los cuatro treses

Los cuatro treses es un ejercicio que te ayuda a identificar posibles consecuencias positivas de los sucesos y situaciones negativos, y a reconocer lo que actualmente va bien en tu vida y por qué. Aunque en principio esta herramienta se puede utilizar con cualquier experiencia negativa, no debes responder las dos primeras preguntas (identificación y reevaluación cognitivas de sucesos no ideales) en el caso de que hace poco hayas tenido una experiencia extremadamente estresante o traumática.

1. **¿Qué tres cosas no ideales o no demasiado buenas te han ocurrido hoy? Enuméralas a continuación:**

   a.

   b.

   c.

2. **Ahora, piensa en tres posibles aspectos o consecuencias neutros o positivos de cada una de esas tres cosas no ideales.**

Aspectos o resultados neutros o positivos de la *cosa* no ideal n.° 1:

a.

b.

c.

Aspectos o resultados neutros o positivos de la *cosa* no ideal n.º 2:

a.

b.

c.

Aspectos o resultados neutros o positivos de la *cosa* no ideal n.º 3:

a.

b.

c.

3. **A continuación, enumera tres cosas positivas que te hayan pasado hoy:**

   a.

   b.

   c.

4. **Por último, nombra tres formas en que has contribuido a que sucediera cada una de esas tres cosas positivas. ¿Cuál ha sido tu intervención para que pasaran?**

Lo que he puesto de mi parte para que sucediera la *cosa* positiva n.º 1:

a.

b.

c.

Lo que he puesto de mi parte para que sucediera la *cosa* positiva n.º 2:

a.

b.

c.

Lo que he puesto de mi parte para que sucediera la *cosa* positiva n.º 3:

a.

b.

c.

Herramienta 8.9

Enfrentarse al miedo a pesar del miedo

Síntomas que mejoran con la práctica

- Concentración.
- Alteraciones cognitivas y síntomas anímicos habituales en el TEPT según el DSM-5®.
- Respuesta de estrés.
- Alerta psicofisiológica y síntomas de reactividad habituales en el TEPT según el DSM-5®.

Enfrentarse al miedo a pesar del miedo es un ejercicio de reevaluación cognitiva que ayuda a los clientes a cambiar su forma de pensar acerca de situaciones importantes, pero temidas, para desarrollar la capacidad de afrontarlas e indagar en ellas. Muchos clientes traumatizados tienen miedos que les impiden vivir la vida que desean; se sienten paralizados por esos miedos y no saben cómo superarlos. Aunque algunas estrategias, como las utilizadas en la terapia de exposición, han resultado ser muy eficaces para ello, también puede ser beneficioso para los clientes aprender a reinterpretar las situaciones que temen, de modo que les resulten más fáciles de superar.

CONSEJOS PARA ENFRENTARSE AL MIEDO A PESAR DEL MIEDO

- Se recomienda que los clientes apliquen este ejercicio a distintas situaciones que temen, empezando por aquellas que les provocan un miedo entre leve y moderado y avanzando poco a poco hasta llegar a las situaciones más temidas. Pueden empezar, por ejemplo, por situaciones que les provoquen una ansiedad que haga subir el termómetro de angustia hasta treinta o cuarenta grados (consulta la herramienta 3.1).

- Conviene que les expliques a los clientes que esta técnica deben practicarla solo aplicada a situaciones de ansiedad que sean de verdad importantes para ellos, o que les importe superar, ya que se necesita motivación continua para afrontar situaciones que se temen y reevaluarlas.
- Es recomendable practicar este ejercicio en conjunción con técnicas conductuales para los trastornos de ansiedad, como las empleadas en la terapia de exposición.

HALLAZGOS DESTACADOS DE LAS INVESTIGACIONES

- Mejor regulación de las emociones (Gross, 2010).
- Menos síntomas de depresión tras experimentar sucesos estresantes (Troy *et al.*, 2010).
- Menos sentimientos de ira y más emociones positivas (Mauss *et al.*, 2007).

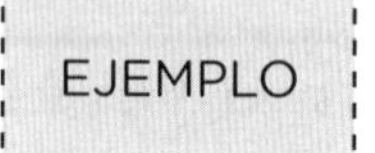

Enfrentarse al miedo a pesar del miedo

A menudo, quienes han tenido una experiencia traumática desarrollan miedos que les impiden vivir la vida que desean, pero enfrentarse a sus miedos les resulta excesivamente difícil. Si es tu caso, tu terapeuta puede ayudarte a superar esos miedos con técnicas conductuales, pero también hay métodos cognitivos, como este, que pueden serte de utilidad. Los siguientes ejemplos te ayudarán a reconsiderar algunas de las situaciones que temes, ¡para que puedas enfrentarte a ellas a pesar del miedo!

1. **Escribe unas cuantas frases que describan algo que temes hacer, pero que a la vez es para ti muy importante. Debería ser algo que te provoque una ansiedad de unos treinta o cuarenta grados en el termómetro de angustia. Para algunas personas sería asistir al partido de fútbol de su hijo, mostrarse firmes y poner límites o presentarse a una entrevista de trabajo.**

Me da miedo presentar mis obras de arte para una exposición que va a haber. Disfruto haciéndolas, pero me aterra que la gente piense que soy un fraude. Si fuera así, me olvidaría de seguir creando. Pero, a la vez, significaría mucho para mí exponer porque creo que lo que hago podría ayudar a aquellos que han pasado por cosas similares a las que yo he vivido. Con que haya una sola persona a la que mis obras le sirvan de ayuda, habré triunfado.

2. **Ahora, escribe unas cuantas frases sobre lo que temes de esa tarea, cosa o situación. ¿Qué te dice tu mente sobre ella que**

te hace tener aún más miedo? Cuando decides dar el paso, ¿cuáles son los pensamientos o miedos que te frenan?

Me aterra que la gente piense que soy un «aspirante» a artista y un tramposo. A veces miro mi trabajo y pienso: «No es tan bueno; parece que lo haya hecho un aficionado, ¿a quién quieres engañar?». Cuanto más se acerca la fecha de presentar alguna muestra de mi trabajo, más fuerte me suena en la cabeza esa voz, y me aterra que no me acepten y lo que puedan decir de mí.

3. **Cuando imaginas esos resultados espantosos de la situación que temes, ¿en qué parte del cuerpo sientes el miedo? ¿Cuáles son las sensaciones que lo acompañan?**

Me da un vuelco el estómago y me cuesta respirar.

4. **A continuación, escribe al menos tres razones por las que esta situación o cosa que temes tiene importancia para ti, a pesar del miedo que te da.**

En primer lugar, es posible que mi obra pueda ayudar a otras personas porque podría hacerles sentir que no están solas. En segundo lugar, sería bueno expresarme, podría ser liberador. Por último, me haría sentir que soy un verdadero artista ver mi obra en una exposición. Sería un símbolo de que he progresado.

5. **Por un momento, imagina que has hecho eso que te da miedo y has tenido éxito. Cuando imaginas el éxito, ¿cómo te sientes emocionalmente?**

Me siento muy bien, exultante. Feliz por haber conseguido demostrar al fin que soy un artista.

6. **Sigue imaginando cómo será enfrentarte a tu miedo y tener éxito. ¿Qué ganarás con ello? Describe al menos tres razones por las que tu vida cambiará para mejor (aunque sea sutilmente) si lo consigues.**

Confiaré más en mis capacidades. También me sentiré un artista reconocido, y eso me dará la valentía para presentarme a más exposiciones en el futuro.

7. **Cuando imaginas el éxito, ¿qué sensaciones notas en el cuerpo? ¿En qué se diferencian las sensaciones físicas de tener éxito y confianza en ti mismo de las sensaciones de miedo?**

En el cuerpo, se me acelera un poco el corazón, pero no de una forma molesta. Me siento emocionado y contento de repente, y siento cierto calor por dentro. Me noto sonreír. Es muy diferente de cuando tengo miedo. El miedo casi no me deja respirar, y me revuelve el estómago. Tampoco sonrío cuando tengo miedo.

Estrategia 1. Induce sensaciones físicas positivas para enfrentarte a las situaciones que temes: intuye por un instante la influencia que esas sensaciones físicas relacionadas con el miedo pueden tener en tus pensamientos. Normalmente, cuando nuestro cuerpo experimenta esas sensaciones, el cerebro produce pensamientos coherentes con ese miedo, incluso aunque no reflejen la verdad o la realidad. Si trabajas primero con tus sensaciones físicas, y sustituyes las que están relacionadas con el miedo por sensaciones asociadas con el éxito y la felicidad, entonces los pensamientos que genere el cerebro pueden cambiar también.

Una forma de inducir sensaciones físicas de éxito, felicidad y seguridad en ti mismo es imaginar cómo te sentirías si tuvieras éxito y qué efectos positivos tendría eso en tu vida, como has hecho en las secciones 3 y 4. Si normalmente las sensaciones relacionadas con el miedo te hacen querer abandonar, las sensaciones relacionadas con sentimientos positivos suelen crear el deseo de afrontar la situación. Por eso, antes de enfrentarte a una situación que temes, puede serte muy útil dedicar unos instantes a imaginar los sentimientos que te produciría el éxito, así como la influencia positiva que tendría en tu vida, y conectar intencionadamente con esas sensaciones físicas, ya que esas sensaciones positivas te ayudarán a afrontar, en lugar de evitar, la situación que te da miedo.

Estrategia 2. Redefine qué es lo peor que podría pasar y las consecuencias del fracaso: dos cosas que suelen hacernos desistir de afrontar nuestros miedos son: (1) la idea que tenemos de lo que constituye el fracaso y lo que significa en la vida fracasar (incluidas las consecuencias del fracaso) y (2) los pensamientos catastrofistas sobre todo lo malo que nos podría pasar si nos enfrentamos a nuestros miedos. Para enfrentarte al miedo a pesar del miedo, una estrategia eficaz es empezar a trabajar para cambiar estos dos tipos de pensamientos. Las siguientes sugerencias y preguntas quizá te ayuden a empezar a cambiar lo que piensas sobre los miedos y el fracaso:

- ¿Puedes redefinir lo que significan el éxito y el fracaso, de manera que incluso un pequeño acercamiento a la situación que temes cuente como un éxito? Cualquier aproximación al miedo puede considerarse una práctica, un entrenamiento, y un éxito por tanto.

- Puedes redefinir el significado de «éxito», y entenderlo no como alcanzar de inmediato tu objetivo, sino como «fracasar a lo grande». La autora Kim Liao recibió cuarenta y tres rechazos seguidos de diversas revistas literarias y editoriales el mismo año. Sin embargo, en lugar de sentirse derrotada, se marcó un nuevo objetivo: obtener cien rechazos cada año (http://lithub.com/why-you-should-aim-for-100-rejections-a-year/). Cuenta Liao que una amiga suya, una autora de renombre, le dio el siguiente consejo: «Colecciona rechazos. Márcate objetivos de rechazo. Conozco a un autor que se pone como objetivo cien rechazos al año, porque si trabajas con tanta dedicación como para conseguir cien rechazos, seguro que también consigues unas cuantas aceptaciones». Esta puede ser una forma fantástica de replantear lo que significa el rechazo; cada rechazo te acerca un poco más a tu objetivo final, ¡así que es una «victoria»!
- Cada vez que te enfrentas al miedo, estás entrenando el cerebro. Cuando sientes miedo, el centro cerebral del miedo se activa. Eso hace que quieras retirarte, y acabas por evitar la situación. Pero no has resuelto nada, lo único que has conseguido es que el miedo intensifique tu ansiedad.
- Mientras que si, cuando el centro cerebral del miedo se activa, a pesar del miedo das un paso hacia la situación que temes, ¡habrás provocado un cambio en el cerebro! Pueden ocurrir tres cosas. En primer lugar, empiezas a fortalecer las áreas cerebrales asociadas con la regulación de las emociones. En segundo lugar, desactivas poco a poco el centro cerebral del miedo, lo que hace que la situación temida te parezca

menos peligrosa. Y en tercer lugar, recodificas la situación temida, que ahora queda registrada en el centro cerebral de la memoria como menos espantosa de lo que se la consideraba hasta entonces, lo que hará que ya no te intimide de la misma manera la próxima vez.

Formulario

Enfrentarse al miedo a pesar del miedo

A menudo, quienes han tenido una experiencia traumática desarrollan miedos que les impiden vivir la vida que desean, pero enfrentarse a sus miedos les resulta excesivamente difícil. Si es tu caso, tu terapeuta puede ayudarte a superar el miedo con técnicas conductuales, pero también hay métodos cognitivos, como este, que pueden serte de utilidad. Las siguientes instrucciones y estrategias te ayudarán a reconsiderar algunas de las situaciones que temes, ¡para que puedas enfrentarte a ellas a pesar del miedo!

1. **Escribe unas cuantas frases que describan algo que temes hacer, y que a la vez es para ti muy importante. Debería ser algo que te provoque una ansiedad de unos treinta o cuarenta grados en el termómetro de angustia. Para algunas personas sería asistir al partido de fútbol de su hijo, mostrarse firmes y poner límites o presentarse a una entrevista de trabajo.**

2. **Ahora, escribe unas cuantas frases sobre lo que temes de esa tarea, cosa o situación. ¿Qué te dice tu mente sobre ella que te hace tener aún más miedo? Cuando decides dar el paso, ¿cuáles son los pensamientos o miedos que te frenan?**

3. **Cuando imaginas esos resultados espantosos de la situación que temes, ¿en qué parte del cuerpo sientes el miedo? ¿Cuáles son las sensaciones que lo acompañan?**

4. **A continuación, escribe al menos tres razones por las que esta situación o cosa que temes tiene importancia para ti, a pesar del miedo que te da.**

5. **Por un momento, imagina que has hecho eso que te da miedo y has tenido éxito. Cuando imaginas el éxito, ¿cómo te sientes emocionalmente?**

6. **Sigue imaginando cómo será enfrentarte a tu miedo y tener éxito. ¿Qué ganarás con ello? Describe al menos tres razones por las que tu vida cambiará para mejor (aunque sea sutilmente) si lo consigues.**

7. **Cuando imaginas el éxito, ¿qué sensaciones notas en el cuerpo? ¿En qué se diferencian las sensaciones físicas de tener éxito y confianza en ti mismo de las sensaciones de miedo?**

Estrategia 1. Induce sensaciones físicas positivas para enfrentarte a las situaciones que temes: intuye por un instante la influencia que esas sensaciones físicas relacionadas con el miedo pueden tener en tus pensamientos. Normalmente, cuando tu cuerpo experimenta esas sensaciones, tu cerebro produce pensamientos coherentes con ese miedo, incluso aunque no reflejen la verdad o la realidad. Si trabajas primero con tus sensaciones físicas, y sustituyes las que están relacionadas con el miedo por sensaciones asociadas con el éxito y la felicidad, entonces los pensamientos que genere tu cerebro pueden cambiar también.

Una forma de inducir sensaciones físicas de éxito, felicidad y seguridad en ti mismo es imaginar cómo te sentirías si tuvieras éxito y qué efectos positivos tendría eso en tu vida, como has hecho en las secciones 3 y 4. Si normalmente las sensaciones relacionadas con el miedo te hacen querer abandonar, las sensaciones relacionadas con sentimientos positivos suelen crear el deseo de afrontar la situación. Por eso, antes de enfrentarte a una situación que temes, puede serte muy útil dedicar unos instantes a imaginar los sentimientos que te produciría el éxito, así como la influencia positiva que tendría en tu vida, y conectar intencionadamente con esas sensaciones físicas, ya que las sensaciones positivas te ayudarán a afrontar, en lugar de evitar, la situación que te da miedo.

Estrategia 2. Redefine qué es lo peor que podría pasar y las consecuencias del fracaso: dos cosas que suelen hacernos desistir de afrontar nuestros miedos son: (1) la idea que tenemos de lo que constituye el fracaso y lo que significa en la vida fracasar (incluidas las consecuencias del fracaso) y (2) los pensamientos catastrofistas sobre todo lo malo que nos podría pasar si nos enfrentamos a nuestros miedos. Para enfrentarte al miedo a pesar del miedo, una estrategia eficaz es empezar a trabajar para cambiar estos dos tipos de pensamientos. Las siguientes sugerencias y preguntas quizá te ayuden a empezar a cambiar lo que piensas sobre los miedos y el fracaso:

- ¿Puedes redefinir lo que significan el éxito y el fracaso, de manera que incluso un pequeño acercamiento a la situación que temes cuente como un éxito? Cualquier aproximación al miedo puede considerarse una práctica, un entrenamiento, y un éxito por tanto.
- Puedes redefinir el significado de «éxito», y entenderlo no como alcanzar de inmediato tu objetivo, sino como «fracasar a lo grande».
- Cada vez que te enfrentas al miedo, estás entrenando el cerebro. Cuando sientes miedo, el centro cerebral del miedo se activa. Eso hace que quieras retirarte, y acabas por evitar la situación. Pero no has resuelto nada, lo único que has conseguido es que el miedo intensifique tu ansiedad.
- Mientras que si, cuando el centro cerebral del miedo se activa, a pesar del miedo das un paso hacia la situación que temes, ¡habrás provocado un cambio en el cerebro! Pueden ocurrir tres cosas. En primer lugar, empiezas a fortalecer las áreas cerebrales asociadas con la regulación de las emociones. En segundo lugar, desactivas poco a poco el centro cerebral del miedo, lo que hace que la situación temida te parezca menos peligrosa. Y en tercer lugar, recodificas la situación temida, que ahora queda registrada en el centro cerebral de la memoria como menos espantosa de lo que se la consideraba hasta entonces, lo que hará que ya no te intimide de la misma manera la próxima vez.

Herramienta 8.10

Enfocar la atención lejos para enfocarla cerca

Síntomas que mejoran con la práctica

- Concentración.
- Alteraciones cognitivas y síntomas anímicos habituales en el TEPT según el DSM-5®.
- Respuesta de estrés.
- Alerta psicofisiológica y síntomas de reactividad habituales en el TEPT según el DSM-5®.

Enfocar la atención lejos para enfocarla cerca es una técnica cognitiva dividida en dos partes. La primera, enfocar la atención lejos, es una adaptación de los métodos utilizados en un estudio con imágenes cerebrales publicado en 2014 (Denkova, Dolcos y Dolcos), en el que se vio que los individuos que habían aplicado esta técnica mostraban una mayor activación de la corteza prefrontal (el centro cerebral del pensamiento) y una activación reducida de la amígdala (el centro cerebral del miedo).

En esta técnica, la persona debe apartar la atención de los aspectos emocionales que acompañan a sus recuerdos negativos y centrarse solo en los hechos, o en los detalles contextuales de esos recuerdos. Esto le permite abordar los recuerdos con distancia emocional y habituarse a ellos.

En la segunda parte de esta técnica, enfocar la atención cerca, el cliente va entrando poco a poco en el aspecto emocional de los sucesos o recuerdos negativos. El objetivo no es ni mucho menos que se sumerja y empiece a nadar en ellos, sino ayudarlo a que vaya recordando, experimentando y procesando los aspectos emocionales de esos recuerdos de una manera dosificada.

Está claro que a muchos clientes, y en particular a los que han tenido una experiencia traumática, enfocar la atención lejos del aspecto emocional asociado a sus recuerdos les puede ayudar, pero no lo suficiente por sí solo; quedarse en esto fomentaría en ellos la evitación, lo cual probablemente exacerbaría los síntomas. En la parte de enfocar la atención cerca, los clientes poco a poco establecen contacto con los recuerdos negativos y se habitúan a ellos. Dado que esta es una técnica más compleja y de mayor dificultad que el resto de las técnicas cognitivas presentadas en este capítulo, se han incluido a continuación instrucciones detalladas tanto para los clientes como para los terapeutas.

Conviene que el terapeuta guíe al cliente a lo largo de ambas partes de esta técnica. Las hojas de trabajo dirigidas a los terapeutas se corresponden con las hojas de trabajo dirigidas a los clientes, y deben utilizarse conjuntamente. Aunque los clientes practicarán en su casa los ejercicios de habituación a medida que vayan avanzando (el paso 8 de la fase I y el paso 11 de la fase II), todos y cada uno de los pasos que se describen en las hojas de trabajo deben hacerse con la ayuda del terapeuta, para garantizar que el cliente no se sentirá abrumado y evitar una posible disociación.

CONSEJOS PARA DESENFOCAR Y ENFOCAR LA ATENCIÓN

- Como terapeuta, es recomendable que le pidas al cliente que evalúe su temperatura en el termómetro de angustia al empezar y al terminar los ejercicios de enfocar la atención lejos para enfocarla cerca, así como varias veces mientras los hace. Esto es muy importante, para asegurarte de que la angustia no alcanza en ningún momento su punto de ebullición.
- Mientras trabajáis en la parte de enfocar la atención lejos, insiste en que es muy importante que se quede en los detalles

contextuales y evite por completo entrar en los aspectos emocionales del recuerdo.

- Una vez que los clientes hayan adquirido destreza en aplicar esta técnica a sucesos negativos de intensidad leve y moderada, pueden empezar a aplicarlo si lo desean, siempre con tu ayuda, a recuerdos intensamente negativos (o traumáticos).
- Es importante que hagas con el cliente algún ejercicio (de respiración diafragmática, o una práctica con base corporal) para calmar la respuesta de estrés al terminar ambas partes de esta técnica, ya que pueden ser estresantes para él.

HALLAZGOS DESTACADOS DE LAS INVESTIGACIONES

- Mayor activación de la corteza prefrontal (Denkova, Dolcos y Dolcos, 2014).
- Activación reducida de la amígdala (Denkova, Dolcos y Dolcos, 2014).
- Disminución de las emociones negativas relacionadas con el recuerdo negativo procesado en esta técnica (Denkova, Dolcos y Dolcos, 2014).

Hoja de trabajo para los terapeutas

Fase I, enfocar la atención lejos

Para practicar con los clientes la técnica de enfocar la atención lejos, sigue estos pasos:

1. Explícale que vas a trabajar con él para que aprenda a procesar los recuerdos negativos y a reducir la angustia que le provocan.
2. Antes de empezar, pídele que identifique una técnica de relajación de abajo arriba que pueda practicar contigo si empieza a sentirse abrumado durante el ejercicio.
3. Pídele a continuación que traiga a la memoria algún *recuerdo levemente negativo*. (Es muy importante que empiecen utilizando esta técnica con un recuerdo levemente negativo. Luego, si lo consideras conveniente, pueden repetirla con recuerdos negativos de más intensidad, o incluso traumáticos. Pero ten presente que no es imprescindible que trabajen con recuerdos traumáticos para que esta técnica sea eficaz y produzca un cambio positivo en el cerebro).
4. Una vez que haya establecido contacto con un recuerdo levemente negativo, dale papel y bolígrafo y pídele que escriba «solamente los hechos de este recuerdo»: quién estaba allí, cuándo ocurrió, dónde y qué ocurrió exactamente. En otras palabras, pídele que escriba un párrafo en el que describa el «qué, quiénes, dónde y cuándo» de la situación. Cuando haya empezado a redactarlo, insiste en que se limite a relatar los hechos y *enfoque la atención lejos* de cualquier aspecto emocional asociado con el recuerdo (tanto de sus sentimientos en el momento como de lo que siente ahora al escribir sobre él). De entrada, parece tener poco sentido, cuando suele ser el trabajo de los terapeutas

ayudar a los clientes a entrar en el nivel emocional, no a evitarlo. Sin embargo, esta técnica ayuda a procesar los recuerdos emocionales alejándose primero de cualquier emoción relacionada con el suceso y centrándose exclusivamente en los hechos «objetivos» del recuerdo.

5. Cuando haya terminado de redactar el escrito, pídele que se tome la temperatura en el termómetro de angustia descrito en la herramienta 3.1. Asegúrate en concreto de que no ha alcanzado su punto de ebullición, el punto en el que se siente demasiado abrumado como para trabajar con el recuerdo. Después de que haya calculado su temperatura, pregúntale si ese nivel de angustia le resulta aceptable en ese momento. Si su respuesta es afirmativa, puede empezar el siguiente paso. Si no lo es, tendrá que tomarse un descanso y reducir el nivel de angustia haciendo un ejercicio de abajo arriba (con base corporal) para relajarse.
6. Ahora, indícale que lea el recuerdo en voz alta. Cuando haya terminado, pídele que se tome la temperatura de nuevo y pregúntale si ese nivel de angustia le resulta aceptable. Si es así, invítalo a comentar qué le ha parecido el ejercicio.
7. Si en cualquier momento la temperatura del cliente llega a su punto de ebullición o de congelación, y por supuesto si lo ha sobrepasado, pídele que se desconecte del recuerdo, y practicad un ejercicio de abajo arriba para reducir el estrés y hacer que «le baje la temperatura».
8. Por último, el cliente se llevará a casa el escrito. Indícale que le dedique aproximadamente diez minutos al día, durante los cuales lo leerá repetidamente, pero que *no* lo haga justo antes de irse a dormir. La exposición repetida al recuerdo facilita la habituación a los detalles contextuales del recuerdo así como

su procesamiento. Una vez que se haya habituado al recuerdo durante una o dos semanas, pasad a la segunda fase: enfocar la atención cerca, para empezar a procesar los aspectos emocionales del recuerdo.

Hoja de trabajo para los terapeutas

Fase II, enfocar la atención cerca

Para practicar con los clientes la técnica de enfocar la atención cerca, sigue estos pasos:

1. De entrada, comprueba cuál es el nivel de angustia del cliente en relación con el recuerdo que ha descrito. Debería ser más bajo que cuando empezó a habituarse al recuerdo. Si el nivel de angustia no se ha reducido, o ha aumentado, puede ser debido a que no ha establecido contacto con el recuerdo (debido a una reacción instintiva de evitación), o a que ha dejado que afloren junto a los hechos detalles angustiosos del recuerdo. Si ocurre, debes hablar con él o ella sobre cuál puede ser la causa de que la angustia persista. Es posible que ese cliente necesite más tiempo para habituarse al recuerdo descrito antes de poder pasar a la segunda fase.
2. Si la angustia ha disminuido y sigue resultándole aceptable, empieza la segunda fase pidiéndole que repase en silencio el recuerdo descrito y marque con un círculo cualquier palabra o frase que pueda tener un contenido emocional, es decir, que cuando conecta con ella le provoca emociones. Hay palabras que pueden despertar sentimientos de felicidad o alegría, como el nombre de un animal de compañía muy querido, mientras que otras (como *callejón*, *coche*, *policía*, *lluvia*, etc.) pueden producir emociones negativas.

   En esta fase de la técnica, no se trata de que los clientes identifiquen las emociones ni las comenten; simplemente deben localizar en el relato del recuerdo cualquier frase o palabra que pudiera tener un componente emocional. Si al cliente le resulta difícil conectar con sus emociones, puede rodear palabras, frases o partes del escrito ante las que cree que *otra persona* podría tener una reacción emocional.

3. Cuando el cliente haya señalado todas las palabras o frases que a su parecer tienen un componente emocional, pídele que haga una pausa y compruebe si su temperatura de angustia es aceptable.
4. A continuación, empezando por el principio del recuerdo descrito, pídele que diga la primera palabra o frase que haya rodeado con un círculo. Cuando la pronuncie, pregúntale qué emoción va asociada con esa palabra e indícale que escriba el nombre de esa emoción al lado del círculo, o a un lado o encima de él. Si empieza a describir pensamientos relacionados con la emoción, redirige su atención para que se limite a identificar la emoción que va asociada a cada palabra. El objetivo es contener las emociones, para que pueda ir entrando en ellas gradualmente, es decir, dosificar su entrada en ellas. Haz lo mismo con cada palabra o frase que haya marcado.
5. En este momento, el cliente tiene el relato de un recuerdo en el que hay varios círculos acompañados cada uno del nombre de una emoción. Ahora, en una hoja nueva, pídele que reescriba el recuerdo, palabra por palabra, pero incorporando además los nombres de las emociones. Una posibilidad es que simplemente añada a continuación de cada palabra o frase rodeada con un círculo «... y sentí [el nombre de la emoción]». Por ejemplo, si la palabra marcada con un círculo es *lago* y la emoción, *miedo*, la nueva frase podría ser: «Me acerqué al lago y sentí miedo». Esta nueva versión del recuerdo escrito será idéntica al primer relato, salvo que se habrán añadido estas palabras nombrando las emociones.

6. De nuevo, haz una pausa y pídele que se tome la temperatura de angustia, y asegúrate de que considera que es un nivel aceptable.
7. Suponiendo que su nivel de angustia sea aceptable, indícale que se lleve a casa esta nueva narración y dedique unos diez minutos al día a leerla repetidamente, tal y como hizo al final de la primera fase, «enfocar la atención lejos». Pídele que lo haga durante una o dos semanas.
8. Este es el paso más largo, ya que consiste en repasar y comentar con el cliente cada lugar del relato en el que identificó la presencia de una emoción (cada lugar que en el primer escrito rodeó con un círculo). En concreto, debes pedirle que hable más extensamente sobre cada una de esas palabras o frases que han evocado en él o ella una emoción. Esto se conoce como «desempaquetar» la emoción. Algunas preguntas que le ayudarán a explorar, procesar y desempaquetar los aspectos emocionales del recuerdo podrían ser:

   - ¿Qué estabas pensando en ese momento?
   - ¿Qué veías/oías/estabas haciendo en ese momento?
   - En aquel momento sentías [inserta la emoción]. ¿Qué sientes ahora, al mirar atrás?
   - ¿Qué más te trae a la memoria esta parte del recuerdo?

   Repite este paso con cada elemento emocional del recuerdo (cada palabra o frase rodeada con un círculo).

9. Haz una pequeña pausa cada vez que el cliente haya terminado de desempaquetar una emoción y dale tiempo para que escriba las respuestas a esas preguntas (y a cualquier otra) en una hoja

aparte. Acuérdate de preguntarle con regularidad cuál es su nivel de angustia y si le resulta aceptable.

10. Ahora el cliente puede integrar las narraciones ampliadas de cada aspecto emocional del recuerdo en la narración principal y reescribir en una hoja nueva el recuerdo entero con las nuevas incorporaciones. Tal vez, una vez ampliados todos los aspectos emocionales, necesite habituarse a cada uno de ellos por separado, lo que significa que podría tardar varias semanas en desempaquetarlos todos.
11. Una vez desempaquetado todo el contenido emocional, el cliente puede habituarse al nuevo relato ampliado de ese recuerdo levemente negativo dedicándole un tiempo a diario (como en la primera fase). Cuando se sienta capaz de ello, quizá quiera repetir este proceso aplicado a recuerdos con una carga negativa más fuerte.

Hoja de trabajo

Fase I, enfocar la atención lejos

1. En primer lugar, elige una técnica de relajación de abajo arriba (con base corporal) que puedas practicar si empiezas a acercarte a tu punto de ebullición durante el ejercicio. ¿Qué técnica quieres que el terapeuta te pida que practiques si te sientes abrumado?
2. A continuación, trae a la memoria un *recuerdo levemente negativo* y descríbeselo brevemente a tu terapeuta. Debe ser un recuerdo ligeramente negativo, no un recuerdo con gran carga negativa o traumático.
3. Ahora, dedica unos instantes a escribir «los hechos solamente» de este recuerdo; incluye quién estaba allí, cuándo ocurrió, dónde y qué pasó exactamente. Mientras lo haces, *enfoca la atención lejos* de los aspectos emocionales del recuerdo, como lo que sentías en el momento o lo que sientes ahora. Estos son algunos elementos que puedes incluir al describir el recuerdo:

    a. Dónde y cuándo ocurrió.
    b. Quién estaba presente mientras sucedía y qué dijo o hizo.
    c. Cómo era el lugar, qué había a tu alrededor.
    d. Cualquier olor asociado con lo que ocurrió.
    e. Cualquier sonido asociado con lo que ocurrió.
    f. Qué ocurrió exactamente y cuál fue la secuencia de los hechos.
    g. Cómo empezó y terminó todo.

Si te cuesta enfocar la atención lejos de los aspectos emocionales del recuerdo, ten paciencia contigo mismo, ya que no es una tarea fácil. Cuando veas que la mente se desvía hacia los aspectos emocionales, redirige con suavidad la atención a los aspectos contextuales (a los hechos) del recuerdo.

4. Ahora, haz una pausa y comprueba tu nivel de angustia. Tu terapeuta te ayudará a hacerlo. En la escala del termómetro de angustia del uno al cien, ¿cómo de angustiado te sientes después de haber escrito sobre ese recuerdo? ¿Te parece un nivel aceptable de angustia? Si no es así, tómate un descanso y practica la técnica de abajo arriba que elegiste al principio. Si te parece aceptable, continúa con el siguiente paso.
5. Este paso consiste en leerle la narración del recuerdo en voz alta a tu terapeuta. Cuando hayas terminado, comprueba de nuevo tu nivel de angustia y asegúrate de que te resulta aceptable.
6. Por último, quizá tu terapeuta te pida que te lleves a casa el escrito y le dediques unos diez minutos al día, y lo leas repetidamente durante ese tiempo. Si lo haces, cuida de que no sea antes de acostarte, ya que podría afectar al sueño. Tu terapeuta solo te recomendará este paso si el nivel de angustia que has experimentado durante el ejercicio ha sido bajo.

Hoja de trabajo

Fase II, enfocar la atención

1. Empieza esta fase repasando en silencio la narración que escribiste del recuerdo y rodeando con un círculo cualquier palabra o frase que pueda tener un contenido emocional, es decir, que cuando la lees te despierta emociones.
2. Comprueba tu temperatura de angustia. ¿Está a un nivel aceptable? Si es así, continúa con el paso siguiente.
3. Empezando por el principio del relato, presta atención al primer círculo y pregúntate: «¿Qué emoción va asociada a esta palabra?». Escribe el nombre de esa emoción al lado del círculo o encima de él. Sigue haciendo lo mismo con cada palabra o frase que hayas rodeado con un círculo.
4. Ahora, en una hoja nueva, reescribe el recuerdo, palabra por palabra, pero incorporando los nombres de las emociones. Una posibilidad es que simplemente añadas a continuación de cada palabra o frase rodeada con un círculo «... y sentí [el nombre de la emoción]». Por ejemplo, si la palabra rodeada con un círculo es *lago* y la emoción, *miedo*, la nueva frase podría ser: «Me acerqué al lago y sentí miedo». Esta nueva versión del recuerdo escrito será idéntica al primer relato, salvo que habrás añadido estas palabras nombrando las emociones.
5. Una vez más, dedica unos instantes a tomarte la temperatura de angustia para asegurarte de que está a un nivel aceptable.
6. Hecho esto, tal vez el terapeuta sugiera que te lleves a casa esta nueva narración y dediques unos diez minutos al día a leerla repetidamente, tal como hiciste al final de la primera fase, «enfocar la atención lejos».

7. El último paso de esta segunda fase es el más largo, ya que consiste en empezar a comentar cada elemento emocional de tu recuerdo y escribir ampliamente sobre cada uno de ellos a fin de procesarlos. Tu terapeuta te irá guiando a lo largo del proceso al que llamamos «desempaquetar el recuerdo». Algunas de las preguntas que podría hacerte son:

    - ¿Qué estabas pensando en ese momento?
    - ¿Qué veías/oías/estabas haciendo en ese momento?
    - En aquel momento sentías [inserta la emoción]. ¿Qué sientes ahora, al mirar atrás?
    - ¿Qué más te trae a la memoria esta parte del recuerdo?

    Repite este paso con cada elemento emocional del recuerdo (cada palabra o frase rodeada con un círculo).

8. Después de comentar y desempaquetar cada elemento emocional, el terapeuta te pedirá que dediques unos momentos a escribir las respuestas a las preguntas anteriores (y a cualquier otra) en una hoja aparte antes de integrarlas en una narración más extensa y detallada. El objetivo es que, una vez desempaquetados todos los aspectos emocionales del recuerdo, con el tiempo puedas escribir una narración amplia y detallada del recuerdo, y luego procesarlo.

Referencias

Para vuestra comodidad, podéis descargar e imprimir las hojas de trabajo incluidas con cada herramienta desde www.pesi.com/TTT (en inglés).

Barrett, S. (2013). *Secrets of your cells: Discovering your body's inner intelligence*. SoundsTrue.

Berceli, D. (2005). *Trauma releasing exercises: A revolutionary new method for stress/trauma recovery*. Charleston, S.C: Create Space Publishers.

Bernardi, L., Sleight, P., Bandinelli, G., Cencetti, S., Fattorini, L., Wdowczyc-Szulc, J. y Lagi, A. (2001). «Effect of rosary prayer and yoga mantras on autonomic cardiovascular rhythms: Comparative study». *BMJ: British Medical Journal,* 323 (7327), 1446.

Block, R. A., Arnott, D. P., Quigley, B. y Lynch, W. C. (1989). «Unilateral nostril breathing influences lateralized cognitive performance». *Brain and Cognition,* 9 (2), 181-190.

Bowden, A., Lorenc, A. y Robinson, N. (2012). «Autogenic training as a behavioural approach to insomnia: A prospective cohort study». *Primary Health Care Research & Development,* 13 (2), 175-185.

Bremner, J. D. (1999). «Does stress damage the brain?». *Biological Psychiatry,* 45 (7), 797-805.

Buhle, J. T., Silvers, J. A., Wager, T. D., Lopez, R., Onyemekwu, C., Kober, H., Weber, J. y Ochsner, K. N. (2014). «Cognitive reappraisal of emotion: A meta-analysis of human neuroimaging studies». *Cerebral Cortex,* 24 (11), 2981-2990.

Carmody, J. y Baer, R. A. (2008). «Relationships between mindfulness practice and levels of mindfulness, medical and psychological symptoms and well-being in a mindfulness-based stress reduction program». *Journal of Behavioral Medicine,* 31 (1), 23-33.

Chen, W. C., Chu, H., Lu, R. B., Chou, Y. H., Chen, C. H., Chang, Y. C., O'Brien, A. P. y Chou, K. R. (2009). «Efficacy of progressive muscle relaxation training in reducing anxiety in patients with acute schizophrenia». *Journal of Clinical Nursing,* 18 (15), 2187-2196.

Colzato, L. S., Szapora, A. y Hommel, B. (2012). «Meditate to create: The impact of focused- attention and open-monitoring training on convergent and divergent thinking». *Frontiers in Psychology,* 3, 116.

Couser, J. I., Martinez, F. J. y Celli, B. R. (1992). «Respiratory response and ventilatory muscle recruitment during arm elevation in normal subjects». *Chest,* 101 (2), 336-340.

Craft, L. L. y Perna, F. M. (2004). «The benefits of exercise for the clinically depressed». *Primary Care Companion to the Journal of Clinical Psychiatry,* 6 (3), 104.

Cropley, M., Ussher, M. y Charitou, E. (2007). «Acute effects of a guided relaxation routine (body scan) on tobacco withdrawal symptoms and cravings in abstinent smokers». *Addiction,* 102 (6), 989-993.

Damasio, A. (2003). «Feelings of emotion and the self». *Annals of the New York Academy of Sciences,* 1001 (1), 253-261.

Davidson, R. J., Kabat-Zinn, J., Schumacher, J., Rosenkranz, M., Muller, D., Santorelli, S. F., Urbanowski, F., Harrington, A., Bonus, K. y Sheridan, J. F. (2003). «Alterations in brain and immune function produced by mindfulness meditation». *Psychosomatic Medicine,* 65 (4), 564-570.

Denkova, E., Dolcos, S. y Dolcos, F. (2014). «Neural correlates of "distracting" from emotion during autobiographical recollection». *Social Cognitive and Affective Neuroscience,* 10 (2), 219-230.

Dhiman, C. y Bedi, H. S. (2010). «Effect of autogenic training and mental imagery on the trait anxiety of the hockey players». *British Journal of Sports Medicine,* 44 (Supl. 1), 61-82.

Dolbier, C. L. y Rush, T. E. (2012). «Efficacy of abbreviated progressive muscle relaxation in a high-stress college sample». *International Journal of Stress Management,* 19 (1), 48.

Emerson, D. y Hopper, E. (2011). *Overcoming trauma through yoga: Reclaiming your body.* North Atlantic Books.

Erickson, K. I., Voss, M. W., Prakash, R. S., Basak, C., Szabo, A., Chaddock, L., *et al.* (2011). «Exercise training increases size of hippocampus and improves memory». *Proceedings of the National Academy of Sciences,* 108 (7), 3017-3022.

Etkin, A. y Wager, T. D. (2007). «Functional neuroimaging of anxiety: A meta-analysis of emotional processing in PTSD, social anxiety disorder, and specific phobia». *American Journal of Psychiatry,* 164 (10), 1476-1488.

Finkel, E. J., Slotter, E. B., Luchies, L. B., Walton, G. M. y Gross, J. J. (2013). «A brief intervention to promote conflict reappraisal preserves marital quality over time». *Psychological Science,* 24 (8), 1595-1601.

Fredrickson, B. L. (2008). «Promoting positive affect». *The Science of Subjective Well-Being*, 449-468.

Fried, R. (1993). «The role of respiration in stress and stress control: Toward a theory of stress as a hypoxic phenomenon». En P. M. Lehrer y R. I. Woolfolk (eds.), *Principles and Practice of Stress Management*, (pp. 301-331). Nueva York: Guilford Press.

Gard, T., Taquet, M., Dixit, R., Hölzel, B. K., Dickerson, B. C. y Lazar, S. W. (2015). «Greater widespread functional connectivity of the caudate in older adults who practice *kripalu* yoga and *vipassana* meditation than in controls». *Frontiers in Human Neuroscience,* 9, 137.

Gard, T., Hölzel, B. K., Sack, A. T., Hempel, H., Lazar, S. W., Vaitl, D. y Ott, U. (noviembre de 2012). «Pain attenuation through mindfulness is associated with decreased cognitive control and increased sensory processing in the brain». *Cerebral Cortex,* 22 (11), 2692-2702. doi: 10.1093/cercor/ bhr352. Epub, 15 de diciembre de 2011.

Germain, A., James, J., Insana, S., Herringa, R. J., Mammen, O., Price, J. y Nofzinger, E. (2013). «A window into the invisible wound of war: Functional neuroimaging of REM sleep in returning combat veterans with PTSD». *Psychiatry Research: Neuroimaging,* 211 (2), 176-179.

Goyal, M., Singh, S., Sibinga, E. M., Gould, N. F., Rowland-Seymour, A., Sharma, R., *et al.* (2014). «Meditation programs for psychological stress and well-being: A systematic review and meta- analysis». *JAMA Internal Medicine,* 174 (3), 357-368.

Green, S. M. (2011). *I am not stressed! How about you? A look at the impact of progressive muscle relaxation on the autonomic nervous system*. Howard University.

Gu, X. y FitzGerald, T. H. (2014). «Interoceptive inference: Homeostasis and decision-making». *Trends Cogn Sci,* 18 (6), 269-270.

Hagman, C., Janson, C. y Emtner, M. (2011). «Breathing retraining –A five-year follow-up of patients with dysfunctional breathing». *Respiratory Medicine,* 105 (8), 1153-1159.

Hariprasad, V. R., Varambally, S., Shivakumar, V., Kalmady, S. V., Venkatasubramanian, G. y Gangadhar, B. N. (2013). «Yoga increases the volume of the hippocampus in elderly subjects». *Indian Journal of Psychiatry,* 55 (supl. 3), S394.

Hasegawa, M. y Kern, E. B. (enero de 1977). «The human nasal cycle». En *Mayo Clinic Proceedings* (vol. 52, n.º 1, pp. 28-34).

Herbert, B. M. y Pollatos, O. (2012). «The body in the mind: On the relationship between interoception and embodiment». *Topics in Cognitive Science,* 4 (4), 692-704.

Hofmann, S. G., Grossman, P. y Hinton, D. E. (2011). «Loving-kindness and compassion meditation: Potential for psychological interventions». *Clinical Psychology Review,* 31 (7), 1126-1132.

Hölzel, B. K., Lazar, S. W., Gard, T., Schuman-Olivier, Z., Vago, D. R. y Ott, U. (2011). «How does mindfulness meditation work? Proposing mechanisms of action from a conceptual and neural perspective». *Perspectives on Psychological Science,* 6 (6), 537-559.

Hopper, J. W., Frewen, P. A., Van der Kolk, B. A. y Lanius, R. A. (2007). «Neural correlates of reexperiencing, avoidance, and dissociation in PTSD: Symptom dimensions and emotion dysregulation in responses to script driven trauma imagery». *Journal of Traumatic Stress,* 20 (5), 713-725.

Huang, M. X., Yurgil, K. A., Robb, A., Angeles, A., Diwakar, M., Risbrough, V. B., Huang, C. W. (2014). «Voxel-wise resting-state MEG source magnitude imaging study reveals neurocircuitry abnormality in active-duty service members and veterans with PTSD». *Neuroimage: Clinical,* 5, 408-419.

Hughes, K. C. y Shin, L. M. (2011). «Functional neuroimaging studies of post-traumatic stress disorder». *Expert Review of Neurotherapeutics,* 11 (2), 275-285.

Kabat-Zinn, J. (1990). *Full catastrophe living: Using the wisdom of your body and mind to face stress, pain, and illness*. Nueva York: Delacorte Press.

Kasai, K., Yamasue, H., Gilbertson, M. W., Shenton, M. E., Rauch, S. L. y Pitman, R. K. (15 de marzo de 2008). «Evidence for acquired pregenual anterior cingulate gray matter loss from a twin study of combat-related post-traumatic stress disorder». *Biological Psychiatry,* 63 (6), 550-556.

Kemps, E., Tiggemann, M. y Christianson, R. (2008). «Concurrent visuo-spatial processing reduces food cravings in prescribed weight-loss dieters». *Journal of Behavior Therapy and Experimental Psychiatry,* 39 (2), 177-186.

Kerr, C. E., Jones, S. R., Wan, Q., Pritchett, D. L., Wasserman, R. H., Wexler, A., Littenberg, R. (2011). «Effects of mindfulness meditation training on anticipatory alpha modulation in primary somatosensory cortex». *Brain Research Bulletin,* 85 (3-4), 96-103.

Khouri, H. y Haglund, K. (2016). *Trauma-Informed Yoga: Concepts, Tools & Skills.*

Kitayama, N., Quinn, S. y Bremner, J. D. (2006). «Smaller volume of anterior cingulate cortex in abuse-related post-traumatic stress disorder». *Journal of Affective Disorders,* 90 (2), 171-174.

Krause-Utz, A., Veer, I. M., Rombouts, S. A., Bohus, M., Schmahl, C. y Elzinga, B. M. (octubre de 2014). «Amygdala and anterior cingulate resting-state functional connectivity in borderline personality disorder patients with a history of interpersonal trauma». *Psychological Medicine,* 44 (13), 2889-2901.

LeDoux, J. E. (2000). «Emotion circuits in the brain». *Annual Review of Neuroscience,* 23 (1), 155-184.

Lee, M. S., Kim, B. G., Huh, H. J., Ryu, H., Lee, H. S. y Chung, H. T. (2000). «Effect of Qi training on blood pressure, heart rate and respiration rate». *Clinical Physiology and Functional Imaging,* 20 (3), 173-176.

Levine, P. A. (1997). *Waking the tiger: Healing trauma: The innate capacity to transform overwhelming experiences*. North Atlantic Books.

Liberzon, I. y Garfinkel, S. N. (2009). «Functional neuroimaging in post-traumatic stress disorder». En *Post-Traumatic Stress Disorder* (pp. 297-317). Humana Press.

Liberzon, I. y Sripada, C. S. (2007). «The functional neuroanatomy of PTSD: a critical review». *Progress in Brain Research*, 167, 151-169.

Lolak, S., Connors, G. L., Sheridan, M. J. y Wise, T. N. (2008). «Effects of progressive muscle relaxation training on anxiety and depression in patients enrolled in an outpatient pulmonary rehabilitation program». *Psychotherapy and Psychosomatics,* 77 (2), 119-125.

Malinowski, P. (2013). «Neural mechanisms of attentional control in mindfulness meditation». *Frontiers in Neuroscience,* 7, 8.

Matsuo, K., Taneichi, K., Matsumoto, A., Ohtani, T., Yamasue, H., Sakano, Y., Asukai, N. (2003). «Hypoactivation of the prefrontal cortex during verbal fluency test in PTSD: A near-infrared spectroscopy study». *Psychiatry Research: Neuroimaging,* 124 (1), 1-10.

Mauss, I. B., Bunge, S. A. y Gross, J. J. (2007). «Automatic emotion regulation». *Social and Personality Psychology Compass,* 1 (1), 146-167.

Miu, A. C., Heilman, R. M. y Miclea, M. (2009). «Reduced heart rate variability and vagal tone in anxiety: Trait versus state, and the effects of autogenic training». *Autonomic Neuroscience: Basic and Clinical,* 145 (1), 99-103.

Nakagawa, S., Sugiura, M., Sekiguchi, A., Kotozaki, Y., Miyauchi, C. M., Hanawa, S., Kawashima, R. (2016). «Effects of post-traumatic growth on the dorsolateral prefrontal cortex after a disaster». *Scientific Reports,* 6, 34364.

Protopopescu, X., Pan, H., Tuescher, O., Cloitre, M., Goldstein, M., Engelien, W., Silbersweig, D. (2005). «Differential time courses and specificity of amygdala activity in post-traumatic stress disorder subjects and normal control subjects». *Biological Psychiatry,* 57 (5), 464-473.

Rauch, S. L., Whalen, P. J., Shin, L. M., McInerney, S. C., Macklin, M. L., Lasko, N. B., Pitman, R. K. (2000). «Exaggerated amygdala response to masked facial stimuli in post-traumatic stress disorder: A functional MRI study». *Biological Psychiatry,* 47 (9), 769-776.

Rosas-Ballina, M., Olofsson, P. S., Ochani, M., Valdés-Ferrer, S. I., Levine, Y. A., Reardon, C., Mak, T. W. (2011). «Acetylcholine-synthesizing T cells relay neural signals in a vagus nerve circuit». *Science,* 334 (6052), 98-101.

Rosenthal, J. Z., Grosswald, S., Ross, R. y Rosenthal, N. (2011). «Effects of transcendental meditation in veterans of Operation Enduring Freedom and Operation Iraqi Freedom with post-traumatic stress disorder: A pilot study». *Military Medicine,* 176 (6), 626-630.

Routledge, F. S., Campbell, T. S., McFetridge-Durdle, J. A. y Bacon, S. L. (2010). «Improvements in heart rate variability with exercise therapy». *Canadian Journal of Cardiology,* 26 (6), 303-312.

Rowe, M. M. (1999). «Teaching health-care providers coping: Results of a two-year study». *Journal of Behavioral Medicine,* 22 (5), 511-527.

Russell, M. (2014). *Diaphragmatic breathing and its effect on inhibitory control*. University of Kentucky.

Sanjiv, K. y Raje, A. (2014). «Effect of progressive muscular relaxation exercises versus transcutaneous electrical nerve stimulation on tension headache: A comparative study». *Hong Kong Physiotherapy Journal,* 32 (2), 86-91.

Schmahl, C. G., Vermetten, E., Elzinga, B. M. y Bremner, J. D. (2003). «Magnetic resonance imaging of hippocampal and amygdala volume in women with childhood abuse and borderline personality disorder». *Psychiatry Research: Neuroimaging,* 122 (3), 193-198.

Schmalzl, L., Powers, C. y Henje Blom, E. (8 de mayo de 2015). «Neurophysiological and neurocognitive mechanisms underlying the effects of yoga-based practices: towards a comprehensive theoretical framework». *Frontiers in Human Neuroscience,* 9, 235.

Seth, A. K. (2013). «Interoceptive inference, emotion, and the embodied self». *Trends in Cognitive Sciences,* 17 (11), 565-573.

Seth, A. K., Suzuki, K. y Critchley, H. D. (2011). «An interoceptive predictive coding model of conscious presence». *Frontiers in Psychology,* 2, 395.

Shavanani, A. B., Madanmohan y Udupa, K. (julio de 2003). «Acute effect of Mukh bhastrika (a yogic bellows type breathing) on reaction time». *Indian Journal of Physiology and Pharmacology,* 47, 297-300.

Shin, L. M., Rauch, S. L. y Pitman, R. K. (2006). «Amygdala, medial prefrontal cortex, and hippocampal function in PTSD». *Annals of the New York Academy of Sciences,* 1071 (1), 67-79.

Shin, L. M., Wright, C. I., Cannistraro, P. A., Wedig, M. M., McMullin, K., Martis, B., Rauch, S. L. (marzo de 2005). «A functional magnetic resonance imaging study of amygdala and medial prefrontal cortex responses to overtly presented fearful faces in post-traumatic stress disorder». *Archives of General Psychiatry,* 62 (3), 273-281.
Shinozaki, M., Kanazawa, M., Kano, M., Endo, Y., Nakaya, N., Hongo, M. y Fukudo, S. (2010). «Effect of autogenic training on general improvement in patients with irritable bowel syndrome: A randomized controlled trial». *Applied Psychophysiology and Biofeedback,* 35 (3), 189-198.
Simmons, A., Strigo, I. A., Matthews, S. C., Paulus, M. P. y Stein, M. B. (2009). «Initial evidence of a failure to activate right anterior insula during affective set-shifting in PTSD». *Psychosomatic Medicine,* 71 (4), 373.
Simpson, T. L., Kaysen, D., Bowen, S., MacPherson, L. M., Chawla, N., Blume, A., Larimer, M. (junio de 2007). «PTSD symptoms, substance use, and vipassana meditation among incarcerated individuals». *Journal of Traumatic Stress,* 20 (3), 239-249.
Sleiman, S. F., Henry, J., Al-Haddad, R., El Hayek, L., Haidar, E. A., Stringer, T., Chao, M. V. (2 de junio de 2016). «Exercise promotes the expression of brain derived neurotrophic factor (BDNF) through the action of the ketone body-hydroxybutyrate». doi: 10.7554/eLife.15092.
Stahl, B. y Goldstein, E. (2010). *A mindfulness-based stress reduction workbook.* New Harbinger Publications.
Stan ák Jr, A. y Kuna, M. (1994). «EEG changes during forced alternate nostril breathing». *International Journal of Psychophysiology,* 18 (1), 75-79.
Stetter, F. y Kupper, S. (2002). «Autogenic training: A meta-analysis of clinical outcome studies». *Applied Psychophysiology and Biofeedback,* 27 (1), 45-98.
Streeter, C. C., Gerbarg, P. L., Saper, R. B., Ciraulo, D. A. y Brown, R. P. (2012). «Effects of yoga on the autonomic nervous system, gamma-aminobutyric-acid, and allostasis in epilepsy, depression, and post-traumatic stress disorder». *Medical Hypotheses,* 78 (5), 571-579.
Streeter, C. C., Whitfield, T. H., Owen, L., Rein, T., Karri, S. K., Yakhkind, A., Jensen, J. E. (2010). «Effects of yoga versus walking on mood, anxiety, and brain GABA levels: A randomized controlled MRS study». *The Journal of Alternative and Complementary Medicine,* 16 (11), 1145-1152.
Tan, C. M. (2012). *Search inside yourself: Increase productivity, creativity and happiness* [edición ePub]. HarperCollins Reino Unido.
Taylor, A. G., Goehler, L. E., Galper, D. I., Innes, K. E. y Bourguignon, C. (2010). «Top-down and bottom-up mechanisms in mind-body medicine: Development of an integrative framework for psychophysiological research». *EXPLORE: The Journal of Science and Healing,* 6 (1), 29-41.
Teasdale, J. D., Segal, Z. V., Williams, J. M., Ridgeway, V. A., Soulsby, J. M. y Lau, M. A. (agosto de 2000). «Prevention of relapse/recurrence in major depression by mindfulness-based cognitive therapy». *Journal of Consulting and Clinical Psychology,* 68 (4), 615-23.
Telles, S., Singh, N. y Puthige, R. (2013). «Changes in P300 following alternate nostril yoga breathing and breath awareness». *BioPsychoSocial Medicine,* 7 (1), 11.

Thomason, M. E., Marusak, H. A., Tocco, M. A., Vila, A. M., McGarragle, O. y Rosenberg, D. R. (2015). «Altered amygdala connectivity in urban youth exposed to trauma». *Social Cognitive and Affective Neuroscience,* 10 (11), 1460-1468.

Troy, A. S., Wilhelm, F. H., Shallcross, A. J. y Mauss, I. B. (2010). «Seeing the silver lining: Cognitive reappraisal ability moderates the relationship between stress and depressive symptoms». *Emotion,* 10 (6), 783.

Turakitwanakan, W., Mekseepralard, C. y Busarakumtragul, P. (enero de 2013). «Effects of mindfulness meditation on serum cortisol of medical students». *Journal of the Medical Association of Thailand,* 96, supl. 1, S90-95.

Upadhyay Dhungel, K., Malhotra, V., Sarkar, D. y Prajapati, R. (marzo de 2008). «Effect of alternate nostril breathing exercise on cardiorespiratory functions». *Nepal Medical College Journal,* 10 (1), 25-27.

Ussher, M., Spatz, A., Copland, C., Nicolaou, A., Cargill, A., Amini-Tabrizi, N. y McCracken, L. M. (2014). «Immediate effects of a brief mindfulness-based body scan on patients with chronic pain». *Journal of Behavioral Medicine,* 37 (1), 127-134.

van der Kolk, B. A., McFarlane, A. C. y Weisaeth, L. (Eds.) (1996). *Traumatic stress: The effects of overwhelming experience on mind, body, and society*. The Guilford Press: Nueva York.

van der Kolk, B. (2014). *The body keeps the score*. Nueva York: Viking.

Veerabhadrappa, S. G., Herur, A., Patil, S., Ankad, R. B., Chinagudi, S., Baljoshi, V. S. y Khanapure, S. (2011). «Effect of yogic bellows on cardiovascular autonomic reactivity». *Journal of Cardiovascular Disease Research,* 2 (4), 223-227.

Villemure, C. M., Cotton, V. A. y Bushnell, M. C. (2013). «Insular cortex mediates increased pain tolerance in yoga practitioners». *Cerebral Cortex,* 24 (10), 2732-2740.

Wehrenberg, M. (2008). *The 10 best-ever anxiety management techniques: Understanding how your brain makes you anxious and what you can do to change it.* WW Norton & Company.

Wei, G. X., Xu, T., Fan, F. M., Dong, H. M., Jiang, L. L., Li, H. J., Zuo, X. N. (9 de abril de 2013). «Can Taichi reshape the brain? A brain morphometry study». *PLoS One,* 8 (4), e61038.

Weibel, D. T. (2007). *A loving-kindness intervention: Boosting compassion for self and others* (disertación doctoral, Universidad de Ohio).

Wald, J. y Taylor, S. (2008). «Responses to interoceptive exposure in people with post-traumatic stress disorder (PTSD): A preliminary analysis of induced anxiety reactions and trauma memories and their relationship to anxiety sensitivity and PTSD symptom severity». *Cognitive Behaviour Therapy,* 37 (2), 90-100.

Wilson, T. D. y Gilbert, D. T. (2003). «Affective forecasting». En M. P. Zanna (ed.), *Advances in experimental social psychology,* 35, 345-411. San Diego, California: Academic Press.

Wong, G. (2011). «Live to love as a way to love your living: Cultivating compassion by loving-kindness meditation». *Dissertation Abstracts International: Section B: The Sciences and Engineering,* 72 (6-B), 3751.

Woodward, S. H., Kaloupek, D. G., Streeter, C. C., Martinez, C., Schaer, M. y Eliez, S. (2006). «Decreased anterior cingulate volume in combat-related PTSD». *Biological Psychiatry,* 59 (7), 582-587.

Wrann, C. D., White, J. P., Salogiannnis, J., Laznik-Bogoslavski, D., Wu, J., Ma, D., Spiegelman, B. M. (2013). «Exercise induces hippocampal BDNF through a PGC-1/FNDC5 pathway». *Cell Metabolism,* 18 (5), 649-659.

Zeidan, F., Martucci, K. T., Kraft, R. A., Gordon, N. S., McHaffie, J. G. y Coghill, R. C. (2011). «Brain mechanisms supporting the modulation of pain by mindfulness meditation». *Journal of Neuroscience,* 31 (14), 5540-5548.

Sobre la autora

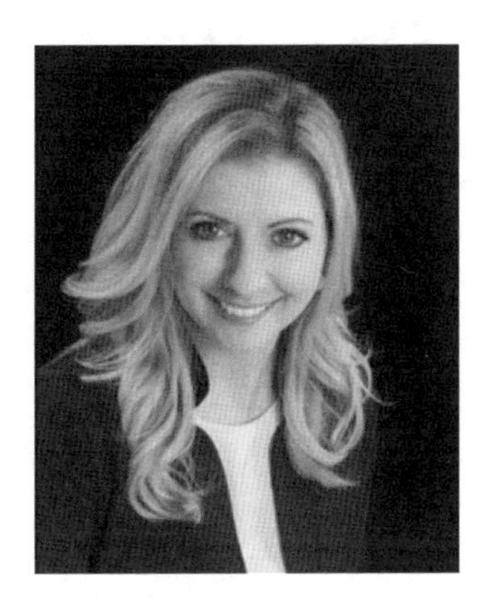

La doctora Jennifer Sweeton es psicóloga clínica y reconocida experta en el tratamiento de la ansiedad y el trauma, los trastornos específicos de la mujer y las bases neurológicas de la salud mental. Realizó su formación doctoral en la Facultad de Medicina de la Universidad de Stanford, la Escuela de Psicología del Pacífico y el Centro Nacional para el Trastorno por Estrés Postraumático (Estados Unidos). Tiene además un máster en neurociencia afectiva por la Universidad de Stanford y estudió genética del comportamiento en la Universidad de Harvard.

La doctora Sweeton reside en el área metropolitana de Kansas City, donde dirige su clínica Kansas City Mental Health Associates. Anteriormente fue presidenta de la Asociación Psicológica de Oklahoma y es profesora adjunta de la Facultad de Medicina de la Universidad de Kansas y del Centro de Ciencias de la Salud de la Universidad de Oklahoma. Es la actual presidenta electa de la Asociación de Psicología de Kansas City. Como experta en neurociencia y en el tratamiento del trauma, además de ofrecer sus servicios psicológicos a clientes de Oklahoma y de Kansas, es una solicitada conferenciante a nivel internacional e imparte seminarios en los que ha formado a miles de profesionales de la salud mental.